社会福祉士シリーズ

医学知識 1

人体の構造と機能及び疾病

[第4版]

福祉臨床シリーズ編集委員会編
責任編集＝朝元美利

弘文堂

はじめに

　本書は臨床現場で活躍している先生方に依頼し、学生および現場で活躍している方が読みやすく、分かりやすいように書いていただきました。

　第1章では、健康の概念、移植医療および緩和ケアなど医療の現状について書きました。おそらく数年後、骨髄から採取した幹細胞を使っての再生医療が、さまざまな疾患・障害の患者さんに一筋の光を与えてくれると思います。

　第2章では、解剖・生理の基礎について説明しています。さまざまな疾患について理解するためには基礎知識が不可欠です。

　第3章では、メタボリック症候群を含め、さまざまな疾患について解説しました。わが国の死因統計では、動脈硬化性疾患（心疾患や脳血管障害）による死因は総死亡の約24％に及んでいます。2017（平成29）年7月に「動脈硬化性疾患予防ガイドライン」が発表され、脂質異常症の診断基準においてもNon-HDL（いわゆる悪玉＋極悪玉の総称）の概念が追加されましたので、本文でも少し言及しました。後半の精神疾患の部分は国際医療福祉大学精神科教授の平島奈津子先生が執筆し、精神疾患をわかりやすく説明し、DSM-5診断カテゴリーについても解説してくれました。

　2016（平成28）年9月に総務省が発表した「統計からみた我が国の高齢者」によりますと、高齢者が総人口に占める割合は27.3％と過去最高になりました。その割合は先進国の中でも最高となっています。それゆえ高齢者についてより広く・深く知る必要が出てきました。今回の改訂にあたり、第4章の「高齢者と身体的変化」の章を東京医科大学高齢総合医学分野教授の櫻井博文先生に依頼しました。高齢者のフレイルやサルコペニアの概念と課題について言及し、各種の認知症についても詳しく説明してくれました。

　第5章では、リハビリテーションは機能回復のみではなく、全人間的復権を目指していることを再確認していただきたいと思います。また、国際生活機能分類（ICF）の概念を理解し、障害者のQOLの向上を目指したサービスを提供できるように努めたいものです。

　2018年にICDの改訂が予定されています。これまでは、高齢者や障害者の機能をモニターする分類や指標が不足していました。第11版では、特に機能面について評価する上で、さまざまな指標や基準を調整し、活用する予定となっています。

　第6章の「精神保健学」では平島奈津子先生が心の病をわかりやすく説

明し、人生の各ライフステージにおけるメンタルヘルスの課題について解説してくれました。

さらに巻末に国家試験過去問題の分析・解説を入れました。試験に臨む時は、たいていは過去問題を解き、教科書と照らし合わせて勉強をすることが効率的と思われます。また、私が担当していない試験に出題されている部分も、過去問題の解説で補足できます。

本書が学生および日頃現場で活躍されている方々に役立つことを切に願います。

最後になりますが、各章を執筆してくださった沼部博直先生、湯淺律子先生、川口美香先生、羽生春夫先生、櫻井博文先生、平島奈津子先生、小山内智美先生（執筆順）、コラムに寄稿してくださった町田英明先生および編集を担当してくださった世古宏さんに大変お世話になりました。記して感謝の意を述べたいと思います。

2018年1月

責任編集　朝元美利

社会福祉士シリーズ 第1巻 人体の構造と機能及び疾病［第4版］

目次

はじめに …………………………………………………………………………………… iii

第1章　健康の概念と医療の現状 …………………………………………………… 1
1. 健康の概念 ………………………………………………………………………… 2
2. 移植医療 …………………………………………………………………………… 3
　　　　A. 臓器移植 ……………………………………………………………………… 3
　　　　B. 骨髄移植 ……………………………………………………………………… 5
　　　　C. 臍帯血移植 …………………………………………………………………… 5
　　　　D. 自家移植 ……………………………………………………………………… 6
3. 医療の現状 ………………………………………………………………………… 6
　　　　A. 医療の仕組み ………………………………………………………………… 6
　　　　B. さまざまな価値観に基づく医療 …………………………………………… 7
　　コラム　出生前遺伝子検査 ……………………………………………………… 11

第2章　人体の構造・機能 …………………………………………………………… 13
1. 人体の構造と機能 ………………………………………………………………… 14
　　　　A. 人体各部の名称 ……………………………………………………………… 14
　　　　B. ホメオスタシス：内部環境の恒常性 ……………………………………… 15
2. 各器官と機能 ……………………………………………………………………… 16
　　　　A. 外皮系 ………………………………………………………………………… 16
　　　　B. 骨格系 ………………………………………………………………………… 16
　　　　C. 筋系 …………………………………………………………………………… 17
　　　　D. 神経系 ………………………………………………………………………… 17
　　　　E. 内分泌系 ……………………………………………………………………… 21
　　　　F. 循環器系 ……………………………………………………………………… 26
　　　　G. 免疫 …………………………………………………………………………… 29
　　　　H. 呼吸器系 ……………………………………………………………………… 30
　　　　I. 消化器系 ……………………………………………………………………… 33
　　　　J. 泌尿器系 ……………………………………………………………………… 37
　　　　K. 生殖器系 ……………………………………………………………………… 39

　　　　　L. 感覚器系 ……………………………………………………………… 40
3. 成長と老化 ………………………………………………………………………… 43
　　　　　A. 成長 …………………………………………………………………… 43
　　　　　B. 老化 …………………………………………………………………… 47
　　コラム1　右脳人間、左脳人間とは？ ……………………………………………… 53
　　コラム2　新しい老人像――サクセスフル・エイジング ………………………… 54

第3章　現代社会と疾病 …………………………………………………… 55

1. 先天性疾患 ………………………………………………………………………… 56
　　　　　A. 先天異常 ……………………………………………………………… 56
　　　　　B. 染色体・DNA・遺伝子 ……………………………………………… 56
　　　　　C. 遺伝子疾患 …………………………………………………………… 57
　　　　　D. 染色体異常症 ………………………………………………………… 58
　　　　　E. 先天奇形と先天奇形症候群 ………………………………………… 58
　　　　　F. 先天代謝異常症 ……………………………………………………… 59
2. 生活習慣病・メタボリック症候群 ……………………………………………… 59
　　　　　A. 生活習慣病 …………………………………………………………… 59
　　　　　B. 生活習慣が原因となる循環器疾患 ………………………………… 60
　　　　　C. メタボリック症候群 ………………………………………………… 73
3. 悪性腫瘍（がん） ………………………………………………………………… 74
　　　　　A. がん死亡状況 ………………………………………………………… 75
　　　　　B. 近年のがん発症の傾向 ……………………………………………… 75
　　　　　C. がんの予防 …………………………………………………………… 75
4. 感染症 ……………………………………………………………………………… 77
　　　　　A. 感染症の定義 ………………………………………………………… 77
　　　　　B. 感染経路 ……………………………………………………………… 77
　　　　　C. 感染症の種類と原因 ………………………………………………… 78
　　　　　D. 食中毒 ………………………………………………………………… 78
　　　　　E. 近年の感染症例 ……………………………………………………… 80
　　　　　F. 感染予防 ……………………………………………………………… 84
　　　　　G. 感染症に関する法律 ………………………………………………… 85
5. 神経疾患・精神疾患 ……………………………………………………………… 86
　　　　　A. 神経疾患 ……………………………………………………………… 86
　　　　　B. 精神疾患（精神障害） ………………………………………………… 90
6. 難病 ………………………………………………………………………………… 97

A. 難病の定義 ……………………………… 97
　　　B. 難病の種類 ……………………………… 98
　　　C. 介護保険の特定疾患 …………………… 100
7. その他障害に関係の深い症候群
　　　A. 脳性麻痺 ………………………………… 105
　　　B. 脊髄損傷 ………………………………… 106
　　　C. 変形性膝関節症 ………………………… 106
　　　D. 関節リウマチ …………………………… 107
　　　E. ポリオ（急性灰白髄炎）……………… 108
　コラム1　児童虐待とその要因 ……………… 109
　コラム2　腰部脊柱管狭窄症 ………………… 110

第4章　高齢者と身体的変化 …………………… 111

1. 加齢に伴う身体変化 ………………………… 112
　　　A. 高齢者の定義 …………………………… 112
　　　B. 老化の定義と特徴 ……………………… 112
　　　C. 老化のメカニズム ……………………… 112
　　　D. 生理的老化と病的老化 ………………… 113
　　　E. 身体諸臓器の加齢性変化 ……………… 114
　　　F. 老年症候群とは ………………………… 114
　　　G. 廃用症候群 ……………………………… 114
　　　H. 健康寿命と平均寿命 …………………… 114
　　　I. フレイル、サルコペニア ……………… 116
2. 高齢者に多くみられる疾患 ………………… 116
　　　A. 高齢者疾患の特徴 ……………………… 116
　　　B. 高齢者総合機能評価（CGA）………… 117
　　　C. 脳血管障害 ……………………………… 117
　　　D. 認知症 …………………………………… 119
　　　E. パーキンソン病 ………………………… 123
　　　F. 転倒 ……………………………………… 124
　　　G. 嚥下障害 ………………………………… 124
　　　H. 褥瘡（いわゆる床ずれ）……………… 125
　　　I. 尿失禁 …………………………………… 125
　　　J. 白内障 …………………………………… 125
　　　K. 聴覚障害（難聴）……………………… 126

コラム　「高齢者は75歳以上」、65〜74歳は准高齢者を学会が提言 …………127

第5章　リハビリテーション医療の概要 …………129

1. リハビリテーション医療の理念 …………130
- A. リハビリテーションの理念 …………130
- B. 包括的（総合的）リハビリテーション …………130

2. リハビリテーション医療の対象 …………131
- A. 障害の概要 …………132
- B. 障害の評価 …………140
- C. 国際生活機能分類（ICF） …………141
- D. 世界保健機構能力低下評価尺度（WHODAS 2.0） …………144
- E. 治療計画 …………148
- F. リハビリテーションの実施 …………148

3. リハビリテーション医療関連職種 …………149
- A. 医師 …………149
- B. 看護師 …………150
- C. 理学療法士 …………152
- D. 作業療法士 …………155
- E. 言語聴覚士 …………155
- F. 義肢装具士 …………156
- G. 臨床工学技士 …………156
- H. 臨床心理士 …………156
- I. 医療社会福祉士（医療ソーシャルワーカー、MSW） …………156
- J. 精神保健福祉士（精神ソーシャルワーカー、PSW） …………157

4. リハビリテーション医療の分類と今後の課題 …………160
- A. 急性期リハビリテーション …………160
- B. 回復期リハビリテーション …………162
- C. 維持期リハビリテーション …………163
- D. 地域リハビリテーション …………164

コラム1　早期離床のきっかけ …………167
コラム2　このマーク、なーんだ？ …………168

第6章　精神保健学 ……………………………………………………………… 169

1. 精神障害（精神疾患）の診断と対応 ………………………………………… 170
　　　A. 精神科面接の基本 …………………………………………………………… 170
　　　B. 診断に必要な診察や検査 …………………………………………………… 171
　　　C. 主な精神障害の診断と対応 ………………………………………………… 171

2. ライフサイクルにおける精神保健 …………………………………………… 182
　　　A. 乳幼児・学童期における精神保健 ………………………………………… 182
　　　B. 思春期（青年期）における精神保健 ……………………………………… 183
　　　C. 成人期における精神保健 …………………………………………………… 183
　　　D. 老年期における精神保健 …………………………………………………… 184

3. 職場における精神保健 ………………………………………………………… 184
　　　A. 関連する法制度 ……………………………………………………………… 184
　　　B. 職場の精神保健活動 ………………………………………………………… 185

4. わが国の精神保健対策 ………………………………………………………… 186
　　　A. 精神障害対策 ………………………………………………………………… 186
　　　B. 司法精神保健福祉対策 ……………………………………………………… 187
　　　C. 認知症対策 …………………………………………………………………… 188
　　　D. 依存症対策 …………………………………………………………………… 189
　　　E. 自殺予防対策 ………………………………………………………………… 189
　　（コラム）長期化するひきこもりと、その支援 ………………………………… 191

国家試験過去問題のエッセンス ……………………………………………………… 192

国家試験対策用語集 …………………………………………………………………… 207

索引 ……………………………………………………………………………………… 228

人体の構造と機能及び疾病 （30時間）〈シラバスと本書との対応表〉

シラバスの内容　ねらい

- 心身機能と身体構造及び様々な疾病や障害の概要について、人の成長・発達や日常生活との関係を踏まえて理解する。
- 国際生活機能分類（ICF）の基本的考え方と概要について理解する。
- リハビリテーションの概要について理解する。

※社会福祉士に必要な内容となるよう留意すること。

シラバスの内容 含まれるべき事項	想定される教育内容の例		本書との対応
①人の成長・発達	○身体の成長・発達		第2章 3
	○精神の成長・発達		第2章 3
	○老化		第2章 3
②心身機能と身体構造の概要	○人体部位の名称	● 頭部、頸部、胸部、背部、腹部、四肢、体幹、脊柱、血管 ● その他	第2章 1
	○各器官等の構造と機能	● 血液、呼吸器、消化器、泌尿器、循環器、支持運動器官、内分泌器官、神経系、感覚器、皮膚、生殖器 ● その他	第2章 2
③国際生活機能分類（ICF）の基本的考え方と概要	○国際障害分類（ICIDH）から国際生活機能分類（ICF）への変遷		第5章 2C
	○心身機能と身体構造、活動、参加の概念		第5章 2C
	○環境因子と個人因子の概念		第5章 2C
	○健康状態と生活機能低下の概念		第5章 2C
④健康の捉え方	○健康の概念	● WHO憲章による健康の定義 ● その他の定義	第1章 1
⑤疾病と障害の概要	○疾病の概要	● 悪性腫瘍、生活習慣病、感染症、神経・精神疾患、先天性・精神疾患、難病 ● その他	第3章
	○障害の概要	● 視覚障害、聴覚障害、平衡機能障害、肢体不自由、内部障害、発達障害、認知症、高次脳機能障害、精神障害 ● その他	第5章 2A
	○精神疾患の診断・統計マニュアル（DSM-Ⅳ）の概要	● 精神疾患の診断・統計マニュアル（DSM-Ⅳ） ● その他	第6章
⑥リハビリテーションの概要	○リハビリテーションの概念と範囲	● リハビリテーションの定義、目的、対象、方法 ● その他	第5章

注）この対応表は、厚生労働省が発表したシラバスの内容が、本書のどの章・節で扱われているかを示しています。
　全体にかかわる項目については、「本書との対応」欄にはあげていません。
　「想定される教育内容の例」で挙げられていない重要項目については、独自の視点で盛り込んであります。目次や索引でご確認ください。

第1章 健康の概念と医療の現状

1
健康の概念は幅広い。
ここでは、WHO憲章などにみる「健康」概念から学びつつ
近年のさまざまな取り組みから
人びとの健康意識の変化を探る。

2
移植からホスピスに至るまで
医療の現状について解説する。

1. 健康の概念

健康の定義
WHOによる健康の定義

健康の定義はWHO（世界保健機関）憲章の前文中にある。「身体的、精神的ならびに社会的にも完全に良好な状態であり、単に病気や虚弱でないことにとどまるものではない。到達しうる最高水準の健康を享受することはすべての人類の基本的権利の1つである」。つまり、知的には適切な教育を受け、社会的（家庭、地域社会、職場）には豊かな人間関係にめぐまれ、精神的にも安定している状態を指す。

日本国憲法による健康の定義

日本国憲法25条には「すべて国民は、健康で文化的な最低限度の生活を営む権利を有する。国は、すべての生活部面について、社会福祉、社会保障及び公衆衛生の向上及び増進に努めなければならない。」と書かれている。

健康であることを基本的人権としてみとめ、すべての人が健康になること、そのために地域住民を主体とし、人びとのもっとも重要なニーズに応え、問題を住民自らの力で総合的かつ平等に解決していくアプローチをプライマリ・ヘルス・ケアという。

プライマリ・ヘルス・ケア
地域住民が自らの力で健康の問題を解決していくアプローチのことをいう。

健康寿命
日常的に介護を必要としないで自立した生活ができる生存期間をいう。
➡ p.114「H. 健康寿命と平均寿命」

WHOが2000（平成12）年に「健康寿命」の概念を公表した。健康寿命とは、日常的に介護を必要としないで自立した生活ができる生存期間のことをいう。平均寿命から介護を要する年数を引いた数が「健康寿命」になる。厚生労働省による2013（平成25）年の統計では、日本人の平均寿命は男性で80.5歳、女性で86.8歳である。一方、健康寿命は男性で71.1歳、女性で75.6歳である。健康寿命の延伸は「健康日本21」の中心課題である（第4章1節H参照）。

健康増進法
「健康日本21」の裏付けとなる法律で、初めて禁煙推進を定めた。

2003（平成15）年に国民の健康づくりや疾病予防を積極的に推進するため、健康増進法が施行された。さらに2003年3月に厚生労働書が睡眠指針を策定し、2014（平成26）年に改訂された。ライフステージ（年代）別に必要な睡眠時間が具体的に示され、生活習慣病・心の病気との関係を科学的根拠に基づいて示している。

2006（平成18）年に厚生労働省は、生活習慣病予防を目的に「健康づくりのための運動指針2006」を策定した。この中で、身体活動の強さを安静の何倍に相当するかという運動の強さを「メッツ」という単位で示している。安静にしている状態が1メッツ、普通歩行が3メッツに相当する。同基準は、2013（平成25）年、「健康づくりのための身体活動基準

2013」へ改定された。改定内容は「運動基準」から「身体活動基準」に名称を改め、従来の糖尿病・循環器疾患などに加え、がんやロコモティブシンドローム、認知症も生活習慣病に含まれると明確化した。

また、21世紀における国民の健康実現のため、2008（平成20）年に「健康日本21」（21世紀における国民健康づくり運動）が策定された。疾患の早期発見や治療よりも、一次予防である生活習慣病の予防と改善を重視した取組みが具体的な目標に掲げられた。

健康日本21（21世紀における国民健康づくり運動）

2. 移植医療

A. 臓器移植

臓器移植

臓器移植とは、重い病気により心臓や肝臓などの臓器の機能が低下し、他の治療法がない場合に臓器提供者の臓器を移植し、健康を回復しようとする医療である。

1997（平成9）年、脳死状態からの臓器提供を認める法律「臓器移植法」（臓器の移植に関する法律）が施行された。2007（平成19）年10月で施行10年となる。2009（平成21）年7月に臓器移植法が改正され、2010（平成22）年1月17日より順次施行された。特に7月17日より施行された移植要件の改正は、従来本人の書面による意思表示が必要であったものを、遺族の書面による承諾があれば臓器摘出可能とするものである。

また、家族の書面による承諾により、15歳未満の人からの臓器提供が可能となった。

移植できる臓器は心臓、肺、肝臓、腎臓、膵臓、小腸と角膜の7つである。このうち、腎臓、膵臓、角膜は心臓停止後の死体からの摘出・移植が可能であるが、ほかの臓器は血液の循環が悪いと臓器にダメージをきたすので、脳死の状態での提供が必要である。現在、2017（平成29）年3月までに臓器移植を受けた患者は1万3860人になったとはいえ、1万2000人を超える待機患者がいるため、臓器移植法によらない親族間で腎臓や肝臓などの生体移植も行われている。しかし、提供者（ドナー）にも手術による合併症がみられることから法律の改正が検討されている。

臓器移植の前提となっている「脳死」とは、脳幹を含むすべての脳の機能が不可逆的に停止している状態をいう。脳死では、自力で呼吸できない

脳死

という点で「植物状態」と異なる。脳死状態で人工呼吸器を装着することにより、数日間心臓を動かすことができるが、やがて心臓も止まる。

脳死判定

臓器提供にかかわる脳死の判定には5項目がある。①深昏睡、②瞳孔の固定、③脳幹反射の消失、④平坦脳波、⑤自発呼吸の消失である。

このうち、深昏睡とは、強い疼痛刺激を与えても全く反応しない状態をいう。脳幹反射とは、対光・角膜・毛様体脊髄・眼球頭・前庭・咽頭・咳反射を指す。脳波の検査は最低4ヵ所（"4導出"という）で30分間記録を取る。脳死の判定は上記5項目を満たしたあと、6時間経過を見て、変化がないことを確認する。除外例として、6歳未満の小児、急性薬物中毒、低体温、代謝・内分泌障害が挙げられる。

臓器提供意思表示カード（ドナーカード）

(公社)日本臓器移植ネットワーク
http://www.jotnw.or.jp/index.html

本人が臓器提供の意思を書面（臓器提供意思表示カード）で表示できるほか（図1-1）、2006（平成18）年夏より、臓器移植のための臓器提供を望むかどうかの意思登録手続きが携帯電話やパソコンからもできるようになった。登録希望者が携帯電話やパソコンから「日本臓器移植ネットワーク」のサイトにアクセスし、必要事項を入力、脳死下と心停止下での臓器移植に同意するか、どの臓器を提供するかを選ぶ。その後、意思表示カードに署名して有効となる。ネットを使った登録により、家族による検索、意思の確認ができるようになった。さらに運転免許証および健康保険証への意思表示の記載が可能となった。

臓器斡旋機関

脳死下で摘出された臓器は、臓器提供施設と移植実施施設との斡旋を行う「臓器斡旋機関」を通じて、医学的にもっとも適切な患者に移植される。

アイバンク

角膜については「アイバンク」、心臓、肝臓、肺、腎臓については（公社）日本臓器移植ネットワークが斡旋業務を行う。移植を希望する患者はあらかじめ斡旋機関に登録され、臓器提供者があらわれた場合、組織適合性（白血球の型＝HLA型）の検査を経て、移植を受ける患者が選択される。移植コーディネーターが連絡、調整を行っている。

移植コーディネーター

図1-1 臓器提供意思表示カード

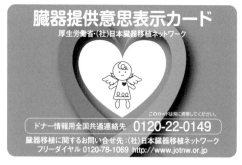

B. 骨髄移植

　一部の白血病と重症再生不良性貧血の治療に用いる方法である。患者と骨髄提供者（ドナー）の白血球の型（HLA型）が一致しないといけない。しかし、HLA型の一致は兄弟においても1/4の確率しかない。そのため、1991（平成3）年12月より公的骨髄バンク事業が（財）骨髄移植推進財団により開始された。

　骨髄バンク事業はドナーを広く一般国民から募る「ドナー募集事業」と患者とドナー候補者を結びつける「コーディネート事業」に分けられる。ドナー募集事業は全国の血液センター内に設置された「地方骨髄データセンター」において、ドナーの検索業務を行う。一方、コーディネート事業はHLA型の適合するドナー、患者および医療機関の3者間の連絡調整を行う。なお、ドナーに万が一、麻酔などによる健康障害が発生した場合のために民間の損害保険制度を利用し、補償する。

C. 臍帯血移植

　骨髄移植と同様、白血病や再生不良性貧血の治療として行う。

　利点としては、出産時に臍帯血が得られるので骨髄移植のようにドナーを必要としないこと、またHLA型が完全に一致していなくとも合併症を発病する頻度が比較的に低いことなどが挙げられる。

　現在行われている臍帯血移植はほとんどが非血縁者間移植である。1999（平成11）年に「日本さい帯血バンクネットワーク」が設立され、国が財政支援を行っている。骨髄移植に比べてコーディネート開始から移植到達までの時間が短い。短所は、移植される細胞数が少ないため、移植後の造血回復が遅れることである。

　2014（平成26）年3月末に「日本さい帯血バンクネットワーク」が終了し、同4月から日本赤十字社が事業を引き継いだ。名称も「造血幹細胞移植情報サービス」に変更された。保存臍帯血の情報（移植可否を決めるHLA型、細胞数および感染症の検査）を共有・管理し、移植を必要としている移植医療機関および主治医が検索を行えるコンピュータシステムを開発した。これにより患者に適合する臍帯血の検索を全国ネットワークで検索することができる。

造血幹細胞移植情報サービス
http://www.bmdc.jrc.or.jp

D. 自家移植

　患者本人の造血幹細胞を利用する方法である。ドナーが不要であるが、採取された移植片の中に腫瘍細胞が混入する危険性がある。自家移植においては顆粒球（白血球の一種）コロニー刺激因子で動員された末梢血の幹細胞（stem cell）を用いられることが多くなったため、自家骨髄移植が行われることは少なくなった。移植後の回復は末梢血幹細胞移植のほうが骨髄移植より早い。

3. 医療の現状

A. 医療の仕組み

(1) 医療計画

　医療計画は国民需要に対応して地域の医療提供体制の整備を目標に1985（昭和60）年の医療法改正により法制化された。都道府県は医療圏を設定し地域医療計画を作成する。

(2) 医療圏

医療圏

　医療圏とは、地域の医療需要に対応して、包括的に資源を提供するための地域的単位である。二次医療圏とは、日常生活圏として定められ、一般病院の整備を図るべき地域単位をいう。三次医療圏とは、都道府県単位で特殊な医療の需要に対応する地域を指す。

(3) 地域医療と「かかりつけ医」

かかりつけ医

　地域医療とは、疾病の診療にとどまらず、患者個人の生き方、家族、職業などを視野に入れた医療活動のことをいう。「かかりつけ医」とはいわゆる「ホームドクター」であり、地域医療の担い手である。主な仕事は介護保険サービスの利用に必要な「主治医意見書」の作成や、がん末期患者の在宅医療、寝たきり老人の往診などである。つまり、地域社会における在宅ケアの支援をする開業医のことである。

(4) プライマリ・ケア

プライマリ・ケア

　プライマリ・ケアとは、個人や家族が必要とする基本的な保険や医療の問題解決のために、たやすく受けることができる最初の（プライマリ）保険医療サービスのことである。

(5) 病診連携

かつては、外来治療から入院、手術、さらにその後の療養といった一連の医療を1つの病院で行う病院完結型医療が主体を成し、診療所（クリニック）からは病院への患者紹介がそれを補完していた。ところが、医療の高度化・専門化が進むとともに、専門的医療への期待から大病院の外来に患者が集中し、診察を受けるためには長い待ち時間を要するようになった。これに対抗して診療所の重装備化も進み、内視鏡、超音波診断装置だけでなく、CTやMRIを有する医院まで出現するようになった。

しかし、日々の診療においては、専門的医療や高額な医療機器が常に必要なわけではなく、診療所が慢性疾患の日常的管理とプライマリ・ケアを担当し、高度な検査や治療が必要になれば、患者を地域の中核的な病院に紹介するという形で十分に対応できる。病院での治療によって病状が安定した患者は、もとの診療所でふたたび診療を継続するようにすれば、地域における医療資源の効率的運用が可能となるのである。

診療所がプライマリ・ケアを担当することで、病院の外来患者総数が減るため、患者は病院を受診した場合でも待ち時間が短くなる。一方、病院は高度な専門医療に集中でき、高額な医療機器を有効に活用できるし、診療所が過剰な投資をしてまで医療機器をそろえる必要もなくなる。これが地域完結型医療であり、このために病院と診療所が役割分担を行いつつ協力することを、病診連携という。

> 病院完結型医療
>
> 地域完結型医療
> 病診連携

B. さまざまな価値観に基づく医療

(1) QOL

QOLとは、生活の質の豊かさこそが人生の目的であるため、障害者も含めてすべての人が満足できる生活を送る権利があるという考え方である。たとえば、末期がんの場合、抗がん剤を使用することによりがん細胞は減少するが、その副作用である食欲不振、脱毛、吐き気などが強いため、逆に患者の生活の質が悪くなるので、抗がん剤を使用しないでがんによる痛みのみを緩和し、人間としての尊厳を最期まで保てる方が幸せと感じる場合もある。ターミナルケアはこの考えに基づくものである。

> QOL; Quality of Life
> 生活の質
>
> ターミナルケア

(2) 根拠に基づく医療（EBM）

医師個人の経験だけに頼るのではなく、科学的な手法で実施された臨床研究などの成果をもとに、個々の患者の診断や治療法の選択をめざす医療。医学論文は世界的なデータベースが構築されており、膨大なデータをもとに、客観的で信頼性の高い診断法、治療法のガイドラインを国や専門

> 根拠に基づく医療
> EBM; Evidence-Based Medicine

学会が作成する動きも広がっている。

(3) 対話に基づく医療（NBM）

対話に基づく医療
NBM; Narrative-Based Medicine

EBMを補完する医療である。クライエントが自ら語ることと語り直すことのプロセスにセラピスト（医師またはカウンセラー）が立ち会う心理療法である。病気の生物医学的な側面を扱うのではなく、医師と患者の人対人の関係の中で「患者個人の歴史性」も重視する、つまり患者の考え方、価値観、感情を理解する取組みである。医師は医学的な観点、診断、治療などを述べ、患者は人生における「病の体験」の位置づけや解釈を述べる。対話によって両者をすり合わせた治療である。患者の主観的解釈（なぜ、よりによって私がこのような病気に侵されたのか）を尊重する姿勢をとる。そのため日常生活の身近で行われる地域医療の充実を一層図らなければならない。その担い手として「かかりつけ医」の存在が重視される。

(4) 緩和ケア、ホスピス

緩和ケア
ホスピス

生命を脅かす疾患による問題に直面している患者に対し、疾患の早期より痛み、身体的・心理社会的問題に対して、治療・処置を行うことによって、苦痛の緩和、QOLを高めるアプローチである。

(5) 社会保障の機能強化のための緊急対策―5つの安心プラン―

5つの安心プラン

「将来に希望をもって安心して働き、安心して子供を生み育てられること」、「病気になっても安心して医療を受けられること」、「いくつになっても安心して働き、住み慣れた地域や家庭で安心して暮らせること」。これらはだれもが求める「安心」である。しかし、年金問題や後期高齢者医療保険制度の開始などをきっかけとして、わが国の社会保障の現状に対して国民が抱く不安や不満に応えるため、厚生労働省は2008（平成20）年7月29日に「社会保障の機能強化のための緊急対策―5つの安心プラン―」を策定した。

5つの安心プランとは、①高齢者が活力を持って、安心して暮らせる社会、②健康に心配があれば、誰もが医療を受けられる社会、③未来を担う「子どもたち」を守り育てる社会、④派遣やパートなどで働く者が将来に希望を持てる社会、⑤厚生労働行政に対する信頼の回復である。

①高齢者が活力を持って、安心して暮らせる社会

人口減少時代を迎える中で、健康現役社会を実現するため、いくつになっても安心して働ける環境整備を図るとともに、地域で希望を持ち、健康で質の高い生活が送れるよう医療・介護・福祉サービスの充実を図る。そのためには、知恵と経験豊かな高齢者が年齢に関係なく働ける環境整備、経験を生かした新規事業の立ち上げを支援する。あるべき地域

地域ケア

ケアの全体的姿、「安心と希望の介護ビジョン」(仮称) を策定し、療養病床の円滑な転換と地域ケア体制の円滑な整備を推進する。そのほか、確定拠出年金の見直しを行い、拠出限度額を引き上げ、個人型年金の対象を拡大することや、高齢者などの住み替え支援などを施行する。

確定拠出年金

②健康に心配があれば、誰もが医療を受けられる社会

救急医療や産科・小児科医療をはじめとした地域医療の確保、医師不足や勤務医の過重労働などに対する対応が課題の中心となる。国民の医療に対する安心を確保し、将来にわたり質の高い医療サービスが受けられるよう、「安心と希望の医療確保ビジョン」を示し、実行に取り組む。

安心と希望の医療確保ビジョン

さらに、在宅での医療サービスの提供、介護との連携、地域コミュニティでの生活支援にかかわる体制の整備と人材の確保を進め、療養や介護が必要な状態でも住み慣れた地域や家庭で質の高い生活が送れるよう、あるべき医療・介護・福祉サービスの実現に取り組む。

③未来を担う「子どもたち」を守り育てる社会

国民の結婚・出産・子育てについての希望と現実のかい離を解消し、未来を担う「子どもたち」を守り育てる社会を実現するために、保育サービスなどの子どもと家族を支える社会的基盤を整備するとともに、子育て中の多様な働き方などを実現するための「仕事と生活の調和(ワーク・ライフバランス)」の実現を推進する。具体的には認定子ども園の抜本的な改革を行い、待機児童ゼロ作戦を推進する。延長保育の充実や病児保育を充実させる。また、育児期の短時間勤務制度を強化することにより、育児・介護休業法の見直しを検討する。

ワーク・ライフバランス

④派遣やパートなどで働く者が将来に希望を持てる社会

非正規労働者について、正規雇用との均衡処遇の確保、能力開発支援策の充実、日雇派遣など労働者派遣法制の見直しなどの方策を講じ、非正規労働者が将来に希望を持ち、安心して働き、生活できる環境の整備を図る。フリーターなど正規雇用プランを推進し、さらに非正規労働者の能力開発を支援するため、ニートのために地域若者サポートステーションを拡充し、若者自立塾訓練メニューを多様化する施策もこの安心プランに組み込まれている。また、いわゆるインターネットカフェなどを起居の場とする住居喪失不安定就労者に対し、就労・生活・住宅3方向で総合的に支援する。日雇派遣の規制など派遣労働者の待遇改善をはかるための労働者派遣法を見直す。偽装請負・違法派遣の一掃のために指導監督を徹底する。ハローワークの機能を強化することによる日雇い派遣労働者の安定就職を支援し、職場定着を指導する。

非正規労働者

日雇派遣

⑤厚生労働行政に対する信頼の回復

国民生活に身近な厚生労働行政について、国民の目線に立った行政を推進し、国民の理解を得、信頼を回復することが急務であることから、厚生労働行政全般を総点検し、そのあり方を検討し、再構築を図る。年金問題で失われた国民の信頼を回復するため、国民への説明責任を果たす。行政の正確性・効率性を向上すべく、組織統治・管理の仕組みを見直す、情報管理を一元化する。行政の危機管理能力を向上すべく、問題解決型組織への転換を図る。

引用参考文献
- 臓器移植法の改正について：厚生労働省ウェブサイト
  http://www.mhlw.go.jp/seisaku/2010/01/01.html
- （認定）特定非営利活動法人シェア＝国際保健協力市民の会ウェブサイト
  http://share.or.jp/health/library/knowledge/primary_health_care/
- 柳川洋・中村好一『公衆衛生マニュアル2017』南山堂，2017.
- 『平成28年版 厚生労働白書』厚生労働省，2016.
- 『現代用語の基礎知識』自由国民社，2017，pp.752-753.
- （公社）日本臓器移植ネットワークウェブサイト
  https://www.jotnw.or.jp/

出生前遺伝子検査

　妊娠早期の母体血中には、妊娠7週以降には母親自身のDNAのほか、胎児のDNAの細かな断片が1割前後、混入していることが明らかとなった。この結果を得て、母体血中に存在する各染色体由来のDNA断片を分析し、母親と胎児それぞれの染色体由来のDNA成分の比率を解析することにより、胎児の特定の染色体由来成分が増加しているかを知ることができる。このようにして13番、18番、21番染色体の過剰が胎児に認められるか否かを解析する技術が、無侵襲的出生前診断検査（NIPT）と呼ばれる検査技術であり、現在は臨床研究として実施されている。

無侵襲的出生前診断検査
NIPT; Non-Invasive Prenatal Testing

　NIPTでは正常胎児を異常と判定する可能性もゼロではないため、異常の可能性の判定を受けても、羊水検査などによる確定診断が不可欠である。また、この技術を用いて理論的にはX染色体やY染色体の増減や、特定の遺伝子異常の有無を検出することも可能であり、胎児の遺伝子診断技術が進みつつある。

遺伝子異常

　その一方で、出生前に特定の染色体あるいは遺伝子異常を有していることが判明しても、それを人工妊娠中絶に結びつけるか否かには、倫理的・法的・心理社会的な問題がある。そもそも、わが国における母体保護法には、妊娠22週未満であっても胎児に異常があることを理由に人工妊娠中絶を認める条文はない。母体の保護を目的とする人工妊娠中絶を認める条項を援用して、現場の母体保護法指定医の判断で人工妊娠中絶を施術しているに過ぎない。

母体保護法

　着床前診断は、受精卵がいくつかの細胞に分裂した時点で、その一部を遺伝子解析・染色体分析し、異常があるとは考えられない受精卵を子宮に移植するものである。このため人工妊娠中絶の問題はないが、①均衡型転座保因者の習慣流産、②重篤な遺伝性疾患（デュシェンヌ型筋ジストロフィーなどの疾患）などに限って、個別に日本産科婦人科学会に申請し、倫理委員会の認可を得て行われる。

着床前診断

　これらの出生前検査以外にも、母体血清中の特定の物質の濃度を測定して、胎児の異常を推定する母体血清マーカー検査（これも羊水検査での確定診断を要する）や胎児の超音波検査での形態異常から疾患を推定する検査などがあるが、いずれも一時的な異常があっても正常児の出生もあり、非確定検査と呼ばれている。

非確定検査

第1章●健康の概念と医療の現状

第2章 人体の構造・機能

1

人間の体はさまざまな細胞、組織、器官で構成されており、
それぞれが特定の役割を果たしながら、
安定して生命を維持するように働いている。
内外からのさまざまな刺激を受けながらも
体の内部環境は常に一定に保たれている（ホメオスタシス）。

2

しかし、何らかの原因（遺伝子異常などの内的成因や
感染症などの外的成因）により
この身体の内部環境のバランスが崩れ、
健康が維持できなくなる。

3

今、われわれの周りには、さまざまな疾病がある。
また、生活環境の変化から
健康者が減少している傾向が見られる。
病的な状態を正しく理解するためには、
人体の正常な解剖・生理機能を学ぶことが不可欠である。

4

正常な老化とは、何か？
これからの少子・高齢化社会において、
将来起こりうる問題点を予想し、対策を立てるために
人間の成長・老化のメカニズムを
深く理解することが必要である。

1. 人体の構造と機能

A. 人体各部の名称

体幹

人体は、頭部・頸部・体幹・体肢に大きく分けられる。また、頭部は、頭と顔、体幹は胸部・腹部・背部・臀部・会陰部に区分され、体肢は、上肢（上腕・前腕・手）と下肢（大腿・下腿・足）からなる（図2-1）。

体腔

頭部と体幹には、骨と筋肉に囲まれた体腔（図2-2）という空間があり、その中に臓器がおさまっている。身体には、背側腔と腹側腔の2つの体腔がある。背側腔はからだの後方側にあり、頭蓋腔と脊柱管から構成されるが、これらは連続した腔である。頭蓋腔は頭蓋骨の中にあって脳をおさめる。脊柱管は頭蓋腔の下方から延びていて脊椎骨で囲まれ、中に脊髄をおさめる。腹側腔は、体の前方に位置し、背側腔よりひろく、胸腔・腹骨盤腔の2つの腔がある。胸腔は、胸郭に囲まれ、横隔膜（呼吸の際に使われる筋板）によって腹骨盤腔と隔てられている。

横隔膜
起始部は腰椎部・胸骨部・肋骨部の3部からなり、円蓋状に胸腔に盛集する。停止部は、横隔膜中央部の腱膜（腱中心）。横隔膜は、自分の意思で動かせる骨格筋で、呼吸の際、横隔膜が収縮することにより、胸郭が拡大し吸期がはじまる。支配神経は、第4頸神経からの、横隔神経である。横隔膜には、血管、食道が貫くための3孔（大動脈裂孔・食道裂孔・大静脈孔）があり、食道裂孔が広いことにより、食道裂孔ヘルニア、逆流性食道炎などが起こる。横隔膜の痙攣によって、しゃっくりが起こる。

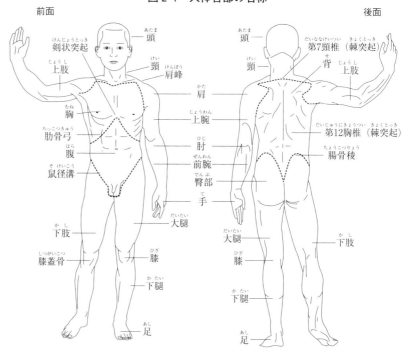

図2-1 人体各部の名称

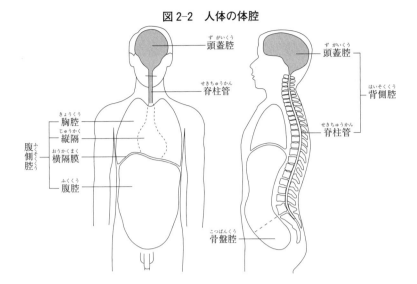

図2-2 人体の体腔

　胸腔は縦隔によって2つの区画に分けられる。右と左の肺は、縦隔の両側の胸腔内に位置している。縦隔には、心臓、食道、気管、胸腺と心臓に付随する大血管が含まれる。

　腹骨盤腔は横隔膜の下に位置する。この腔の上部は腹腔と呼ばれ、胃・腸の大部分、肝臓・胆嚢・膵臓・脾臓・腎臓が含まれる。腹骨盤腔の下部は骨盤腔と呼ばれ、膀胱・直腸・生殖器官の体内にある部分が存在する。

　器官とは、特定の機能を果たす組織の集団である。様々な器官は、連携してシステム（系）を作り、生命を維持するのに必要な働きを分業している。人体は主要な11の器官系から構成され、それぞれ特定の機能をもつ。

> 主要な11の器官系
> ①外皮系、②骨格系、③筋系、④神経系、⑤内分泌系、⑥循環器系、⑦免疫系、⑧呼吸器系、⑨消化器系、⑩泌尿器系、⑪生殖器系。それぞれの機能については次節A〜Kで詳述する。

B. ホメオスタシス：内部環境の恒常性

　人体は、絶えず細菌の感染や騒音、心理的ストレス、空腹など、体の内外からの様々な刺激に反応しながらバランスをとって働き、体の中を一定範囲内に保っている。これを内部環境の恒常性＝ホメオスタシスという。

　ホメオスタシスとは、"homeo 同じ"状態に"stasis 留まる"の2つの単語からなる言葉で、外部環境の変化に対して生体の内部環境をある範囲内で一定に保つことを意味する。身体は、体温の調節、血糖値の調節、水分や塩分の調節、血圧の調節など、数多くのホメオスタシス機能をもち、これが正常に働くことによって健康を保つことができる。

> ホメオスタシス
> 内部環境の恒常性

2. 各器官と機能

A. 外皮系

　皮膚、毛髪や爪などの付属器官からなる。皮膚は、体の表面を覆い、体内の組織を保護している。また、汗をかいたり毛穴を閉じたりして、体温の調節をしている。

B. 骨格系

　骨格とは骨組みのことであり、人間の骨格は普通206個の骨で構成されている（図2-3）。部分的には、頭蓋骨29個、脊柱26個、肋骨および胸骨25個、肩・腕・手64個、骨盤・脚・足62個に分類できる。骨格は

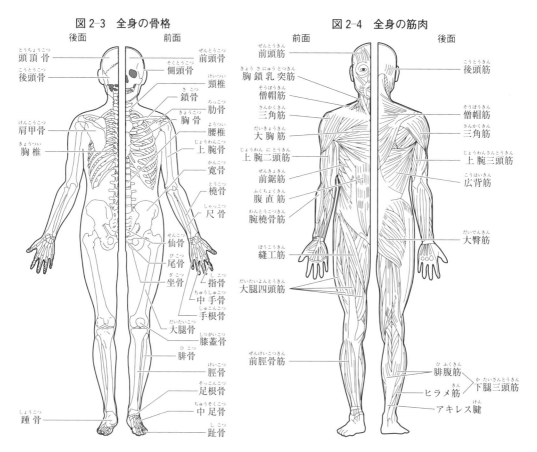

図2-3　全身の骨格　　　　　図2-4　全身の筋肉

骨・軟骨・関節からなり、働きは、体を支える、臓器を保護する、血球をつくる、無機塩類を蓄えるなどである。

C. 筋系

筋肉には、骨格筋（横紋筋）・平滑筋・心筋の3つがある。また、筋肉は、自分の意志で動かせる随意筋と、意思で動かすことができない不随意筋に分けられる。骨格筋は骨についている筋肉で、これが収縮したり弛緩したりすることによって、骨が動き、体の運動が生じる（図2-4）。骨格筋は随意筋である。平滑筋は、消化器や血管などの内部器官をつくり、不随意筋である。この不随意筋の動きはホルモンや自律神経によってコントロールされており、ゆっくりした持続的な収縮である。心臓をつくる心筋も、意思とは無関係に休みなく律動的な収縮運動を行う不随意筋である。

随意筋

不随意筋

D. 神経系

神経系の構造は中枢神経系と末梢神経系の2つに分けられる。

[1] 中枢神経

脳（大脳・小脳・脳幹）、脊髄を中枢神経という。

脳（図2-5）は、大脳と小脳、脳幹からなり、全重量の約8割を大脳が占めている。

(1) 大脳

大脳の重さは男性で約1350g、女性で約1250gである。大脳はその表面を大脳皮質（灰白質）が覆い、内部に大脳髄質（白質）がある。主な働きとしては、①全身の器官のコントロール、②言語機能のコントロール、③運動機能のコントロール、④本能や感情を司る、⑤記憶するなどがあり、体の隅々から送られる情報を受け取り、判断し、体の各部に命令を与える、人体の総司令室のような役割を果たす。大脳の表面である大脳皮質は、いくつもの隆起に折りたたまれている。これらの隆起を脳回という。大脳皮質には、人類が進化するにつれて発達してきた新皮質と、それ以前からある古皮質・旧皮質がある。

古皮質・旧皮質は、新皮質の内側にある大脳基底核（神経細胞の塊）とともに大脳辺縁系という機能単位を形成する。この古皮質・旧皮質は、食欲や性欲などの本能的な活動や、怒り、恐怖といった感情を支配する場所である（本能と情動の座）。

脳を保護するシステム
脳は、硬い頭蓋骨の下で、硬膜、くも膜、軟膜の三重の保護膜によって守られている。くも膜の内側は髄液で満たされ、これが衝撃を吸収する役割を果たす。

大脳の重さ
脳・神経系は、臓器の中でも最も早く発達する。脳の重量は4～6歳で成人の約90％を超え、8歳でプラトーに達する。
➡ p.45「臓器別発育曲線」

大脳皮質の隆起
厚さ2～5mmの大脳皮質のしわを伸ばした広さは、新聞紙ほぼ1枚分である。しわを作ることによって、より多くの表面積を有することとなり、膨大な量の情報を処理できる。

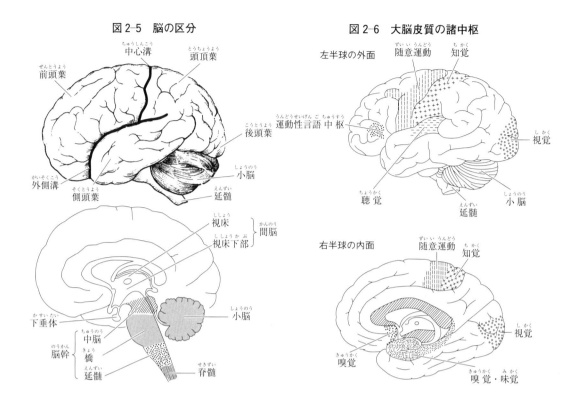

図 2-5　脳の区分　　　　図 2-6　大脳皮質の諸中枢

脳幹の役目
何らかの理由で脳幹の機能が損なわれると、呼吸、心臓の動き、体温の調節などができなくなり、人は生命を維持することが困難になる。この、脳幹の死の状態を「脳死」という。

視床下部の体内時計
人は夜寝て昼間活動するというように、1日を周期とした活動を送っている。人間の本来持っている1日の単位は25時間であるが、間脳の視床下部が外界の光などを元に、1日24時間の周期を感知する体内時計をもっているため、1日のリズムを微妙にコントロールできる。体温も、午前中は低く、午後から夕方にかけて高くなるように調節するのもこの体内時計の働きである。

　古皮質・旧皮質を包み込むようにしている新皮質は、論理的な思考や、判断、言語など、高度な知的活動を営む重要な場所である（知・情・意の座）。
　大脳皮質は、前頭葉・頭頂葉・側頭葉・後頭葉の4つの葉に大きく分けられ、部位によってそれぞれ特定の機能をもつ（**図 2-6**）。

(2) 脳幹

　大脳半球と脊髄を結ぶ部分を脳幹といい、頭側から間脳・中脳・橋・延髄の4つの部分からなる。脳幹の重さは約 200 g である。脳と全身をつなぐ神経線維が通っている。脳幹には、呼吸、心拍、体温調節など、基本的な生命現象を司る役目がある。また、脳幹には、意識を覚醒させる役割を果たす脳幹網様体がある。
　脳幹の一部である間脳は視床と視床下部に分けられる。視床は嗅覚以外のすべての感覚を大脳に伝える神経の中継点である。視床下部は、自律神経系やホルモン系の働きを司るとともに、体温、睡眠、食欲、性機能などの中枢でもある。
　そのほか、中脳は視覚、聴覚の伝導路の中継点があり、橋は顔や目を動かす神経が出るところ、延髄は発語や咀嚼、嚥下、唾液分泌の中枢である

など、重要な働きを担っている。

(3) 小脳

大脳の下方、橋と延髄の背側に位置する小脳は、脳全体の10％程度の重さしかない。大脳とは、小脳テントといわれる硬膜が二重に折り返った固い膜で境されている。小脳は、体を動かすための情報を処理し、なめらかで協調のとれた運動をつくりだしたり、生命維持に欠かせない運動指令をだしたりと、人体の基本的な活動を支配している。

小脳は新小脳と古小脳に分けられる。古小脳は体の平衡感覚を保ち、人間の直立、二足歩行を可能にする。新小脳は大脳から送られてきた大まかな運動指令を細かく調整して、体の各部分に伝達している。

(4) 脊髄

脊髄とは首の部分にある頸椎から腰の部分にある腰椎にかけて伸びる神経線維の束のことである。全身の皮膚や筋肉からの情報は、この脊髄を経て脳へ送られ、脳からの指令も、脊髄を経由して体の各部分へと伝達される。脊髄は、脳と全身を結ぶ神経の連絡路である。脊髄は31個の髄節に分かれ、それぞれの髄節から体の左右に向かって一対の脊髄神経がでる。この神経が、頭部・顔面以外の全身の運動・感覚・機能を司っている。

脳からの運動指令は脊髄の前方（腹側）を通り全身へ、全身からの感覚の情報は後方（背側）を通って脳へ送られる。脊髄は、情報の上り専用ライン（上行性＝感覚）と下り専用ライン（下行性＝運動）を備えている。

[2] 末梢神経

末梢神経は、出入りする部位によって、脳神経と脊髄神経に分類される（図2-7）。大脳、脳幹に出入りする神経を脳神経（左右12対）、脊髄に出入りする神経を脊髄神経（左右31対）という。

末梢神経には、自分の意思で機能を支配できる体性感覚と、無意識に器官を支配する自律神経があり、体性感覚には感覚神経と運動神経がある。

感覚神経は痛み、温度感覚、さわった感覚（触覚）、関節の位置感覚、振動感覚などを、脳の中枢に伝える（求心路）。運動神経は、大脳皮質の運動野から出た指令を体の各部に送り、そこで初めて、筋肉・関節が動く（遠心路）。この大脳皮質から脊髄までの遠心路を錐体路という。錐体路は延髄下部で交差しており（錐体交叉）、このため、右脳から出た指令は左半身、左脳から出た指令は右半身の運動を司ることになる。

自律神経とはすべての内臓、内分泌腺、外分泌腺、血管、汗腺など、生命維持に欠かせない器官をコントロールする神経である。自律神経には交感神経と副交感神経がある。これら2つの神経は、必要に応じてどちらか

小脳
小脳が障害されると運動がぎこちなく、歩行がふらふらし（酔っぱらい様歩行）、姿勢や体の平衡感覚が保てなくなる。

脊髄
脊髄は背骨の脊柱管の中に納まっている。脊髄も脳と同様に、硬膜、くも膜、軟膜という3層の膜に包まれている。くも膜の内側は髄液で満たされており、外界からの衝撃を和らげる役目を果たす。脊髄の長さは脊柱管より短く、第1～2腰椎あたりで終わり、その下は腰神経や仙骨神経、尾骨神経などが下に向かって走っており、これを馬尾神経という。

脳神経
厳密に言えば、第1脳神経と第2脳神経は発生学的には大脳の一部（中枢神経）とされ、末梢神経ではない。

図2-7 中枢神経と脳・脊髄神経の根（腹側）

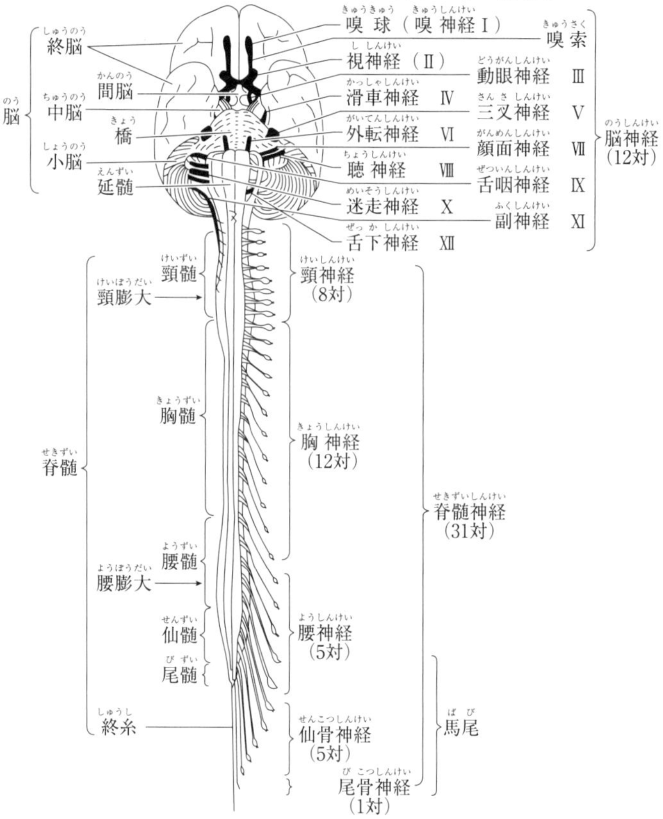

自律神経失調症
交感神経と副交感神経のバランスがうまくとれなくなると、眩暈、動悸、耳鳴り、頭痛、倦怠感、冷え性、下痢や便秘、不眠などさまざまな症状が現れる。このような、原因がはっきりしない身体の不調を自律神経失調症という。

副交感神経の働きをもつ神経
動眼神経、顔面神経、迷走神経、舌下神経が、副交感神経の働きをもつ。

の働きを強め、臓器や器官を自動的に調整し、バランスを保つ。たとえば、交感神経が血管を収縮させたり、発汗を促進させたりするのに対して、副交感神経は、血管を拡張させたり、発汗を抑制させるというように1つの器官に関してお互いに相反する働きをもつ。交感神経はアドレナリン作動性で、神経伝達物質としてはノルアドレナリンを分泌し、ストレス時において"闘争－逃走"反応を起こすように作用する。副交感神経系はコリン作動性で、神経伝達物質としてはアセチルコリンを分泌し、"摂食－生殖"行動に関与する。

（1）脳神経

脳神経は左右12対ある。働きは主に頭部、顔面（迷走神経はのぞく）の運動、感覚（温痛覚・触覚・固有知覚）の他に、嗅覚・視覚・聴覚・味覚といった特殊感覚を司る（表2-1）。また、脳神経には、副交感神経の働きをもつ神経もある。

（2）脊髄神経

31対の脊髄神経が脊髄から出ている。個々の神経は脊髄から出る高さ

表 2-1 脳神経の種類と働き

	神経	種類	機能
第1脳神経	嗅神経	感覚神経	嗅覚
第2脳神経	視神経	感覚神経	視覚
第3脳神経	動眼神経	混合（ほとんど運動）神経	眼球運動、眼瞼挙上、瞳孔収縮
第4脳神経	滑車神経	運動神経	眼球運動
第5脳神経	三叉神経	混合（ほとんど感覚）神経	顔面、頭部、歯の感覚、咀嚼運動
第6脳神経	外転神経	運動神経	眼球運動
第7脳神経	顔面神経	混合神経	表情筋、唾液と涙の分泌、味覚
第8脳神経	聴神経	感覚神経	聴覚と平衡感覚
第9脳神経	舌咽神経	混合神経	嚥下、唾液の分泌、味覚、血圧調節反射の感覚
第10脳神経	迷走神経	混合神経	内臓運動と内臓感覚
第11脳神経	副神経	運動神経	頸部と肩の運動
第12脳神経	舌下神経	運動神経	会話と嚥下

に応じて番号がふられている。頭側から頸神経8対（C1〜8）、胸神経12対（T1〜12）、腰神経5対（L1〜5）、仙骨神経5対（S1〜5）、尾骨神経1対（CO1）。脊柱を出た脊髄神経は、いくつかに分枝し、これらの分枝は数ヵ所で再び合流し、神経叢を作る。頸神経叢（C1〜4）・腕神経叢（C5〜C8、T1）・腰仙骨神経叢（T12、L1〜L5、S1）が3大神経叢である。

末梢神経は神経叢を離れたのち、全身へ分布する。この神経の分布は皮節という。

E. 内分泌系

内分泌系と神経系は身体における情報伝達と調整を行い、ほぼすべての器官系を制御している（図2-8）。内分泌系と神経系はともに密接な関係をもって機能しているが、いくつかの相違点がある。一般に神経系では電気信号の神経インパルスがすばやく情報を伝達し、短期間の効果を及ぼす。これに対し、内分泌系は化学的信号のホルモンによって情報を伝え、ゆっくり反応して効果を長時間持続させる。

[1] 腺とホルモン

内分泌系は、内分泌腺からなる。内分泌腺は身体中に広く存在し、化学

頸神経叢
この神経叢からの神経線維は頸部の筋や皮膚に分布する。横隔神経もこの神経叢からの運動線維である。横隔神経は主要な呼吸筋である横隔膜の収縮を司る。

腕神経叢
この神経叢から出る神経線維は、肩、上腕、前腕、手首、手の皮膚や筋肉に分泌し、その部分の動きや感覚を司る。肩における腋窩神経は損傷を受けやすい（たとえば、松葉杖を使用するときに脇の下で体重を支えると、体重によって腋窩神経が障害され麻痺を起こすことがある）。橈骨神経、尺骨神経もこの神経叢から出る。橈骨神経が障害されると、下垂手になる。尺骨神経は肘の内側（尺骨神経管）を通っている。肘をぶつけて前腕の小指側にしびれが走るのは尺骨神経のしびれである。尺骨神経が障害されると、鷲手をおこし、指を広げることができなくなる。

腰仙骨神経叢
この神経叢から出る神経線維には、下腹壁、外陰部、臀部、下肢の皮膚や筋が分布する。体の中で最も長い坐骨神経はこの神経叢から起こる。坐骨神経はしばしば炎症を起こし、臀部や大腿後面に痛みを起こす。坐骨神経痛の典型的な原因は、椎間板の破損、ヘルニアである。

外分泌腺と内分泌腺

汗、唾液、消化液はこれらを分泌する臓器や組織から導管という管が出ていて、ここから分泌される。こういった分泌を外分泌という。それに対し、ホルモンは臓器や組織を通らずに血液中や体液中に分泌される。このような分泌を内分泌といい、これを行う組織を内分泌腺という。内分泌腺で生産されたホルモンは循環器系に分泌され、血液で運ばれて標的器官に達し、ホルモンの作用を及ぼす。

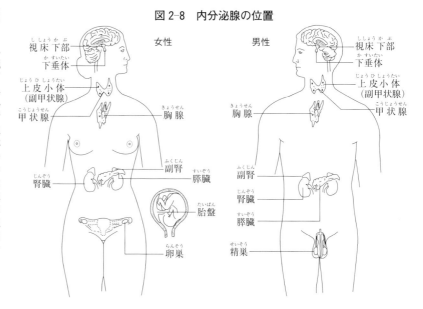

図2-8　内分泌腺の位置

物質のホルモンを分泌する。内分泌腺は導管を持たない腺でホルモンを直接毛細血管に分泌する。たとえば、インスリンは膵臓から血液中へ分泌され、血液はインスリンを全身に運ぶ。

　一般に、内分泌系から分泌されるホルモンは炭水化物、タンパク質、脂肪の代謝過程を調節する。また、ホルモンは成長、生殖、水と電解質のバランスの調節に重要な役割を果たす。空腹、のどの渇き、寒さや暑さに対して身体は反応し、ホルモンが分泌される。さらにホルモンは、感染、外傷、ストレスに対して体が対応するのを助ける。

(1) ホルモン

　内分泌系は、ホルモンの分泌によってその作用を成し遂げる。ホルモンは化学的メッセンジャーで、組織または器官の活動をコントロールしたり、影響を及ぼしたりする。少数のホルモンはホルモン分泌細胞の周辺の細胞間隙へ分泌され、その近くの細胞に局所的に作用する。しかし、大部分のホルモンは血液で運ばれて、より離れたところの組織に効果を発揮する。

(2) ホルモンの分類

　ホルモンは化学的にタンパク質ホルモン（あるいはタンパク関連ホルモン）とステロイドホルモンに分けられる。副腎皮質と性腺（卵巣と精巣）から分泌されるステロイドホルモンを除き、すべてのホルモンはタンパク質ホルモンである。

(3) ホルモンの標的

　それぞれのホルモンは特定の組織に特異的に結合する。この組織を標的

組織という。標的組織は内分泌腺の近くに、または離れて存在する。

(4) ホルモン受容体

ホルモンは標的組織において細胞の受容体と結合する。受容体には細胞膜の外表面にあるもの（膜受容体）と細胞内にあるもの（細胞内受容体）があり、標的細胞はどちらかを備える。ホルモンと受容体の関係は「鍵と鍵穴」に似ている。鍵であるホルモンの一部が鍵穴である標的の受容体に合致する。完全に合致しないホルモンは鍵を開けられず、つまり細胞を刺激できない。たとえばインスリンは血液を介して全体を循環しているので、全身の細胞に運ばれている。しかし、インスリンはインスリン受容体を持っている細胞だけを刺激する。鍵と鍵穴の関係によって、特定のホルモンは特定の細胞にだけ影響を与えるようにしている。

膜受容体
タンパク質ホルモンは細胞膜にある受容体と結合する。ホルモンと受容体の相互関係がセカンドメッセンジャーのcAMPの生産を刺激する。cAMPは細胞内の酵素を活性化する。

(5) ホルモン分泌の調節

ホルモンの分泌は負のフィードバック、バイオリズム、中枢神経系の3つのメカニズムによって調整されている（表2-2）。

①負のフィードバック

内分泌の正常な機能はホルモンの正常な血中濃度に依存する。内分泌腺の分泌の過多あるいは不足によって、生命を脅かすような症状（合併症）が起こる。例えば、インスリンが過剰に分泌されると血糖値が危険なレベルまで減少する。一方、分泌不足では血糖値が上昇して深刻な問題を引き起こす。多くの分泌腺は負のフィードバックのメカニズムによって、それぞれのホルモンの正常値を保っている。ホルモンあるいはその効果に関する情報は、負のフィードバックを介してそのホルモンを分泌する腺にフィードバックされる。

②バイオリズム

ある種のホルモンの血中濃度はバイオリズムによってコントロールされている。バイオリズムはホルモン分泌の周期的変動である。コルチゾールはサーカディアン・リズム（日内変動）に従って分泌される。女性の性ホルモンは約1ヵ月のパターンで分泌される（月経周期）。

③中枢神経系による調節

中枢神経系は視床下部を活性化し、交感神経系を刺激して、内分泌系に強い影響を及ぼす。たとえばストレスを受けたとき、中枢神経系は内分泌腺を刺激し影響を及ぼす。

負のフィードバック
インスリンの分泌パターンは負のフィードバックの一例である。食事の後でグルコースの血中濃度が増加するとインスリンが膵臓から分泌される（グルコースがインスリンの分泌を刺激）。インスリンはグルコースを細胞外液から細胞内液へ移動させ、グルコースの血中濃度が下がる。血中のグルコース濃度が下がるとインスリン分泌の刺激が減少し、インスリンの分泌量が減少する。

バイオリズム
バイオリズムは旅行や睡眠パターンの変化によって乱される。例えば、時差や夜勤の人が経験する疲労感はバイオリズムの変化によって引き起こされると考えられている。

サーカディアン・リズム
サーカディアン・リズムは24時間リズムで、そのパターンは24時間ごとに繰り返される。コルチゾールの分泌は、朝8時頃に最も高く、夕方にかけて下がり、深夜に最低になる。

(6) 主な内分泌腺とその働き

①視床下部

間脳にある自律神経系、内分泌系の中枢となる器官で脳下垂体に働きかけるホルモンを分泌する。間脳は体の変化を感じる器官なので、スト

内分泌腺の働き
ホルモン分泌が過剰の場合、機能亢進症を起こし、分泌が不足の場合、機能低下症となる。

表 2-2 主なホルモンの働き

内分泌腺・分泌されるホルモン			ホルモンの働き
視床下部	副腎皮質刺激ホルモン放出ホルモン		脳下垂体から副腎皮質刺激ホルモンを分泌させる
	成長ホルモン放出ホルモン		脳下垂体から成長ホルモンを放出させる
	甲状腺刺激ホルモン放出ホルモン		脳下垂体から甲状腺刺激ホルモンを放出させる
	黄体形成ホルモン放出ホルモン		脳下垂体から性腺刺激ホルモンを放出させる
脳下垂体前葉	成長ホルモン（GH）		骨と軟部組織の成長を促進させる 空腹時にグルコースの合成を促進する
	乳汁分泌ホルモン（PRL）		乳汁を分泌させる
	甲状腺刺激ホルモン（TSH）		甲状腺から甲状腺ホルモンを分泌させる
	副腎皮質刺激ホルモン（ACTH）		副腎皮質から副腎皮質ホルモンを分泌させる
	卵胞刺激ホルモン（FSH） 黄体形成ホルモン（LH）		卵胞の発育と精子形成の刺激 卵巣から女性ホルモン精巣から男性ホルモンを分泌させる
脳下垂体後葉	抗利尿ホルモン（ADH） オキシトシン		腎臓での水再吸収を促進 出産時の子宮の収縮
甲状腺	サイロキシン（T3, T4）		代謝を正常に保つ
副甲状腺	副甲状腺ホルモン		カルシウム代謝を調節する
副腎	副腎皮質	アルドステロン コルチゾール	水と電解質のバランスを保つ 糖、脂肪、タンパク質の代謝を調節する
	副腎髄質	カテコールアミン	血圧、心拍数、血糖値を上げるなど
膵臓	インスリン		血糖値を下げる
	グルカゴン		血糖値を上げる
消化管	グレリン ガストリン コレシストキニン セクレチン インクレチン		摂食促進、GH 分泌促進 胃運動亢進、胃酸分泌促進 胆汁排出促進、膵液分泌促進 膵液分泌調節 インスリン分泌促進
脂肪細胞	レプチン アディポネクチン		摂食抑制、エネルギー消費増大 インスリン感受性を上げる、抗炎症作用
腎臓	エリスロポエチン レニン		赤血球を成熟させる 血圧を上昇させる
心臓	心房性ナトリウム利尿ペプチド		ナトリウムを尿中に排出し、血圧を調節
肝臓	アンギオテンシノーゲン		血圧を上昇させる
睾丸	アンドロゲン		男性性器の発育、二次性徴の発来、精子の形成
卵巣	エストロゲン		子宮内膜の増殖、子宮筋の発育、乳腺発育など
	プロゲステロン		妊娠維持、体温上昇、排卵抑制、乳腺発達など

レスによる影響を受けやすい。

② 脳下垂体

視床下部の真下にある、小指の頭ほどの器官である。前葉と後葉からなり、それぞれ異なるホルモンを分泌する。脳下垂体から分泌されるホルモンが、体内のあちこちにある内分泌腺に刺激を与え、体に直接働きかけるホルモンの分泌を促したり、抑制したりしている。

③ 甲状腺

前頸部で気管の前面、甲状軟骨の下方に位置している。甲状腺ホルモンT3、T4を分泌し、成長分化の促進、基礎代謝の維持を行っている。

④ 副腎

副腎は腎臓の上側にある内分泌腺で、外側の副腎皮質と内側の副腎髄質に分かれる。副腎皮質からは、糖や塩類を調整するステロイドホルモン、副腎髄質からは血圧を上昇させるカテコルアミンが分泌される。

⑤ 膵臓

膵臓のランゲルハンス島のα細胞（A細胞）は、グルカゴン、β細胞（B細胞）はインスリンを分泌する。インスリンは血糖値を下げる作用がありグルカゴンは、血糖値を上げる作用がある。

⑥ 消化管

20世紀初頭に、セクレチンやガストリンが発見されて以来、多くの消化管ホルモンが発見され、生理機能が研究されている。グレリンは、胃底腺の内分泌細胞から分泌され、摂食促進作用を有している。グレリンは絶食で分泌促進、レプチンの作用を抑制することから、エネルギーバランスの調節に関与する可能性がある。インクレチンは、消化管由来のインスリン分泌促進因子であり、GIP（上部小腸のK細胞から分泌）と、GLP-1（下部小腸のL細胞から分泌）がある。インクレチンは、DPP-4（酵素）によって分解され不活性化される。

⑦ 脂肪細胞

従来、脂肪細胞は単なるエネルギー貯蔵臓器と考えられていたが、近年ホルモンやサイトカインなどの多数の生理活性物質を分泌する内分泌器官としてエネルギー代謝に重要な役割を果たすことが明らかになってきた。脂肪細胞から分泌される生理活性物質を総称して、アディポサイトカインといい、その中のレプチンは、肥満の原因遺伝子として単離同定されたペプチドホルモンで、視床下部に直接作用して、強力な摂食抑制とエネルギー消費亢進をもたらす。アディポネクチンはインスリン感受性作用、抗動脈硬化作用、抗炎症作用を有し、内臓脂肪量の増加に伴い血中濃度が減少する。メタボリック症候群を含む生活習慣病の病態生

GIP
Gastric Inhibitory Polypeptide

GLP-1
Glucagons-like-peptide-1

DPP-4 阻害薬
DPP-4を不活性化することにより、インクレチンを介した内因性インスリンの分泌を促し、血糖値をコントロールする糖尿病治療薬。

レプチン
先天的にレプチンが欠損した家系が存在し、著しい肥満を発症することが報告されている。

理に、アディポサイトカインの産生調節の破綻が重要な役割を果たすと想定されている。

⑧性腺

男性は睾丸からアンドロゲンが、女性は卵巣からエストロゲン、プロゲステロンが分泌される。どちらも思春期になると視床下部から分泌される黄体形成ホルモン放出ホルモンが、脳下垂体を刺激し、その結果分泌された性腺刺激ホルモン（黄体形成ホルモン、卵胞刺激ホルモン）に促される。

F. 循環器系

循環器は、心臓と血管で構成される。

[1] 心臓

心臓は、筋肉（心筋）からなる、袋状の臓器である。主な機能は全身の血管に血液を送り出し、生きるために必要な酸素 O_2 や栄養を全身の細胞に行き渡らせることである。心臓の大きさは250〜350gほどで、握り拳くらいの大きさである（図2-9）。

心臓は、体の中心より少し左側に位置し、内部は2つの心房と2つの心室の4つの部屋に分かれており、右側は右心房・右心室、左側が左心房と左心室である。全身を巡ってきた血液は、大静脈→右心房→右心室→肺動脈→肺→肺静脈→左心房→左心室→大動脈という順序で流れる。このとき、血液が逆流しないために、右房室弁・肺動脈弁・左房室弁・大動

肺動脈
動脈には動脈血、静脈には静脈血が流れるのが原則であるが肺動脈には静脈血、肺静脈には動脈血が流れている。

右房室弁
右心房と右心室の間の弁で、3つの弁尖があるため三尖弁とも呼ばれる。

左房室弁
左心房と左心室の間の弁で、2つの弁尖がある。僧の帽子の形に似ていることより、僧帽弁とも呼ばれる。

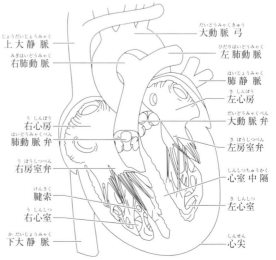

図2-9　心臓の内腔

脈弁という4つの弁がついている。

　血液を全身に送り出す左心室の壁は、特に大きな力を要するため、右心室の壁の3倍も厚さがある。

　血液を送り出す拍動は心筋の収縮と拡張によって生み出される。心筋が収縮するとともに左右の房室弁が閉じ、大動脈弁と肺動脈弁が開いて、右心室にある血液が肺へ、左心室の血液は大動脈へと押し出される。次に、心筋は弛緩し、大動脈弁と肺動脈弁が閉じて左右の房室弁が開き、大静脈からの血液が右心房から右心室へ、肺静脈からの血液は左心房から左心室へと流れる。こうした心臓の動きをペーシングするのが右心房の洞房結節で、ここから電気的信号を発生し、この信号が心筋に伝わることにより心臓は拍動する。

[2] 血管

　血管には、栄養血管と機能血管がある。栄養血管とは、組織に酸素と栄養を送り届ける血管を指し、体循環系の動脈は栄養血管である。機能血管とは、臓器の機能に関する血管で、たとえば肺循環の肺動脈は肺に酸素を送り届けているのではなく、肺でガス交換を行うための機能血管である。

　肺の栄養血管は、気管支動脈である。心臓の栄養血管は冠動脈であり、大動脈起始部の大動脈洞（Valsalva洞）から左右に分岐する（左冠動脈、右冠動脈）。心臓の静脈の多くは、冠静脈洞から右房に流入するが、直接右房や右心室に流入する静脈も存在する（図2-10）。

(1) 血液循環の仕組み

　血管は、心臓に始まり、心臓に戻る一連の管状構造である。心臓は大きな血管に血液を送り出す。血液は一連の血管網を流れ、心臓に戻る。血液

弁
心臓は左右の心房・心室に分かれ、房室間は弁を隔てて交通している。左房室弁を僧帽弁（二尖弁）、右房室弁を三尖弁という。

電気的信号
ペースメーカー電位。心房結節は、ペースメーカー電位を60から100回／分（平均約72回／分）に設定する。心拍数は洞房結節で設定される。

図2-10　心臓の栄養血管

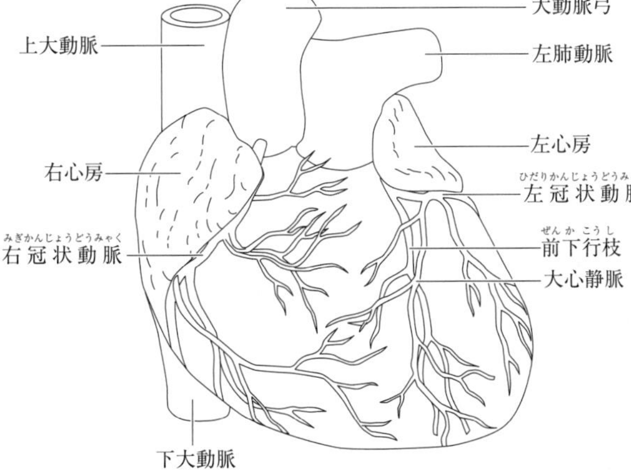

（上大動脈、大動脈弓、左肺動脈、右心房、左心房、左冠状動脈、右冠状動脈、前下行枝、大心静脈、下大動脈）

図 2-11　全身の動脈系・静脈系

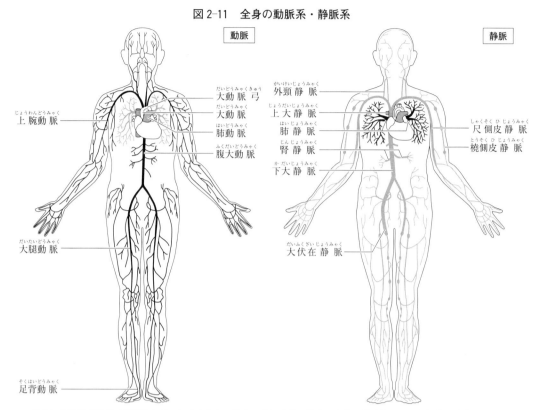

出典）伊藤善也監修『図解からだのしくみ大全―健康・病気予防に役立つ人体の構造とはたらき』永岡書店, 2006.

は体循環と肺循環を交互に繰り返しながら全身を巡る（図2-11）。

体循環とは心臓（左心室）から全身を巡り再び心臓（右心房）に戻ってくる経路、肺循環とは右心室から肺を回り左心房に戻る経路である。

体循環では、血液は左心室を出発して、大動脈→動脈→小動脈→毛細血管という経路をたどり、臓器や筋肉をはじめとした全身のあらゆる部分に酸素や栄養分を運ぶ。体の各部分に酸素と栄養分を供給した血液は、代わりに二酸化炭素や老廃物を受け取り、小静脈→静脈→大静脈というルートを経て心臓に戻る。脳のある上半身と、下半身への動脈は途中で分かれ、心臓へ戻る大静脈も上半身からは上大静脈、下半身からは下大静脈と別々のルートを経由するが、2本の静脈はともに右心房に流れ込み合流する。

肺循環では、二酸化炭素をたっぷり含んだ血液（静脈血）が、心臓に戻ったあと、右心房、右心室、肺動脈を経由していったん肺へ回り、二酸化炭素と酸素を取り替える「ガス交換」が行われる。ガス交換によって酸素を受け取った血液（動脈血）は肺静脈を経由して心臓に戻り、左心房、左心室を通ってまた全身へ送り出される。

ガス交換

呼吸によって取り込まれた空気中の O_2（酸素）は、肺で血液中に入り、全身へと送られる。このとき O_2 を運搬するのは赤血球中の Hb（ヘモグロビン）である。Hb は酸素濃度が高いところで O_2 と結合し、低いと酸素を放出する。反対に、CO_2（二酸化炭素）の濃度が高いところで CO_2 と結合し、低いと CO_2 を放出する。Hb は O_2 と結合すると鮮やかな赤に、CO_2 と結合すると赤黒くなるので、動脈血は鮮紅色、静脈血は赤黒くなる。この Hb の性質を利用して、体内を回ってきた CO_2 を多く含む赤血球は、肺で CO_2 を放出し、かわりに O_2 と結びついて酸素を全身に運ぶ。

(2) 血圧

 血圧とは、心臓から送り出された血液が血管壁（動脈壁）を押す力である。収縮時には流出する血液の勢いがよくなるため、血管壁にかかる圧力が高くなり（最高血圧または収縮期血圧）、拡張期には流出が緩やかになるため、圧力が弱くなる（最低血圧または拡張期血圧）。

 成人の血圧の標準値は、最高血圧が 120 mmHg 前後、最低血圧が 70 mmHg 前後である。血圧は、常に一定ではなく、日常生活でも、運動、緊張、興奮などによって変化がみられる。また、加齢などによって血管が狭窄したり、血管壁の弾力性が失われたりしても上昇する。常に血圧が高い状態は、心臓に負担がかかるのみならず、脳、腎臓など他臓器にも障害を引き起こす。

(3) 血液

 人間の体内には、体重の約1/13に相当する量の血液があり、心臓を起点に常時、全身を循環し続けている。血液は、血球（赤血球・白血球・血小板）という固体成分と、血漿という液体成分からなり、どちらも生命維持に大切な役割を持つ。

[3] リンパ系

 人体にはリンパ管という細い管がくまなく張り巡らされている。リンパ管は細く透明な管で、その中にはリンパ液という無色透明な液体が流れている。リンパ液は毛細血管からしみ出した血漿（間質液とも言う）がリンパ管に吸収されたもので、古い細胞や血球のかけらなどの老廃物や、腸管で吸収された脂肪を運ぶ役割を担う。リンパ液には、リンパ球も流れ込む。血漿の90％は毛細血管の細静脈側に、10％がリンパ管に吸収されて循環している。静脈とリンパ管には、心臓へ戻る流れを維持して逆流を防ぐための弁が存在している。リンパ管は合流しながら、次第に太くなる。下半身や腹部、左頭頸部、左上肢など身体の大部分のリンパ管は胸管に合流し、右頭頸部、右上肢、胸部内臓の右半分からのリンパ管は右リンパ本幹に合流する。頸や腋の下、腿の付け根などリンパ管が合流する部分にリンパ節がある。リンパ管は最後には、鎖骨下静脈が上大静脈に合流する部分（胸管が左鎖骨下静脈に合流する部位を左静脈角、右リンパ本幹が右鎖骨下静脈に合流する部位を右上静脈角）で、静脈に合流する。

G. 免疫

 免疫とは、疫（疾患）を、免れるという意味に由来した言葉で、細菌、

血球
酸素や二酸化炭素を運ぶ赤血球、侵入してきた異物を殺す白血球、血液を凝固させる働きを持つ血小板である。

血漿
少量のタンパク質やブドウ糖、塩分、カルシウム、カリウム、リン、ホルモンなどが溶け込んでいる。主な役割は、体に必要なさまざまな物質を全身に運ぶこと、新陳代謝による老廃物を持ち去ることである。

造血
血液を産生することをいう。血液は骨髄で作られる。

リンパ球
大半のリンパ球は、リンパ組織に存在する。リンパ組織には、一次（中枢）と二次（抹消）がある。リンパ球は一次リンパ組織（骨髄や胸腺）で成熟した後、二次リンパ組織（リンパ節、脾臓、粘液関連リンパ組織〔MALT〕）へ移行し、そこで増殖や抗体産生などが行われる。

リンパ節（リンパ腺）
リンパ管が交流する部分にある球状の構造物。豆粒大から空豆まで、大きさや形は場所によって異なる。主なリンパ節には、頸部リンパ節、腋窩リンパ節、鼠径リンパ節などがある。リンパ節には、リンパ管を流れる病原体や毒素、老廃物などを取り除きリンパ液を濾過する働きがある。

免疫
免疫の基礎は18世紀末、ジェンナー、E. が、牛痘に感染した乳搾り婦が、天然痘（痘瘡）に罹患しないことに着目し、牛痘を人為的に接種することで天然痘の予防に成功した事による。

リンパ器官
リンパ器官には、骨髄、胸腺、リンパ節、脾臓などが含まれる。

顆粒球、単球
顆粒球と単球をあわせて白血球という。

単球（マクロファージ）
単球は血管内から組織に移行することで、マクロファージに変化する。

マスト（肥満）細胞
マスト細胞は、炎症の惹起やⅠ型アレルギーに関与する。

細菌の貪食
好中球、マクロファージなどの食細胞が、細菌などを細胞内に取り込むことを、貪食（または、食作用）という。

Ⅰ型アレルギー
アレルギーとは、免疫反応が病的に機能して、生体に不利益に働く場合をいう。アレルギーは、4つのタイプに分かれる。Ⅰ型は即時型（アナフィラキシー型）、Ⅱ型は細胞障害型、Ⅲ型は免疫複合型、Ⅳ型は遅延型（ツベルクリン型）である。Ⅰ～Ⅲ型は、液性免疫が関与し、Ⅳ型のみ細胞性免疫である。狭義のアレルギーといえば、Ⅰ型アレルギーを指す。

抗体（免疫グロブリン）
集まったB細胞は、免疫芽細胞に変化し、ヘルパーT細胞の助けで抗体を産出する形質細胞にさらに変化する。この形質細胞が抗体（免疫グロブリン）を作る。

呼吸
平静時の成人が1分間に繰り返す呼吸の回数は、平均16回である。1回の呼吸で取り入れられる空気の量は500ml程度。

ウイルスなどの異物の侵入を感知し、自己を守る防御システムである。免疫系は、免疫に関係する白血球類（免疫細胞）と、リンパ器官をはじめとするさまざまな器官・組織によるネットワークからなっている。免疫細胞は、すべて骨髄の中にある造血幹細胞から生まれ、顆粒球、単球（マクロファージ）、マスト（肥満）細胞、リンパ球がある。顆粒球には、好中球、好酸球、好塩基球があり、それぞれ、細菌の貪食・殺菌、寄生虫（蟯虫）防御および、Ⅰ型アレルギーへの関与、炎症反応への関与及びⅠ型アレルギーへの関与等の役割がある。顆粒球の中では好中球が最も多く、マクロファージとともに食細胞として細菌感染の一次防御の機能を担う。マクロファージは強い貪食能を持ち、好中球より寿命が長いので、老廃物の処理や好中球が貪食できない微生物などに対する防御を行う。

リンパ球には胸腺を経て分化するT細胞と、胸腺を経ないB細胞がある。T細胞は、胸腺で分化・成熟し、ヘルパーT細胞、サプレッサーT細胞、キラーT細胞に分かれる。B細胞は、ヘルパーT細胞の刺激により抗体（免疫グロブリン）を作る。

免疫機構は、自然免疫と獲得免疫の連携によって担われている。自然免疫とは、非自己と認識したものに対して無差別（非特異的）に働く免疫機構であり、免疫機構の一次防御である。自然免疫をつかさどる細胞は、好中球、マクロファージ、ナチュラルキラーT細胞である。一方、獲得免疫とは、感染などによって新たに獲得される、より精密で強力な免疫反応である。これは自然免疫に引き続いて起こるが、作用の発現には数日を要する。獲得免疫を司る細胞は、リンパ球、すなわちB細胞、T細胞である。リンパ球による免疫作用は、液性免疫（B細胞が主体）と細胞性免疫（T細胞が主体）の二種類ある。液性免疫では、抗原を持つ異物が体内に侵入してくると、そこにB細胞が集まり、抗体（免疫グロブリン）を作る。これは、抗原に対して特異性を持ち、中和作用がある（抗原抗体反応）。一方、細胞性免疫は抗体を作るのではなく、T細胞（キラーT細胞）とマクロファージが直接病原体を攻撃するものである。

H. 呼吸器系

[1] 呼吸のしくみ

呼吸は、大気と全身の細胞とのガス交換のすべての過程を含んでいる。呼吸には次の3つがある。

①肺に出入りする空気の動き
換気または呼吸という。換気には吸気と呼気の二相がある。吸気は吸

う相で、吸息によって酸素の豊富な新鮮な空気が肺の小さな肺胞へ移動する。呼気は息を吐く相で、呼息によって二酸化炭素を含んだ空気が肺から外へ移動する。肺には、それ自体で膨らむ力はない。肺が膨らむ（すなわち、空気が肺胞に入る）のは、胸郭を形成する肋骨と横隔膜が収縮することによって起こる。肋骨の間には、肋間筋という、骨格筋があり息を吸うときには、外肋間筋と横隔膜が同時に収縮し、胸郭を広げて胸腔内を陰圧にして肺を膨らませる。息を吐く時は、これらの筋肉が収縮をやめて弛緩する。胸郭を拡げる筋肉が弛緩すると、肺は自らの縮む力で収縮して息を吐き出す。1回の吸息と1回の呼息が1回の呼吸サイクルを構成する。

②呼吸ガスの酸素と二酸化炭素の交換

　交換は肺の中と全身の細胞との間で行われる。

③酸素と二酸化炭素を肺と全身の細胞に運搬

　血液がこれらの気体を運ぶ。

肋間筋
肋間筋には外肋間筋と内肋間筋がありすべての肋骨の間に存在する。

[2] 呼吸器の構造

呼吸器系は上気道と下気道からなる。

上気道は、胸郭の外にある器官で、鼻・鼻腔・咽頭・気管（上部）から構成され、下気道は胸郭の中にある器官で、気管（下部）・気管支・細気管支・肺胞と肺から構成される（図2-12）。気管支、細気管支と肺胞は肺の中に位置する。胸郭を形成する筋肉と胸膜も呼吸運動に関わる。

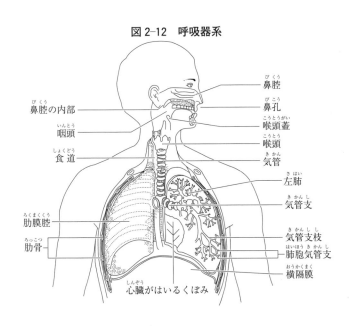

図2-12　呼吸器系

(1) 鼻腔

鼻腔の内面は粘膜に覆われている。粘膜は線毛上皮からなり、粘液細胞を含む。また、粘膜は血管が豊富に分布し、血液が十分供給されていることから、吸い込んだ空気を暖め、湿り気を与えることができる。さらに、粘着性の粘液は粉塵や花粉などの小さい粒子をとらえて、吸入される空気を洗浄する。鼻は空気を暖め、湿らせて、清浄にするのを助けるので、鼻からの呼吸は口で行う呼吸よりよい。副鼻腔には上顎洞・前頭洞・篩骨洞・蝶形骨洞があり、そこからの粘液は鼻腔へ流れる。目からの涙は鼻涙管から鼻腔へ流れる。泣くと鼻水が出るのは、そのためである。

(2) 咽頭

咽頭とは、鼻腔、口腔、気管、食道につながる食物と空気の通路で、上咽頭（鼻の突き当たり）、中咽頭（口腔の奥）、下咽頭（気管・食道につながる部分）の3つの部分に分かれる。咽頭は、食物を食道のほうへ移動させたり、空気を肺のほうへ送るように喉頭に移動させたりする機能を果たし、消化器系と呼吸器系の一部として機能する。咽頭は、そのほかに2つの構造、すなわち耳管の開口部と扁桃腺を含む。耳管は咽頭と中耳を連絡する。

(3) 喉頭

喉頭は咽頭と気管の間に位置する。喉頭には3つの機能がある。①呼吸の際の空気の通路、②発音・発声（その部分は声帯と呼ばれる）、③食物と他の異物が呼吸器系（気道）に入るのを防ぐ。喉頭は主に、軟骨・筋・靭帯からなる。咽頭の軟骨構造で最大のものは、甲状軟骨である。甲状軟骨は丈夫な硝子軟骨で、頸部の前面に隆起している。男性ではより大きく、喉ボトケ（アダムのリンゴ）と呼ばれる。

(4) 気管

気管は長さ10～12.5 cm、直径2.5 cmの管である。気管は喉頭の下縁から胸腔へ伸びて、肺門という左右の肺の入り口手前で、右主気管支および左主気管支という2本の気管支に分かれる。それぞれの主気管支は肺の中で15～16回の分岐を繰り返し、やがて終末細気管支になる。そして17～19回目の分岐によって現れる呼吸細気管支は肺胞につながり、ここでガス交換を行う。

右気管支は左に比べて太いので、誤嚥した異物は右に入ることが多い。

(5) 肺

肺は左右一対ある臓器で右肺と左肺に分かれており、右肺は上葉・中葉・下葉の3葉、左肺は上葉と下葉の2葉に分かれる。肺は、ガス交換が行われる器官である。肺の中には気管支の他に肺動脈と肺静脈が隅々まで

体を細菌から守る扁桃腺
外部から侵入してくる細菌に対する防御機能が扁桃である。扁桃は、リンパ組織が集まって大きくなったもので、アーモンド（扁桃）の形をしている。口を開けたときに両側に見える口蓋扁桃の他に、咽頭扁桃、舌根扁桃、耳管扁桃などがある。細菌が侵入すると扁桃は炎症を起こし、これが刺激になって細菌に適した抗体を作り、全身に放出する。

気道への異物混入の防止
喉頭蓋は軟骨構造からなり、喉頭の最上部に位置し、ふたとして重要な役割を果たす。

肺
肺の重量は、男性で約1060 g、女性で約930 gである。肺胞の数は、約6億個で左右両方の肺の表面積は、およそ60 m²である。空気と血液の接する肺胞面積の広さが、効率のよいガス交換を可能にしている。

伸びている。肺動脈は心臓から汚れた血液を肺に送り込み、肺静脈は肺からきれいな血液を心臓に送り出す。気管支の終点は終末細気管支となり、先端には肺胞がついている。

　肺の中の肺胞と毛細血管の間にガス交換が行われる。これを"外呼吸（がいこきゅう）"といい、組織の中の血液と細胞の間のガス交換を"内呼吸（ないこきゅう）"という。

I. 消化器系

　消化管とその付属器が消化器系を構成している。消化管は胃腸管とも呼ばれ、口から食道・胃・十二指腸・小腸・大腸を経て肛門にいたる、およそ10 m の中空の管である（図2-13）。

　消化には、機械的消化と化学的消化がある。機械的消化は、物理的方法で大きな食物の塊をより小さな砕片または分子にする。この過程は噛んだり、混ぜ合わせたり、すりつぶしたりすることである。化学的消化は食物の化学的変化である。たとえばタンパク質はアミノ酸に化学的に変化する。消化酵素・酸・胆汁のような化学物質が化学的消化を助ける。

　付属器官としては唾液腺・歯・肝臓・胆嚢・膵臓がある。唾液腺は分泌物を口腔に放出し、肝臓・胆嚢・膵臓は分泌物を十二指腸に放出する。

　消化は、食物が吸収に適した、より小さい分子に分解される過程であ

食物の吸収過程
口から入った食物は、わずか60秒以内で食道を通過し、胃に入る。食物は胃の中に約2〜4時間留まり（胃の消化時間、固体は4時間、液体は1〜5分）、どろどろの粥状になり小腸へ送られる。小腸ではまず十二指腸に入り、ここではさまざまな酵素や胆汁、膵液が分泌されて一気に消化が進む（小腸の消化・通過時間7〜9時間）。小腸で栄養分や水分の一部を吸収された食物の残りかすは大腸へと送られ（大腸の通過時間、十数時間）、大便として排泄されるのは24〜72時間前後と言われている。

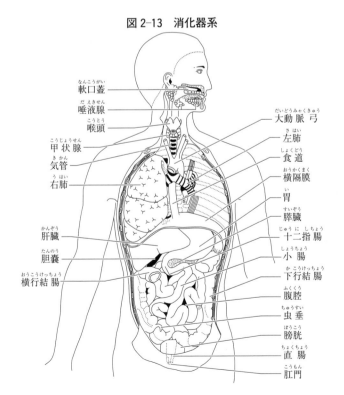

図2-13　消化器系

（軟口蓋、唾液腺、喉頭、甲状腺、気管、右肺、肝臓、胆嚢、横行結腸、大動脈弓、左肺、食道、横隔膜、胃、膵臓、十二指腸、小腸、下行結腸、腹腔、虫垂、膀胱、直腸、肛門）

る。消化は消化管内で行われ、吸収は消化産物が全身へ配給されるように、消化管壁を通過して血液の中へと移動する過程である。

［1］消化管の層構造

消化管の壁は、どの場所でも基本的に同じ構造である。消化管の壁は粘膜・粘膜下組織・筋層（平滑筋）・漿膜の4層からなる。

(1) 粘膜

消化管の最内層は粘膜からなる。粘膜にある細胞（腺）が粘液・消化酵素・ホルモンなどを分泌する。外分泌腺からの導管は消化管の管腔（内腔）に連絡する。

(2) 粘膜下組織

粘膜下組織は、厚い結合組織の層で粘膜のすぐ下にある。粘膜下組織は、血管・神経・腺・リンパ管を含む。

(3) 筋層

消化管3番目の層は筋層である。2層の平滑筋が内側では輪層（内輪走筋）、外側は縦走（外縦走筋）している。自律神経線維がこれらの筋層の間に存在する。筋層は消化管の運動に重要な役目を果たす。胃の内部では食物が撹拌されるが、胃の筋肉が収縮と弛緩を繰り返して食物を消化液と混ぜ合わせ、押しつぶして機械的に消化する。

さらに、筋肉運動は収縮と弛緩を周期的に交互に行うぜん動運動を行う。ぜん動運動は食物を消化管内のある部分から隣接部分へと押し出す。ぜん動の波は食物の存在によって刺激される。筋肉の運動は、嚥下や、消化管からの老廃物を排除する排便のような他の運動にも関与している。

ぜん動運動
ぜん動運動が止まると、麻痺性腸閉塞と呼ばれ、食物、ガス、液体が消化管内に蓄積され、生死に関わる状態になる。

(4) 漿膜

漿膜は消化管の最外層を覆っている。漿膜は伸びて腹膜に連続する。

［2］消化管

(1) 食道

喉と胃を結ぶ管状をした食物の通り道で、成人では長さ約25 cm、断面は左右約2 cm、前後約1 cmの楕円形をしている。普段はつぶれており、食物が通るときだけ広がる。食物は、食道壁にある輪状筋と縦走筋のぜん動運動により、胃へ運ばれる。

(2) 胃

胃は成人で約1.5ℓの容積をもつ袋状の消化器官で、食物と胃液を混ぜ合わせて撹拌し、十二指腸での本格的な消化・吸収に備える機能をもつ。胃の内壁には多くの分泌腺があり、食物の撹拌を助けるために1日約1.5

〜2.5ℓもの胃液を分泌する。胃液の主な成分は塩酸・ペプシノーゲン・粘液の3つである。

(3) 十二指腸

十二指腸は胃に続く小腸の始まりの部分で、丸くふくらんだ球部と内壁に輪状の襞を持つ管部からなる。形は蹄鉄状で長さが約25 cmあり、指幅12本分であることから、十二指腸の名前がついた。

管部には大小2つの乳頭があり、その孔から胆汁や膵液といった消化酵素が分泌され、本格的消化が行われる。

(4) 小腸

十二指腸、空腸、回腸の3つの部分からなる、成人でおよそ7〜8mもの長さを持つ消化管である。人間の体内で最も長い臓器であるが、体の中では腸管の筋肉により3mほどに縮んでいる。長い小腸は、腸間膜によって腹腔の後壁に固定されている。小腸の主な働きは、食物から栄養分と水分を吸収することである。

(5) 大腸

盲腸・結腸・直腸の3つの部分からなり、成人では1.5 mの長さがある。主な働きは水分の吸収で、小腸から大腸に送り込まれたどろどろの消化物は、結腸を進む間に徐々に水分を吸収され、最初の約1/4の容積になる。

[3] 付属消化器官

3つの重要な器官、肝臓・胆嚢・膵臓がある。

(1) 肝臓

肝臓は右胸肋骨の下側にあり、成人男性で約1200 g、女性でも1000 gもある、体内最大の分泌腺である。多量の血液を含んでおり、暗紫色をしている（表2-3）。

表2-3 肝臓の働き

胆汁の産生	腸内の消化・吸収を助ける胆汁をつくる。1日1〜1.5ℓの胆汁がつくられる。胆汁は胆嚢でいったん蓄えられてから十二指腸へ送られる。
赤血球の分解	古くなった赤血球の中のヘモグロビンを分解して、胆汁の材料になるビリルビンをつくる。
解毒	アルコール・薬物・毒物を無害にして胆汁の材料にする。
グリコーゲンの貯蔵	ブドウ糖をグリコーゲンとして蓄え、必要なときに糖に戻す。
ビタミンの貯蔵	ビタミンを働きやすい形で蓄える。
栄養の送り出し	蓄えたグリコーゲンなどの栄養を体に送り出す。

塩酸
pH1.0〜2.5とかなり強い酸性である。胃壁の壁細胞から分泌されるこの強烈な酸性で食物を殺菌し、腐敗や発酵を防ぐ働きがある。

ペプシノーゲン
胃壁の主細胞から分泌されるペプシノーゲンは、塩酸によって活性化されペプシンとなる。ペプシンはタンパク質を分解する消化酵素で、十二指腸での本格的な消化吸収に備える。

粘液
胃の内壁が強い塩酸に侵されないよう保護する作用がある。胃そのものが胃液に消化されないのは、この粘液が胃壁の副細胞から分泌されるからである。

小腸
小腸の直径は約4 cmで、内壁は襞が多く500万もの絨毛でびっしりと覆われている。これら絨毛の小突起の表面も加えると、全体の表面積は約200 m^2（60坪）にもなり、人間の体表面積の約100倍である。これは消化物と接触する面をできるだけ広くとり、水分や栄養分の消化・吸収活動を無駄なく行うためである。

肝臓には約1.5ℓの大量の血液が2つの経路（門脈、固有肝動脈）から供給される。固有肝動脈は肝臓が働くために必要な酸素や栄養を補給し、門脈は、胃や腸、脾臓、膵臓からの血液を肝臓に送る働きをする。門脈には消化器官から集められたすべての血液が流入する。肝臓の基本単位は数十万個の肝細胞がひもでつながれたような形でまとまった肝小葉である。肝小葉は1〜2 mm^{2}ほどの大きさで、肝動脈と消化管からの門脈が流れ込んでいる。

(2) 胆汁

肝臓の肝細胞によって分泌される緑黄色の分泌物で、胆嚢に貯蔵される。胆汁は主に水分、電解質、コレステロール、胆汁色素、胆汁酸からなる。胆汁色素はビリルビンとビリベルジンで、老化した赤血球のヘモグロビンから合成される。胆汁酸は胆汁最大の構成要素で、胆汁酸だけが消化機能を有する。胆汁は脂肪の消化と脂溶性ビタミンの吸収に重要な機能を果たす。胆汁は、大便を茶色に着色する。胆嚢の疾患では、しばしば胆石が総胆管にできて、十二指腸への胆汁の流出が妨げられる。胆汁がないと大便は着色されないので、無色（灰色）になる。

(3) 胆道系

肝臓・胆嚢・十二指腸を連絡する器官を胆道系という。胆道系を構成する管のネットワークには、肝管、胆嚢管、総胆管が含まれる。肝管は肝小葉にある毛細胆管から胆汁を受け取り、胆嚢管と合流して総胆管になる。総胆管は、肝臓からくる肝管と胆嚢からくる胆嚢管の両方から胆汁を集め、十二指腸に注ぐ。総胆管が十二指腸につながるところは少し膨隆しており、そこを大十二指腸乳頭（ファーテルVater）の膨大部という。さらに膵臓からの主膵管が大十二指腸乳頭で総胆管に合流する。大十二指腸膨大部は、十二指腸括約筋（オッディの括約筋）によって囲まれ、この括約筋が十二指腸に胆汁を排出するのを調整している。この括約筋はホルモンに感受性があり、薬理的にコントロールできる。

● 胆嚢

胆嚢は洋なし型の袋で、肝臓の下側に付着している。胆嚢管が胆嚢と総胆管をつなげている。肝臓では1日約500 mlの胆汁が作られている。胆汁は肝管を通り、胆嚢管から胆嚢に流入して約10倍に濃縮され、1日にほぼ50 ml貯蔵される。十二指腸に脂肪があるとホルモンのコレシストキニンが分泌を刺激する。このホルモンは血流によって胆嚢に循環されてきて胆嚢の平滑筋を収縮させる。胆嚢が収縮すると胆汁が胆嚢管に排出され総胆管を経て十二指腸に排出され、脂肪の消化を助ける。

(4) 膵臓

　膵臓は消化器系の付属器官で、胃のすぐ裏側に位置する。膵臓の頭部はC字形をした十二指腸の凹面側に、尾部は腹腔の左上部にある脾臓に接する。長さ約15 cm、厚さ約2 cmで、頭部から尾部に行くに従って幅が狭くなる。膵臓には、外分泌腺として消化液である膵液と、内分泌腺として血糖値を調節する2種類のホルモンを分泌する機能がある。

　膵液には、タンパク質を分解する酵素（トリプシン）、デンプンを分解する酵素（アミラーゼ）、脂肪を分解する酵素（リパーゼ）など、多くの消化酵素が含まれている。また、炭酸水素イオンに富んだアルカリ性液を分泌する。この炭酸水素イオンは胃酸によって酸性に傾いた内容物の中和の役目を果たす。消化酵素はアルカリ性の環境でもっともよく機能するので、十二指腸における食物の中和は重要である。

膵液
膵液が1日に分泌される量は、成人で1日に約0.7～1ℓである。食物が胃から十二指腸に入ると同時に十二指腸では消化管ホルモンが血中に分泌され、これが膵臓を刺激して、膵液が十二指腸にある十二指腸乳頭部から分泌される。

J. 泌尿器系

　体内の水分の調節、代謝によってできた分解産物や老廃物質・有毒物質の排泄を司る器官系を泌尿器系という。泌尿器系器官には2つの腎臓、2本の尿管、膀胱、尿道が含まれる。

(1) 腎臓

　腎臓は最も重要な排泄器官で、①窒素を含む老廃物・水・電解質・毒素・薬物などを排泄する。そのほかに、腎臓には、②血液中の成分、特に細胞が生命を維持する上で欠くことができない塩分量を調整し一定に保つ、③血液の酸性度を調整する、④特殊な酵素（血圧を上げる酵素レニン、血圧を下げる酵素カリクレイン、プロスタグランジン）を分泌して、血圧を正常な状態に保つ、⑤エリスロポイエチンの分泌をして赤血球の産生の調節をする、などの働きがある。

　腎臓は一番下の肋骨がついている第12胸椎から第3腰椎の両脇あたりに左右一対あり、空豆のようなかたちをしている（図2-14）。左右の腎臓には、腹部大動脈から分かれた腎動脈から血液が流れ込んでいる。腎動脈はより細い動脈に分岐して、血液は、輸入細動脈→糸球体（ボーマン嚢内）→輸出細動脈→尿細管周囲毛細血管→腎細静脈→やや太い静脈→腎静脈→下大静脈へと流れる。

(2) 尿の生成

　血管と尿細管の間で水や溶解している物質が濾過されて、尿はネフロン（図2-15）で生成される。尿の生成に関与する3つの過程は糸球体濾過・尿細管再吸収・尿細管分泌である。

腎臓
腎臓は、腰に両手を当てた位置にある。左右合わせてわずか300 gほどの小さい臓器であるが、心拍出量の約20～25％の膨大な血液が流れ込んでいる。

腎臓以外の排泄器官
①皮膚（汗腺）：水・電解質・窒素性の老廃物
②肺：二酸化炭素・水
③腸：消化性老廃物（大便）・胆汁色素

ネフロン
糸球体とボーマン嚢（糸球体嚢）が1組になったものを腎小体という。その腎小体と1本の尿細管を、ネフロンという。尿細管は、その部位により近位尿細管・ヘンレループ・遠位尿細管・集合管と呼ばれ、それぞれの部位により再吸収される物質が異なる。ネフロンは左右合計200万個あるが、常に働いているのは6～10％程度である。

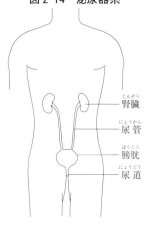

図2-14 泌尿器系

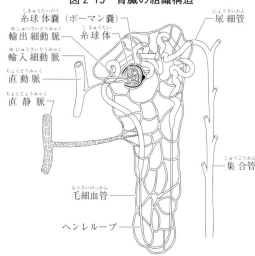

図2-15 腎臓の組織構造

糸球体とボーマン嚢
腎小体は非常に微細で、左右の腎臓にそれぞれ100万個ずつ詰め込まれている。これらは主に腎皮質の中に分布している。

濾過
糸球体の基底膜には細孔があり、その細孔の大きさによってボーマン嚢に濾過される物質が決められる。水、ナトリウム、カリウム、塩素、ブドウ糖、尿酸、クレアチニンなどの低分子のものは細孔を簡単に通り抜ける。

近位尿細管
SGLT2（ナトリウム・グルコース輸送体2）：糖（グルコース）は、近位尿細管でほとんど再吸収されるが、糖の再吸収に大きくかかわっているのがSGLT2である。近年、このSGLT2を阻害して、原尿中の糖の再取り込みを減らし尿中に糖を排泄することにより血糖値を下げる糖尿病治療薬が開発された。

ヘンレループ
ヘンレループでは、その先の遠位尿細管で副腎皮質ホルモンの1つであるアルドステロンの作用により、水分中のNaの再吸収とKの排泄が行われる。NH₃やH⁺も排泄され、体内のpHを調節する。

集合管
集合管では、下垂体後葉からの抗利尿ホルモン（ADH、またはバソプレシン）の作用で尿中の水分が吸収され尿が濃縮される。抗利尿ホルモンの分泌がなくなると、尿崩症になる。

尿の生成は、糸球体とボーマン嚢の間ではじまる。心臓から押し出された血液は、腎動脈→輸入細動脈→糸球体に流れ込む。糸球体では基底膜がフィルターとなり血液から老廃物（赤血球、白血球、血小板などの血球成分や、タンパク質はのぞく）や、余分な水分が濾過される。この濾過は、圧力差（糸球体内の血圧はボーマン嚢内の圧力より高い）により行われる。これが原尿であり、その量は1日160ℓにも及ぶ。

原尿にはブドウ糖やアミノ酸など、体の役に立つ栄養素がまだ多く含まれているため、再度血液に回収しなければならない。特に近位尿細管は血液のリサイクル装置とも呼ばれ、ブドウ糖やアミノ酸などの栄養分が近位尿細管で血液中に再吸収される。このときに再吸収されなかった残りの水分や塩分、老廃物などがその先のヘンレループ、遠位尿細管を経て集合管へと流れていく。集合管に流入する液体の量は原尿の約1％である。これが尿であり、ここから腎杯、腎盂に集められ、尿管へと流れていく。正常の1日尿量は、約1.5ℓである。

(3) 尿管
尿管は腎臓と膀胱をつなぐ一対の管で、腎臓の腎盂ではじまり膀胱で終わる。尿管は細長い（長さ25～33 cm）筋肉性の管で、リズミカルに収縮するぜん動運動をする。尿管の内壁は粘膜で覆われ、中層は平滑筋、外層は結合組織である。

(4) 膀胱
膀胱は一時的に尿をためておく貯留槽としても役割を持つ。膀胱の内壁には襞があり、膀胱がいっぱいになると襞は伸展してしわがなくなる。通常尿が200 mlたまると尿意を感じ始め、300 mlに達すると尿意が強くな

り、不快に感じられる。

(5) 尿道

尿道は、尿を膀胱から外部へ輸送する管である。排尿時、尿道の筋層は収縮し、尿を絞り出すのを補助している。男性と女性の尿道には、いくつかの相違点がある。女性は短く（約4～5 cm）、単に泌尿器系の一部分である。男性の尿道は泌尿器系と生殖器系の両方の一部分である。男性の尿道は約16～20 cmで、女性に比べて長い。尿道は膀胱から出て、前立腺の中を通り陰茎の全長を貫いている。

女性は尿道口からの細菌感染で膀胱炎を起こしやすい。一方、男性の場合、高齢者では前立腺肥大症を伴う人が多く、排尿障害をおこしやすい。

尿道
尿道は膀胱から陰茎の先端まで存在する。男性の尿道は泌尿器系と生殖器系の2種類の器官系統に属する。尿道は尿を膀胱から体外へ排出する。同様に精液を射精管から体外へ運搬する。しかし、1回に運ぶのはどちらか一方で、尿と精液の両方を同時に運ぶことはできない。

K. 生殖器系

生殖に関わる生殖器は外生殖器と内生殖器がある。内生殖器系は2つの機能を果たす。卵子や精子の産生・保育・輸送とホルモンの分泌である。生殖器には一次生殖器と二次生殖器が存在する。一次生殖器とは性腺であり、女性では卵巣、男性では精巣である。性腺は2つの機能をもつ。それは性ホルモンを分泌することと生殖細胞を産生することである。内生殖器に含まれる性腺以外の器官を二次生殖器（付属生殖器）という。

［1］男性生殖器

男性生殖器には3つの役割がある。①精子の産生、②栄養供給および輸送（女性生殖器に精子を送り込む）、③ホルモンの分泌である（図2-16）。

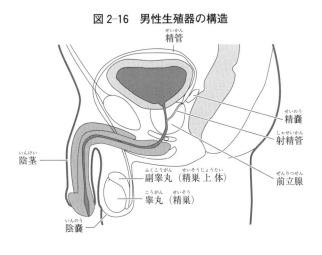

図2-16 男性生殖器の構造

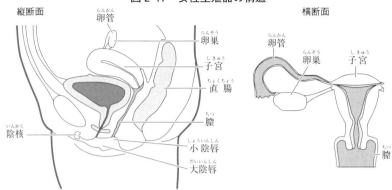

図2-17 女性生殖器の構造

(1) 精子の移動

精巣→精巣上体→精管→精管は鼠径管を通り抜け、精嚢から腹腔へ→射精管（前立腺内）→（精嚢からの導管が射精管に開く）→尿道1回の射精量は2～6mlだが、含まれる精子の数は1～2億個である。

[2] 女性生殖器

女性生殖器系は、卵子の産生、ホルモンの分泌および妊娠40週の胎児の保育を行う（図2-17）。

女性の性腺は卵巣である。卵巣内には卵胞が存在する。卵胞は、未成熟な卵子とエストロゲンを分泌する顆粒細胞で構成されている。女性は生まれたときに約200万個の卵胞を持っている。この数は、年齢とともに徐々に減少し、思春期には約40万個が残るのみになる。このうち、約400個の卵胞が成熟し、女性の生殖年齢の間、月に1つずつ卵子が形成され、卵胞から放出される（排卵）。

(1) 受精卵の移動

卵巣→卵管采→卵管（卵管膨大部：ここで卵子と精子が接合、受精→卵管峡部→卵管子宮口）→子宮→子宮内膜への着床

(2) 月経

子宮の内膜は排卵に合わせて、受精卵が着床することができるように肥厚する。受精・着床がなかった場合、内膜は脱落して血液とともに膣から排出される。これが月経である。

L. 感覚器系

いろいろな外界の情報を収集するための器官を感覚器という。目はものの形、大きさを認識し、色を識別する。耳は音を聞くと同時に体のバラン

スをとる。鼻は呼吸するのに必要であるとともに嗅覚の作用もある。皮膚は温度覚、痛覚、触覚を司る。

[1] 目（図2-18）

目の構造はカメラに似て、ものの形、大きさ、色などの情報を網膜に映し出し、視神経を介して、脳にある視中枢に伝える。

眼球は大きく分けて三層の膜（強角膜、ぶどう膜、網膜）と水晶体、硝子体からできている。一番外側にある膜はカメラのボディに相当する硬い膜であり、前面の透明な部分を角膜といい、残りを強膜と呼ぶ。角膜は血管のない透明な薄い膜で、外からの光を屈折し、レンズの役割をしている。

ぶどう膜は血管と色素に富み、暗幕の役目をしている。虹彩、脈絡膜、毛様体の3部分からなっている。前面にあり、カメラの絞りの役をするのが虹彩で、強膜のすぐ内側は脈絡膜で、栄養を司る。両者の中間にあるのが毛様体であり、役割が2つあり、1つは房水を作り、血管のない角膜や水晶体に栄養を与え、代謝物を運び出す。毛様体のもう1つの役割は焦点（ピント）を合わせることである。

網膜はフィルムに相当する部分である。網膜には光に反応する視細胞とそれを伝達する神経線維からできている。

水晶体はレンズに相当する部分である。若いときは弾力性に富み、毛様体の緊張により厚みを増して、近くにピントを合わせることができる。年齢とともに弾力性が失われ、焦点を合わせにくくなり、いわゆる「老眼」が始まる。

硝子体は水晶体の後ろにあり、ゼリー状の組織で、眼球内容の大部分を占めている。

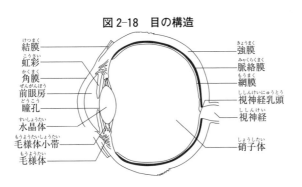

図2-18　目の構造

[2] 耳（図2-19）

耳は、音を聞くことと、体のバランスをとるという2つの働きがある。耳は解剖学的には外耳、中耳、内耳の3つの部分に分けられる。

外耳は音を集める耳介と音を奥まで伝達する外耳道から成り立っている。外耳道と中耳の間のしきりになっているのが鼓膜である。外から音が入ると鼓膜が振動し、その振動が中耳にある耳小骨（ツチ骨、キヌタ骨、アブミ骨）に伝わる。この音の振動がさらに内耳に到達する。

内耳の中には、リンパ液がたまっており、中耳からの振動が、この内耳のリンパ液を振動させ、神経細胞に伝え、音として理解される。

この音を聞くプロセスがうまくいかないと難聴と耳鳴りが出現する。

耳のもう1つの機能は、体の平衡機能、バランスを保つことである。内耳に三半規管があり、体の位置や運動を感じさせ、体のバランスを保つために重要な働きをする。

これらの器官が障害されると、めまいやふらつき、吐き気や嘔吐などの症状が出現する。

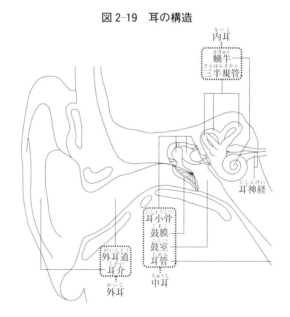

図2-19　耳の構造

[3] 鼻（図2-20）

鼻の働きは呼吸をするための空気の通り道（air way）となることと、匂いを嗅ぐことである。嗅覚を司る神経が鼻腔内に分布している。鼻根部にキーゼルバッハという部位があり、細い血管が豊富にあるため、鼻を強くかむときや指先で鼻腔をいじると大量の鼻出血を起こすことがある。鼻腔の壁には上・中・下3つの棚のような鼻甲介がある。鼻腔の周囲にある

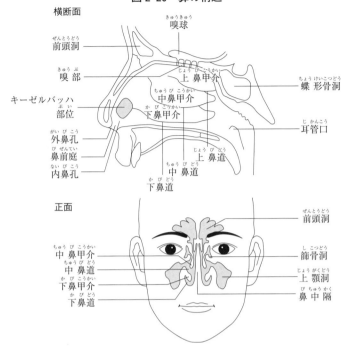

図 2-20 鼻の構造

骨に囲まれた空洞、すなわち、前頭洞、上顎洞、蝶形骨洞、篩骨洞があり、合わせて「副鼻腔」という。副鼻腔に慢性の炎症がおき、鼻閉塞感、膿性鼻汁、嗅覚障害をみとめるとき、一般的に「蓄膿症」、医学的には「慢性副鼻腔炎」という。

3. 成長と老化

A. 成長

[1] 受精と胎芽

人間は、40週で1個の細胞（受精卵）が子宮内で成長し、胎児となり母の体内から生まれてくる。受精直後は0.2 mm程度の大きさしかなかった受精卵は、着床して成長を続け、受精後4週間で胎芽という状態になる。胎芽にはやがて頭や手足の元になる部分がみられ、これ以降、次第に人間としての形を整えていく。

> **胎芽**
> この時期は器官形成期である。この発生にとって最も重要な時期に、母体が薬物、アルコールなどを摂取したり風疹に罹患したりすると、毒性物質やウイルスが胎盤膜を通過し器官発生を阻害して、重篤な奇形が起こる。

［2］胎盤

着床後しばらくたつと胎盤がつくられはじめる。胎盤は、妊娠末期には直径15～20 cm、重さ約500 gほどに発達する円盤状の器官である。母胎の血液から酸素や栄養を胎児に供給し、反対に胎児から出される老廃物や二酸化炭素を母体に送って排泄する胎児の生命維持装置である。胎盤がつくられると酸素・栄養が盛んに胎児に供給されるため、受精後8週間ほどたつと全身の骨格が形成され、脳が発達し始める。

［3］出産まで

9週目から胎児期に入る。胎児期は成長と成熟の期間である。12週になると性別が確認できるようになり、16週で感覚器が出現し、目や耳の形・位置が確認でき、顔立ちがはっきりしてくる。また、この頃から胎動も始まる。20週で、心音が確認できるようになる。30週を超える頃には体型が整い、40週頃に出産を迎える。

出産後、新生児は外界で生きるための適応をしなければならない。もっとも重要なものとして、呼吸を始める必要がある。最初の呼吸は新生児が泣くことにより肺が拡張し、生命維持に必要な酸素を獲得する。その後、循環器系・腎・消化器が機能し始める。

［4］生後の発育

出産直後の適応のあと、人間は成長・発達を続ける。

(1) 発育区分

人間は次のような発育過程を経過する。

①新生児期：出生後4週まで。

②乳児期：満1歳まで。

③幼児期：1～6歳。

④学童期：6～12歳。

⑤思春期：第二次性徴が出現し、骨端線の閉鎖まで。

⑥成人期：発育は20歳でほぼプラトー（長期にわたるピーク期）に達する。

⑦老年期：60歳から死に至るまでの時期。

(2) 発育の原則

発育には、以下のような一般的原則が見られる。

①時間的方向性：発育はその大部分が一定の順序で進む。

②連続性と段階性：発育は連続的であるが、一定の速度で進行するわけではない。また、諸器官は同じペースで発達するのではない。臓器別

成長
身長・体重など身体の量的な増加に対して使用される。

発達
精神・運動・生理などの機能面の成熟に対して用いられる。発育は、成長・発達の互換的な用語として、または両者を包括した概念としてもちいられる。

思春期の発来
女子では平均10歳（乳頭の突出）、男子では平均10.8歳（精巣容量3ml以上）である。

に発育曲線が異なる。臓器発育曲線とは、20歳（成熟期）の発育を100として、各年齢の値をその100分比にして、グラフにしたものである（図2-21）。

体組織の発育は、4つの型に分類される。

(a) 一般型：生後から成人まで緩やかなS字カーブを描く。全身の外計測値（頭径を除く、呼吸器、消化器、腎臓、心・大血管系など）。

(b) 神経系：最も早く発達し、比較的早い時期（8から10歳）で、プラトーに達する。脳・脊髄・視覚器・頭径は、最も早く発育し、比較的早い時期にプラトーに達する。

(c) 生殖器型：精巣・卵巣・子宮・前立腺などは思春期まではほとんど発育が見られず、思春期になって、急速に発達する。

(d) リンパ系型：リンパ系組織は小児期には成人以上の組織の増大があり、20歳頃に成人のレベルに縮小する。

その他、一般の臓器は、身長と同様なカーブを描く。

③部位的・機能的方向性：頭部に近い部位が身体下部より先に発育し（頭尾方向）身体の中心部が末梢部よりも先に成熟する（近遠方向）という基本的な方向性がある。また、粗大な運動から微細な運動に発達していく。

④臨界期の存在：器官や機能の成長と発達には、決定的に重要な時期があり、その時期に正常な発達が妨げられると、永続的な欠陥や機能障害を残すことがある。

図2-21　Scammonの臓器別発育曲線

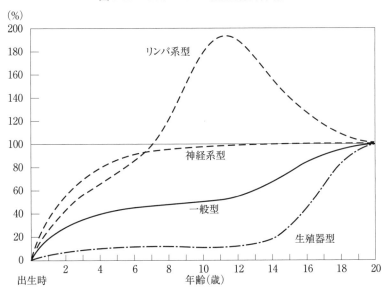

遺伝因子
遺伝子により規定させる因子
①人種（民族）
②家族（家系）
③性
④単一遺伝子疾患（骨系統疾患など）
⑤染色体異常（Down症候群など）
⑥内分泌異常（成長ホルモン、甲状腺ホルモンの異常）

環境因子
環境に関する外的因子
①栄養
②運動
③疾病（特に慢性疾患）
④社会環境（衛生環境）
⑤家庭環境（経済状態、育児態度）
⑥心因（精神的影響）
⑦薬剤（長期ステロイド療法）
⑧季節（春に身長は伸びる）

原始反射
モロー反射、手掌把握反射、足底把握反射、歩行反射、吸啜反射などがある。

大泉門
新生児では個々の骨の間に骨化していない結合組織の柔らかい部分がある。前頭骨と頭丁骨で囲まれた部分を大泉門といい、1歳6ヵ月頃に閉鎖する。

⑤個体差：発育が進むほど、環境などの影響を受け、個体差がはっきりしてくる。

(3) 成長に関する因子

成長障害の原因として、遺伝因子と環境因子が挙げられる。特に、近年環境因子の中の心因（精神的影響）の重要性が指摘され、母性剥奪症候群や被虐待児症候群が注目されている。精神的ストレスが中枢神経（視床下部）を通じて脳下垂体成長ホルモンの分泌を抑制し、栄養摂取量は十分でありながらも成長遅延を招くと考えられる。またこの20年で見られている身長増加（2〜8cm）や初経年齢の若年化の減少を発育加速現象という。

(4) 小児の成長・発達

発達の検査法として、遠城寺式乳児分析的発達検査表や、デンバー式発達スクリーニング検査などがある。

①原始反射（新生児反射）：原始反射は脊髄・脳幹に反射中枢を持ち、胎生5〜6ヵ月より発達し、脳の成熟とともに消失し始め、さらに中脳・大脳皮質の完成により抑制されていく反射である。随意運動の発達に密接な関係がある。原始反射が出現すべき時期に誘発できない、または消失すべき時期に存在するという状態は、どちらも脳の障害を示唆する状態である。また、原始反射に左右差がある場合は、運動麻痺の存在を示唆する。

②運動発達：運動は、粗大運動と微細運動に分けられる。

(a) 粗大運動の発達：定頸は4ヵ月、寝返りが6〜7ヵ月、座位は7〜8ヵ月、つかまり立ちは9〜10ヵ月、一人歩きは12ヵ月である。発達には、個人差があり、正常でも必ずしもこの通りではないが、歩行は平均1歳2ヵ月までに見られ、1歳6ヵ月で走り、3歳では片足立ちや、三輪車をこぐことができる。4歳で片足跳び、5歳でスキップ、ブランコの立ちこぎができるようになる。

(b) 微細運動の発達：3ヵ月でガラガラをつかみ、4ヵ月でガラガラを振り遊ぶ。6ヵ月で手を伸ばしてつかみ、一方の手より他方へと持ち替えることができる。つかみ方は、手全体でつかむ全手把握が4〜5ヵ月、母指と他指の指先でつまむピンセットつまみが12ヵ月で、できるようになる。

③精神発達：言語発達と、社会的発達

(a) 言語発達：意味のある単語は生後1〜1歳半の間にみられる。その後急速に語彙が増加し、2歳で2語文、3歳で自分の姓名、年齢がいえるようになる。言語の発達には個人差があり、表出言語より言語の理解が大事である。言語理解があり、難聴がなければ表出言語が遅れ

ていても問題がないことが多く、言語発達における正常範囲はかなりひろい。

(b) 社会的発達：1ヵ月半より見つめ、2ヵ月頃より追視し、あやすと微笑むようになる。6ヵ月でイナイイナイバーなどを喜ぶ、9〜10ヵ月でバイバイなどの物まね動作、11ヵ月で父母の後追いをする。1歳で大人の動作の物まねをする。1歳半で絵本を見て知っているものを指さしたりして遊ぶ。4歳でお使い、5歳では自分で着物を着る。学童期の児童は団体遊びを好み、学童後期ではグループの中での役割も分化し、仲間との協同の兆しが現れてくる。

B. 老化

[1] 老化とは何か

老化とは「非可逆的、普遍的、有害的、進行的」に精神・身体機能（脳・筋肉・骨・内臓）が、加齢とともに次第に衰えていくこと。人間は、20〜25歳を過ぎると、生理的現象として身体機能が衰え始める。老化のスピード・程度は個人差があるが、現代の科学ではくい止めることはできない。

[2] 老化の種類

老年医学会では、正常な老化と病的な老化を明確に分類している。正常な老化とは、代謝機能、免疫機能などの内的因子の低下など、時間的経過とともに機能が落ちていく進行性の変化である。病的老化とは、何らかの疾患や外傷、栄養面や生活環境などの外的因子により機能が低下していく進行性の変化である。栄養面、環境因子を改善することによって改善する可能性がある可逆的な変化である。

[3] 病的老化を進ませる要因

①喫煙。
②アルコール過剰摂取。
③過度な運動不足状態。
④遺伝的背景。
⑤好ましくない食習慣。

[4] 老化と加齢の違い

老化とは、年齢とともに決められた細胞の寿命をたどる過程である。細

胞は分裂を繰り返すたびに、最終的にそれ以上分裂できない軌道を追いかけて死に至る。加齢は年齢が増えることを指す。老化とは、加齢によって生じるマイナス面を表す言葉と考えられる。

［5］老化に伴う生理機能低下

　加齢によって身体構造は著明に変化する。総水分量と筋肉量は漸次減少し、相対的に体脂肪量は増加する。身長が加齢とともに短縮するのは脊柱の変形が主要な原因で、高齢者の身長の短縮は椎体骨の脆弱化や圧迫骨折の徴候を示唆する重要な徴候となりうる。

　全身機能は、代謝の面から見て酸素輸送系の機能として表現される。図2-22 は 30 歳代の臓器別機能に対する 70 歳代のそれぞれの機能を表現している。脳機能は循環に対する血流量で表すと 80％で、全体の中では最も良く機能が保たれている。これに対して心臓の分時送血量は 65％、腎臓の血流量は 45％、肺活量は 56％で、最も低下しているのは最大酸素摂取量で 40％であり、肺と腎臓は老化による生理機能低下が顕著な器官ということができる。

［6］加齢による変化

（1）細胞

　すべての細胞で老化による変化がみられる。細胞は大きくなり、分裂や再生能力は減少する傾向にある。正常細胞には、些細なダメージを修復する機構があるが、老化した細胞ではこの修復機能が衰える。老人の細胞で

細胞
細胞とは、人体を構成する最小単位である。1個の細胞の大きさは平均約 300 分の 1 mm で、人体は約 60 兆個の細胞からなる。細胞は、細胞膜（細胞を保護し栄養・酸素の取り込みや、代謝産物・二酸化炭素の排出を行う）、細胞質（多くの構造物が含まれる）、細胞核（細胞の働きをコントロールし、増殖・分裂に関する指令を出す）からなる。

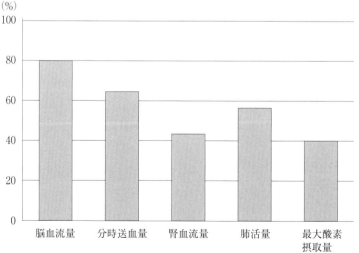

図 2-22　加齢に伴う各臓器の機能低下

30 歳を 100％とした場合の 70 歳の機能を示す。脳血流が最もよく保たれており、全身の酸素利用能が最も低下していることを示している。

は、ミトコンドリアやリソゾームのような細胞質内小器官の数が減少し、細胞の機能は衰える。

(2) 代謝

一般に、代謝は加齢とともに低下する。これはホルモンの分泌、特に甲状腺ホルモンの分泌の低下による二次的なものである。代謝の低下により、寒さに対して我慢できなくなる、体重が増えやすい、糖の利用効率が減少するなどさまざまな影響が出る。タンパク質の合成速度が低下する。組織の増殖や修復は遅くなると同時に、消化酵素のようなタンパク質の合成も遅くなる。

(3) 組織と膜

組織内の脂肪の含有量が変化する。男性では60歳までは組織の脂質と脂肪は徐々に増加し、その後は次第に減少する。女性では組織における脂質と脂肪の蓄積は継続的で減少はみられない。体内の総水分量が減少する。コラーゲンとエラスチンが結合組織内で減少する。組織は硬さを増し、弾性が少なくなって機能が衰える。

(4) 外皮系と体温調節

老化によって皮膚は薄くなる。表皮細胞の増殖が遅くなり、かたちは大きくて不規則になる。その結果、薄く、不透明な皮膚になる。メラニン細胞の働きは衰え、紫外線に対しての感受性が高くなり、日焼けすると皮膚がんになりやすくなる。褐色斑や老人斑ができるようになる。真皮はより薄くなり、コラーゲン量や弾性線維の数が減少する。その結果、しわが増加する。皮膚が壊れやすくなり、傷は治りにくくなる。真皮の血管数が減少する。この変化により、皮膚は出血や圧迫の影響を受けやすくなる。

皮下組織の血管数と循環は減少する。皮下注射で投与された薬の吸収が遅くなる。皮下組織の脂肪組織の量は減少する。その結果、皮膚にしわが寄り、体温を維持する能力が減少する。高齢者は寒冷を感じやすくなる。

皮脂腺の活動は減少し、結果として乾性のキメの荒い、痒みを感じやすい皮膚になる。毛包におけるメラニン産生量は減少する。結果として毛髪の色は淡くなり、灰色または白髪に変わる。毛髪はしばしば生え代わらなくなり、薄くなる。爪床への血管分布は減少する。従って、爪は弱くて、もろく堅く厚くなり、成長速度も落ちる。

(5) 骨格系

カルシウムや有機物が欠乏するために、骨はもろく、壊れやすくなる。老人女性の多くは骨粗鬆症になり、骨折しやすくなる。さらに、骨折の回復が不完全で遅くなる。腱や靭帯は柔軟性を失う。関節の可動域が減少し、関節内の関節軟骨の摩耗と骨の過形成により関節痛を生じる。椎間板

ミトコンドリア
細胞質内の小器官の1つで、細胞が運動したり、分裂したりするときに必要なエネルギーを生み出す。ミトコンドリアの機能の低下は、代謝に大きな影響を及ぼす。

リソゾーム
細胞質内小器官の1つで、消化酵素を含み異物や不要物を分解・処理する。

細胞質内小器官
細胞質内小器官としては、他にリボゾーム（アミノ酸を材料にタンパク質をつくる）、ゴルジ体（リボゾームがつくったタンパク質を保存し、放出する）、小胞体（タンパク質を合成、貯蔵して、細胞外での移送にかかわる）、中心体（細胞分裂の時に、紡錘体をつくる）などがある。

骨粗鬆症

が萎縮する。椎間板の圧迫と骨密度の減少により、身長が縮み、円背となる。

(6) 筋系

40歳頃から、筋線維の数と直径が減少する。筋は縮小、脱水し脆弱化する。筋線維は徐々に結合組織、特に脂肪組織に置換されていく。80歳になると、50%の筋が喪失する。筋におけるミトコンドリアの機能が低下するため、特に普段使われていない筋で低下が大きい。運動神経が徐々に消失し、その結果、筋が萎縮する。

(7) 神経組織と脳

ニューロンの数は、30歳代から減少し始める。しかし、失われるのは脳細胞の総数のごくわずかに過ぎず、精神活動に支障を来すほどではない。人間の知能には、結晶性知能と流動性知能がある。結晶性知能（正式には、結晶性一般能力）は、結晶化していく知能で、今までの経験から獲得した知能である。経験が元になる知能なので、年齢が上がるにつれて、上がっていく。ピークは60歳代くらいと言われているが、これは、定年などにより学習する機会が少なくなるためと考えられている。年齢にかかわらず、活動的に好奇心を持っていろいろなことに取り組めば、ピークはもっと後になることが見込まれ、加齢に伴う生理的変化において維持される知能とされている。一方、流動性知能（流動性一般知能）は、動作性の知能で、新しい場面への適応に必要な能力を指す。思考力、記銘力、計算力、集中力、問題処理速度等が挙げられるが、加齢により急速に衰えていくとされている。

深刻な精神障害が生じるのは、アルツハイマー型認知症（Alzheimer's disease）などの場合に限られる。神経軸索伝導速度が減少し、神経伝達物質の量、シナプス受容体の数も減少する。応答、反射が遅くなる。

(8) 脊髄・末梢神経

老化はシナプス伝導遅延を起こし、神経伝達速度が5～10%減少する。神経反射が遅れる。65歳を過ぎると、足首の振動感覚が減退する。この変化はアキレス腱反射を低下させ、平衡感覚に影響するので転びやすくなる。自律神経系の老化により、一過性低血圧、卒倒などが起こりやすくなる。眼に分布する自律神経系の機能低下は瞳孔の大きさや反射に影響を与える。

(9) 感覚系

年をとると感覚が衰える。感覚受容器・皮膚分節・ニューロンの数や感受性の減少が、痛み・触覚などの感覚を鈍らせる。味覚・嗅覚は50歳頃からおとろえる。聴覚は60歳を超えた頃より衰え始める。高齢になるほど高音から聞こえなくなり、「チ」「フ」「シ」などの子音も聞こえなくな

流動性知能
20歳代がピークでその後は下降していき、特に高齢になると、急速に低下すると言われている。若い頃と比べて、頭の回転が遅くなった、計算が遅くなった、記憶するのが苦手になった等は、流動性知能の低下のためである。

る。老人の 25％は難聴である。

視力は 70 歳くらいで衰え始める。網膜に対する光の量が減少することと、網膜に焦点を合わせることができなくなるためである。虹彩筋の働きが悪くなり、瞳孔はいつも多少縮小したままになる。涙腺の分泌が悪くなり、眼が乾き、細菌の感染や炎症が起こりやすくなる。

(10) 内分泌系

甲状腺の変化は甲状腺ホルモンの分泌量を減少させることで、代謝率が減少する。成長ホルモンの分泌量の減少は、筋肉量を減少させ、脂肪の貯蔵を増加させる。ホルモン分泌のサーカディアン・リズムの調節が失われる。

(11) 血液

赤色骨髄の量は年齢とともに減少する。老齢者では血球の総数は正常のままであるが、新しい血球を産生するのにより長い時間を要する。出血した後の回復は遅くなる。加齢により、白血球の活動低下を生じる。白血球の活動は感染に反応して増加するが、活性がよりゆるやかになる。

(12) 心臓

加齢により、心筋は弾力を失ってより固くなる。心臓の弁はより固く、厚くなり、興奮伝導系のペースメーカー細胞の数が減少する。老化した心臓の細胞は酸素を消費する能力が衰える。加齢に伴い血圧は上昇する。これは、体循環系に血液を拍出するために強い収縮力が必要となり、心臓の仕事量を増加させる。

(13) 血管と循環系

動脈の血管壁は厚くなり、弾力性が低下し、より硬くなる。この結果、重要臓器への血流低下と血圧上昇という症状を引き起こす。老化による変化は静脈の弁にも生じるため、静脈瘤が発達しやすい。血管の内壁は、老化による変化と脂肪の塊の発達により血栓を生じやすくなる。体位の変化に対する調節が悪くなり、眩暈、失神を起こしやすくなる。

(14) 呼吸器系

加齢により、肺容量が減少する。これは、肺組織の弾性の低下と呼吸筋の効率の減少による。70 歳代で、肺活量は 44％減少する。

気管、気管支粘膜の線毛の活動が低下し、食細胞の機能も衰える。そのため、肺炎などの呼吸器感染症が起こりやすくなる。肺胞の数の減少に伴い、酸素の供給が減少し、身体の活動能力が減弱する。

(15) 消化器系

消化管の筋層が収縮力を失い、ぜん動運動が遅くなるので便秘しやすくなる。唾液や消化酵素の分泌が減少し、消化力が低下する。ビタミンやミネラルの吸収も低下する。味覚や嗅覚が減退し、食事の好みが変化し、食

欲も影響を受ける。歯が抜けて効率よく噛めなくなり、摂食困難になる。食道のぜん動運動が嚥下のたびに行われなくなり、食道下部括約筋の反射が遅くなる。これらの変化は嚥下を妨げ、すぐに満腹になったように感ずるようになる。咽頭反射が弱くなり、誤嚥のリスクが増す。

摂食困難

誤嚥

　肝臓が萎縮し、肝臓への血流が低下する。肝臓の解毒作用が低下し、投薬された薬物の効果が長引く（結果として薬の過剰投与になりやすい）。

(16) 泌尿器

　腎臓のネフロンの数は次第に減少し、70～80歳で50％減になる。臨床的にはネフロン機能の低下によって尿を濃縮する能力が減退する。膀胱は萎縮して収縮や弛緩が弱くなる。その結果、高齢者では頻尿となったり、残尿が多くなり、膀胱感染の発生率が増加したりする。また男性では前立腺肥大が起こり、頻尿の原因となる。

頻尿

残尿

前立腺肥大

(17) 生殖器系

　女性は、40歳代から50歳代にかけて、エストロゲンの分泌が減少し、閉経を迎える。月経が停止し、生殖年齢の終了となる。エストロゲンが減少すると、性器の萎縮が起こり、感染症を起こしやすくなる。また、骨をもろくし、骨粗鬆症を引き起こす。50歳を迎える頃には、子宮の大きさは半減する。子宮や膀胱、直腸を支える靱帯が弱くなり、これらの器官が下垂する。

閉経

　精巣の機能は40歳前後から低下する。この機能低下はテストステロンの分泌の減少と精子の数の減少のために起こる。しかし、男性は精子を産生し続け、ほとんどの世代で父親となる能力をもっている。

[7] 老年症候群

　加齢に伴って現れてくる身体的および精神的症状や疾患。廃用症候群、要介護状態の異常姿勢、歩行異常、易転倒性など、病理学的な疾患概念では分類できない多くの要因に基づく症状である。

引用参考文献

- バーバラ・ハーリヒ&ナンシー・マエビウス著／尾岸恵美子・片桐康雄監訳『ヒューマンボディ―からだの不思議がわかる解剖生理学』エルゼビア・ジャパン，2004.
- 浅野伍朗『からだのしくみ事典』成美堂出版，2002.
- 熊谷祐二『わかりやすい 解剖と生理（第3版）』，熊塾，2002.
- 椿原彰夫編『PT・OT・ST・ナースを目指す人のためのリハビリテーション総論―要点整理と用語解説』診断と治療社，2007.
- 竹内修二『好きになる解剖学』講談社サイエンティフィク，2003.
- 伊藤善也監修『図解からだのしくみ大全』永岡書店，2006.
- 冨永弘一『ハンディ版家庭医学事典』新星出版社，1999.
- 道場信孝『臨床老年医学入門（第2版）』，医学書院，2013.
- 矢﨑義雄総編集『内科学（第10版）』，朝倉書店，2013.
- 小川聡総編集『内科学書（改訂第8版）』，中山書店，2013.
- 内山聖編『標準小児科学（第8版）』，医学書院，2013.

コラム1　右脳人間、左脳人間とは？

　以前、重症のてんかん症に対して、脳梁を切断する手術が行われていたことがある。これは、左右の大脳半球の連絡をすべて絶ちきるもので、この手術に関する実験などから、右脳と左脳にはそれぞれ違う機能があることが解明された。右脳は、空間の把握や絵画、音楽、感情の表現に関して優れており、直感的に物事を捉えたり、創造力を発揮したり、感覚的な事柄に関する働きをする。左脳は、語学や数学の能力に関係が強く、言語や記号などを用いた論理的な思考を担う。人間は、感覚的なタイプと、論理的タイプに分けることができるが、前者を右脳人間、後者を左脳人間と呼ぶこともできる。ちなみに、右脳や左脳の機能が分かれて脳が発達したのは人間だけであり、生後1歳を過ぎた頃から脳梁を走る神経線維の連絡ができはじめ、6歳までに脳梁が徐々に完成される。

コラム2　新しい老人像——サクセスフル・エイジング

　加齢とは、すべての人類に与えられた、避けて通れない生理的現象である。加齢の進行速度を遅らせる、加齢に抵抗するという視点から、アンチエイジングという考え方がある。これは、加齢を否定的に捉え、少しでも加齢を遅らせて若さを保ちたいという願いがこもっている。一方、加齢をより積極的に受け入れ、より良く老いることを目標とした加齢への取組みのコンセプトとして、サクセスフル・エイジング（成功加齢または幸福加齢）が提案され、生物医学的にも、政治・社会・経済的にも有用な方向性として、今日広く受け入れられつつある。

　サクセスフル・エイジングとは、良好な機能的能力と高い社会的関わりによって評価される高齢者の状態を示し、自立して高い社会的関与があるほど加齢に成功しているという考え方である。アブルンドらは、1999年コペンハーゲン群の11地区の無作為に抽出された75歳の男女477例に対し生活満足度に対するアンケート調査を行い、以下の結果を報告している。

　①男女とも生活の満足は高い生活の活動性（自立）によって得られる。
　②男性では健康に対する自己評価が高い、生活活動性が高いことで生活満足度が増加した。
　③女性では、高収入、多くの社会的関わり、高い健康の自己評価、良好な記憶力、慢性疾患がないことで生活満足度が増加していた。

　総合すると、加齢に成功する要因は①病を防ぐ、②心身の機能を高く保つ、③積極的に社会をかかわる、の3点に要約された。

　サクセスフル・エイジングではこれまでの老人像を打破し、以下に述べるような新しい老人像が提案されている。（Rowe, J.W. & Kahn, R.L, 1998）

　①高齢者は病気がちではない。
　②新しい技術は若くなくても学べる。
　③いまさら始めても遅いということはない。
　④遺伝的なものだから変えられないということはない。
　⑤明かりはつくが電圧が低いということはない。
　⑥高齢者は社会のお荷物ではない。

　新しい高齢者は、弱って介護を受ける可能性より、健やかに年を取って積極的に生きていく可能性が高く、高齢者層が比較的健康で自立できれば、今後の日本の高齢化社会像は変わっていくはずである。

第3章 現代社会と疾病

1 疾患の傾向には時代によって変化がある。また現代に新たに現れた疾患もある。現代社会とこれら疾患との関係、および各疾患の特徴を理解する。

2 メタボリック症候群に関する啓もう活動が盛んとなっている。治療とともに予防についても学習する。

3 広域にわたる新型インフルエンザやSARSの流行により、感染症はもはや狭い地域の問題ではないという深刻な危機意識がもたされた。世界規模で情報を共有し、予防対策を立てる必要性を把握する。

1. 先天性疾患

A. 先天異常

　出生時にみられる体の形態の異常や機能の異常を先天異常と呼ぶ。分娩前後の低酸素状態による脳の障害などは、外因性のものであり後天性の障害と考え、先天異常とは呼ばない。

　先天異常の原因となるのは、①多因子遺伝（複数の遺伝子の変化に加えて環境要因などが関わるもの）40％、②染色体の不均衡（染色体の数や構造の異常）25％、③単一遺伝子の変異（1つの遺伝子の変化により発症するもの）20％、④コピー数バリアント（DNA長の異常）10％、⑤環境催奇形因子（環境物質や薬剤、放射線被曝などによるもの）5％である。

B. 染色体・DNA・遺伝子

　ヒトの体の細胞には1個あたり、約60億の塩基配列からなるDNA（デオキシリボ核酸）が含まれている。DNAは細胞分裂の際に、染色体と呼ばれる46個の集塊を形成する。染色体は、2本を1対とする22対44本の常染色体と、女性ではX染色体が2本、男性ではX染色体1本とY染色体1本からなる性染色体との、総計46本から構成される（図3-1）。

　DNAの塩基配列のうち、人体を構成するための設計図となる遺伝子の配列は、全体の数％に過ぎないことが知られている。遺伝子は、さらに最

染色体分析
常染色体は、ほぼ長さの順に1番染色体から22番染色体まで番号が付されている（21番染色体より22番染色体のほうが長いなど例外はある）。また、顕微鏡で観察をするために染色を行う際に現れるバンドを観察することにより、その種類や構造の状態を分析することができる。これを染色体分析と呼ぶ。

DNAの塩基
DNAの構造の中で遺伝情報を担うのは、アデニン（A）、チミン（T）、グアニン（G）、シトシン（C）の4種類の塩基である。

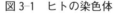
図3-1　ヒトの染色体

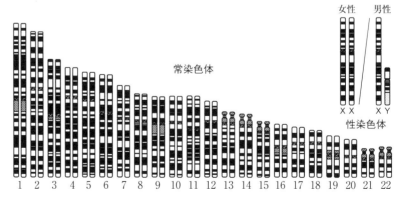

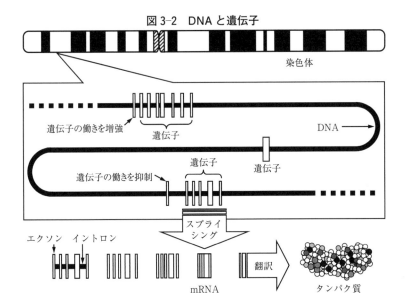

図 3-2 DNA と遺伝子

終的にタンパクに翻訳されるエクソンと呼ばれる配列と、それ以外のイントロンと呼ばれる配列に分けられる（図 3-2）。また、遺伝子以外の DNA 配列には特定の遺伝子の働きを調節する配列も含まれている。遺伝子は、環境要因によってもその働きに変化が生じることが知られている。

C. 遺伝子疾患

　遺伝子を構成する DNA の配列に変化が生じると、生成されるタンパクの本来の構造や機能が損なわれる、あるいはタンパクが異常な機能を持つようになり、さまざまな形態異常や疾患を生じる。また、遺伝子の一部または全体が欠失あるいは重複した場合や、遺伝子配列自体に変化がなくても遺伝子を制御する DNA 配列に変化が生じた場合にも、同様の病態を生じる。これらの遺伝子機能に起因する疾患を遺伝子疾患と呼ぶ。

　遺伝子には、母親から伝達され卵に含まれる遺伝子と、父親から伝達され精子に含まれる遺伝子とがある。それぞれの遺伝子は、1 組 2 本の常染色体に含まれており、アレルと呼ばれる。性染色体のうち、X 染色体には多くの遺伝子が含まれているが、Y 染色体には男性化の引き金となる SRY という遺伝子や精子を形成する遺伝子を含めた少数の遺伝子しか含まれていない。

　常染色体上の遺伝子の一方の変化で体の構造や機能に変化を生じている場合、変化のある遺伝子は子どもにも 1/2 の確率で遺伝し、同様の症状を呈する。これを常染色体優性遺伝疾患と呼ぶ。

エクソーム解析
ヒトの DNA 全体の解析をヒトゲノム解析と呼ぶ。これに対して、ヒトのエクソンの解析をエクソーム解析と呼ぶ。エクソンは DNA 塩基配列数が少ないため、解析の手間は少ない。エクソーム解析は、次世代シークエンサと呼ばれる新型の機器を用いて行われる。

アレル
遺伝子は男性における性染色体上の遺伝子を除き、母由来の染色体上のものと、父由来の染色体上のものとの 2 本が対になった状態で存在する。これをアレルと呼ぶ。母由来の染色体上の遺伝子は母方アレル、父由来の染色体上の遺伝子は父方アレルと呼ばれる。

常染色体上の遺伝子の一方に変化を生じていても、もう一方の遺伝子がその機能を補える場合には症状が出ない。このような変化のある遺伝子を両親双方が持っている場合、1/4の確率で子どもには2つとも変化のある遺伝子が伝わり、発症する。これを常染色体劣性遺伝疾患と呼ぶ。

X染色体上の遺伝子に変化がある場合、女性ではもう一方のX染色体上の遺伝子が正常に機能することにより症状が出ないが、男性のY染色体にはその働きを補える遺伝子が存在しないため発症してしまう。これをX連鎖（劣性）遺伝疾患と呼ぶ。

D. 染色体異常症

それぞれの染色体には複数の遺伝子が含まれるため、染色体全体あるいは一部が増減することにより、遺伝子も複数が欠失あるいは重複することになり、さまざまな症状を呈する。通常2本1組の染色体が1本になる状態をモノソミー、3本になる状態をトリソミーと呼ぶ。ダウン症候群は21番染色体のトリソミーである。

複数の染色体に切断が生じて、それぞれが断片を交換して再結合することを染色体転座と呼ぶ。この状態では通常、遺伝子の過不足はないので本人には症状はないが、卵や精子に伝わる染色体には染色体断片の不均衡が生じる可能性がある。染色体の不均衡のある子どもでは、複数の遺伝子の増減により種々の症状が発現する。これを不均衡型転座と呼ぶ。

E. 先天奇形と先天奇形症候群

出生時から見られる先天異常としての体の形態の異常の頻度は100出生あたり3～5例である。

先天奇形症候群は、先天異常症候群あるいは多発奇形症候群とも呼ばれ、ある原因が同時に並行して複数の異常を引き起こすものである。原因としては、①複数の器官・組織で働く単一の遺伝子の変化によるもの、②染色体の一部分の微細な欠失やメチル化と呼ばれる現象により染色体上の複数の遺伝子の機能が喪失するもの、③染色体モノソミー／トリソミー／不均衡転座による複数の遺伝子の増減によるもの、④催奇形因子（催奇形物質や放射線）により胎内環境・発生に異常が生じるものがある。

メチル化
DNAの一部がメチル化されると、その箇所の遺伝子情報が転写されずにタンパクが生成されなくなる。遺伝子を制御する重要なメカニズムの1つであるが、時に疾患を引き起こす原因となる。

催奇形因子
teratogen
催奇形因子としては、催奇形性薬剤の摂取、母体の感染、母体の化学物質や放射線への曝露などが挙げられる。

F. 先天代謝異常症

　先天的な体の機能の異常の代表が先天代謝異常症である。先天代謝異常症は、酵素やホルモンなどの機能タンパク遺伝子や、受容体などの構造タンパク遺伝子に変異や欠失を生じることにより、生体内の代謝に異常をきたす疾患である。生体にとって必要な物質が欠乏する、あるいは生体にとって有害な物質が蓄積されることにより発症するが、早期診断により食事療法のほか酵素やホルモンの補充により治療や軽症化をはかることも可能な疾患も多い。常染色体劣性遺伝形式やX連鎖遺伝形式をとるものが多い。

2. 生活習慣病・メタボリック症候群

A. 生活習慣病

　生活習慣病とは、食習慣、運動習慣、喫煙習慣、飲酒習慣等の生活習慣が、その疾患の発症・進行に関与する疾患群のことである。がんもこれらの中に含まれるが、別章で扱うこととする。

　1996（平成8）年厚生省は、従来「成人病」と呼ばれていたものを「生活習慣病」とあらためた。生活習慣病は生活習慣を改善することによって、疾病の発症や進行が予防できるという「予防」を重視したとらえ方である。

　一次予防：健康増進・発病予防（健康的な生活習慣の確立）
　二次予防：早期発見・早期治療（定期的な健康診断）
　三次予防：機能維持・回復（リハビリテーション）

　生活習慣病は成人に多く、従来「成人病」と呼ばれた、悪性新生物（悪性腫瘍、がん）、脳血管疾患、心臓病、高血圧、糖尿病、腎臓病などが挙げられる。

　2015（平成27）年の統計によると、わが国の死亡率の第1位は悪性新生物で28.7％を占めている。第2位は心疾患で15.2％、第3位は肺炎で9.4％、第4位は脳血管障害で8.7％、第5位は老衰で6.6％になる。特に悪性新生物が多く、全死亡者のうち男性は3人に1人、女性は4人に1人の割合を占めている。

特定健康診査
2008（平成20）年4月より開始された40〜74歳までの公的医療保険加入者全員を対象とした保健制度である。メタボリック症候群に着目した健診である。一般的に特定健診、メタボ健診とよばれている。

特定保健指導
特定健康診査の結果から生活習慣病の発症リスクが高く、生活習慣の改善による生活習慣病の予防効果が多く期待できる人に対して、生活習慣を見直す指導を行う。

B. 生活習慣が原因となる循環器疾患

[1] 虚血性心疾患（冠動脈疾患）

虚血性心疾患（冠動脈疾患）とは、冠動脈の動脈硬化を原因として、心筋表面を走行して心筋への血液供給を行う冠状動脈の狭窄で、一時的血液供給不足となり生じる狭心症、持続的な血液供給の停止で生じる心筋梗塞、この両者の総称である。

欧米諸国では虚血性心疾患が死亡原因の1位である国が多く、日本でも近年著しく増加しており、特に食習慣の欧米化がその原因の1つと考えられている。

心臓疾患を引き起こす危険因子としては、高血圧、高脂血症、糖尿病、喫煙、肥満が挙げられる。

(1) 狭心症

一過性に心筋が虚血つまり酸素不足となって生じる胸痛、胸部圧迫感、首や左腕、背部などに広がる放散痛などが生じる（図3-3）。

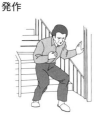

図3-3 狭心痛（症）の発作

発作の持続時間は1～5分、長くても10分以内である。

①**労作性狭心症**：運動、食事、精神的緊張時など心臓の負担増加時に起こるもの。

②**安静時狭心症**：労作に関係なく安静時におこるもの。冠動脈のれん縮が関与しているといわれている。

発作のパターンにより安定狭心症と不安定狭心症に分類される。

不安定狭心症
新たに発症した狭心症（一般に3週間以内）や発作の頻度や持続時間、胸痛の強さなどが変化してきた狭心症。急性心筋梗塞に移行する危険が高い。

〔診断〕

特有の自覚症状と発作時の心電図変化（ST低下）を確認することで診断されるが、多くの患者で非発作時の心電図に異常がないため、運動負荷心電図やホルター心電計を用いる24時間連続記録による観察が必要。

〔治療〕

発作時にはニトログリセリンの舌下が著効を示す。発作予防にはβ遮断剤やCa拮抗剤が用いられる。薬物療法でコントロール不良な高度の冠動脈狭窄を有する症例では、血管形成術や冠動脈再建手術（バイパス術）が必要となる。

血管形成術：経皮的冠動脈インターベンション（PCI：カテーテルを使用した治療）としてバルーンによる拡張、ステント、方向性冠動脈粥腫切除術（DCA）、ロータブレーター等が行われる。

ロータブレーター
カテーテルの先端が回転し、病変部を粉砕して冠状動脈内腔を拡大する。石灰化病変などに有効であるが、再狭窄率が高いといわれている。

冠動脈

(2) 急性心筋梗塞

心筋を養う冠動脈の血流が途絶え、一定領域の心筋が壊死し、その結果心臓の機能が障害されるものであり、胸痛、息苦しさと症状は狭心症と似

図 3-4 心筋梗塞

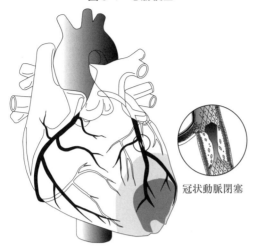

冠状動脈閉塞

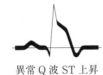

異常 Q 波 ST 上昇

ている（図 3-4）。しかし、この症状が 30 分以上持続し、狭心症に有効なニトログリセリンは無効で、モルヒネを必要とする。

高齢者の場合、急性心筋梗塞を発症しても、しばしば非定型的な症状を呈する。すなわち、胸痛はあっても軽度、無痛性心筋梗塞を呈することもある。

[診断]

心電図上での ST 上昇、Q 波の出現、血液検査で心筋壊死による CPK、GOT、LDH、白血球などの上昇が認められる。

[治療]

急性心筋梗塞では、全死亡の半数は発症後 2〜3 時間以内に生じるので、心筋梗塞の疑いがある場合には患者を速やかに心臓集中治療室（CCU）のある医療施設に収容し、患者の全身状態と心電図を常時監視する必要がある。心筋梗塞の初期治療は時間との勝負である。

抗血小板剤：アスピリン
血管拡張剤：ニトログリセリン、Ca 拮抗剤
胸痛に対して：モルヒネ
不整脈に対して：プロカインアミド、リドカイン、β 遮断剤
低血圧に対して：アトロピン
抗凝固剤：ヘパリン

血栓溶解療法：t-PA（アルテプラーゼ）、ウロキナーゼ
　　　　　　急性期に投与することで死亡率減少
血管形成術：カテーテルにてバルーンの拡張、ステント留置など
冠動脈再建手術（バイパス術）

発症後6時間以内の再灌流療法は、心筋の壊死範囲を縮小可能である。発症12時間以内が治療開始の適応となる。

[予後]

急性の心筋梗塞後1年間の死亡率は8〜10％である。ほとんどの死亡は最初の3〜4ヵ月に生じる。

(3) 心不全

いろいろな心臓病の結果、血液を送る心臓のポンプ機能が低下して、全身の組織が必要とする血液を拍出できなくなった状態を心不全という。軽いうちは、労作時に心拍出量を増加できないための呼吸困難や息切れが生じる。食欲がなく、夜間睡眠がとれない、風邪が治らないなどという症状が出現する。臨床症状としては、頸静脈の怒張、肺水腫、腎不全、腹水、下肢浮腫として現れる。

心臓のポンプ障害の部位によって左心不全、右心不全がある。左心不全の特徴としては、起坐呼吸、チアノーゼを認める。一方、右心不全の場合は肝臓の腫大、頸静脈の怒張、腹水、下肢浮腫を認める（図3-5）。

起坐呼吸
座位で大きく喘ぐような呼吸をする。座位はもっとも心臓に返る血液を減少させる姿勢なので、臥床では呼吸が困難なときでも、呼吸可能である。このようなときは、決して臥床させてはいけない。

図3-5　うっ血性心不全

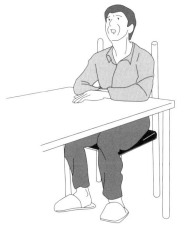
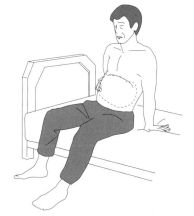

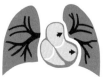
左心不全の特徴
・肺うっ血と呼吸困難（起坐呼吸）
・チアノーゼ

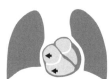
右心不全の特徴
・肝腫大
・頸静脈の怒張
・腹水
・下肢浮腫

治療

慢性に経過する心不全では、原因となる心臓病の治療が必要。水分と塩分の摂取制限、ジギタリスなどの強心剤や利尿剤、ニトログリセリン、ACE阻害剤、β遮断剤などの投与、人工ペースメーカーの使用など、病態によって有効な治療法が選択される。

[2] 高血圧

心臓から送り出された血液が動脈壁を押し広げる圧力（動脈圧）を血圧というが、この血圧が高いことを高血圧という。血圧が高いほど、狭心症、心筋梗塞、脳出血、脳梗塞、腎障害、大動脈瘤など、血管が関係する疾患の危険性が高くなる。高血圧の頻度は年齢が上がるほど増加し、高齢者にとっては一般的な疾患である。高血圧の原因は、原因を特定できない本態性高血圧が大部分を占め、副腎腫瘍などの原因のあきらかな二次性高血圧は高齢者には少ない。肥満、飲酒習慣、塩分の過剰摂取などが、高血圧の発生、悪化に関与していると言われている。

正常血圧は収縮期血圧130以下および拡張期血圧85以下と定められている。

高血圧の評価は、少なくとも3回以上日を改めて測定する必要があるといわれているが、それは高齢者の血圧が変動しやすいことや、外来診察時のみ高血圧である白衣高血圧、逆に家庭でのみ高血圧である仮面高血圧などがあるためである。朝、夕の家庭血圧の測定結果が、脳・心血管疾患の合併率と相関すると言われているので、家庭血圧を測定させることが治療の助けになる。

高血圧は一般的には無症状であるが、高血圧状態が長年にわたって持続すると、重要臓器の障害が現れるようになり、心不全や腎不全、眼底出血などが現れる。

治療としては、まず食塩制限、運動療法、適切な体重管理などの非薬物療法を行い、血圧のコントロールができない場合は薬物療法を行う。基礎疾患の有無や年齢などに応じて、薬物を使い分ける。日本では、禁忌が少ないCa拮抗剤とアンジオテンシン（ACE）阻害薬が用いられることが多い。高血圧症の治療目標を示す（**表3-1**）。

(1) 二次性高血圧

腎臓病や内分泌疾患などの1つの症状として高血圧が起こることがある。一般の高血圧の0.2～2％を占め、40歳未満の高血圧では20％が二次性高血圧といわれている。

最も多いのは腎臓の疾患による腎性高血圧である。腎臓病や腎動脈の狭

白衣高血圧
自宅血圧は正常であるが、病院などでは高血圧を呈するもの。高血圧予備軍と言われている。

仮面高血圧（逆白衣高血圧）
病院では血圧正常であるが、自宅では高血圧を呈する。夜間高血圧を伴うことが多く、脳・心血管疾患を起こしやすいと言われており、治療対象となる。

モーニングサージ（早朝一過性血圧上昇）
夜間の睡眠から目覚めると交感神経が活発になり、血圧を上げるホルモンが増える。その結果、血圧が上がり、脈拍数も増える。また、早朝は心臓に入る血液量は少なく、粘り気のある、固まりやすい血液が流れている。そのため、虚血性心疾患は午前中に発症しやすい。

二次性高血圧

腎性高血圧

表 3-1 降圧目標

	診察室血圧	家庭血圧
若年者・中年者	130/85 mmHg 未満	125/80 mmHg 未満
高齢者	140/90 mmHg 未満	135/85 mmHg 未満
糖尿病患者 腎臓病患者 心筋梗塞後患者	130/80 mmHg 未満	125/75 mmHg 未満
脳血管疾患患者	140/90 mmHg 未満	135/85 mmHg 未満

注）診察室血圧と家庭血圧の目標値の差は、診察室血圧 140/90 mmHg、家庭血圧 135/85 mmHg が、高血圧の診断基準であることから、この二者の差を単純にあてはめたものである。
出典）日本高血圧学会高血圧診療ガイドライン 2009（JSH2009）．

窄によって腎臓へ流れてくる血液量が減ると、腎臓はレニンという血圧を調整するホルモンを分泌して血液量を増やそうとする。レニンは、血液中でアンジオテンシンという血圧上昇作用をもつ物質をつくり、血圧を上昇させる。

内分泌疾患（原発性アルドステロン症、クッシング症候群、褐色細胞腫、甲状腺機能亢進症など）でも血圧を上昇させるホルモンが過剰に血液中に分泌され、高血圧になることがある。

二次性高血圧は、元となっている基礎疾患の治療が必要である。

(2) 高血圧合併症

高血圧により、動脈硬化が起きやすいため、脳梗塞、脳出血、虚血性心疾患、心不全、腎硬化症（慢性腎不全）などの合併症を起こしやすい（図3-6）。

高血圧合併症

腎硬化症
高血圧が長期間続くことによって微小血管の動脈硬化が進行し、腎臓の血流が低下することによって腎実質の硬化に至る。腎不全の原因となり、現在新規血液透析導入患者の原因疾患の第2位である（1位は糖尿病）。

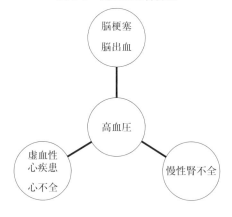

図 3-6 高血圧の合併症

[3] 脳血管疾患（脳卒中）

脳血管疾患の死亡数は長い間死因順位の第1位であったが、現在は第4位（2012年）となっている。これは、脳出血のあきらかな減少によるもので、高血圧治療が一般化してきた成果である。しかし、人口の高齢化のため、脳血管疾患の総患者数は減少しておらず、脳梗塞患者では増加が認められる。また寝たきりの高齢者の大半は脳血管疾患後遺症によるものである。

脳出血

脳卒中の概念

「卒中」は「卒然として（突然に）何かに中る（あたる）」という意味で、突然に現れる症状を指すことばである。昔は「突然意識を失って倒れ、昏睡となるような重篤な状態」を言っていた。そして、卒中より程度が軽く、意識はあるが、半身不随となるような状態を「中風」とか、「中気」と呼んでいた。

その後、卒中で亡くなった患者の病理解剖が行われるようになると、卒中の原因が脳にあることがわかり、「卒中」の前に「脳」がついて「脳卒中」といわれるようになった。

現在では、脳卒中は「脳を栄養する血管が詰まったり、破れたりして、さまざまな神経症状を生じる状態」をいう（図3-7）。

（1）脳出血

頭蓋骨の内部におこる出血は、その発生部位によって、脳（内）出血、くも膜下出血、硬膜下出血、硬膜外出血がある（図3-8）。

頭蓋骨骨折など、頭部外傷によって生じる出血は硬膜下出血と硬膜外出血である。硬膜下出血は、脳を保護する硬膜の静脈洞と脳表面の静脈を結ぶ静脈（架橋静脈）が破れることによって生じる。硬膜外出血では硬膜にある動脈が破れ、頭蓋骨と硬膜との間に血腫をつくる。動脈性の出血のために症状の進行が速く、一般に受傷後短時間のうちに意識が障害される。両者とも、外傷によるものなので、「脳卒中」の範疇には入らない。

硬膜下出血

硬膜外出血

一方、脳出血は脳の血管が破れ、脳の内部に出血したものを指す。その多くは高血圧を基盤とする高血圧性脳内出血である。

高血圧性脳内出血

①好発部位

被殻50％、視床20％、皮質下10％、小脳10％、橋10％であり、大脳の出血が圧倒的に多い。

②症状

何の前触れもなく突然発症し、しばしば頭痛、嘔吐を伴う。症状は出血の部位と大きさに関係するが、意識障害や片麻痺などの局所症状が出現する。

③被殻出血・視床出血

被殻出血の場合、出血の反対側の片麻痺をきたしやすい。視床の場合は感覚障害（シビレなど）をきたしやすい。優位半球（通常右利きの場合は左半球）の出血では失語症をみとめる。失語症とは、話す・書くな

全失語
感覚性失語（言語理解できない）、運動性失語（言語表出できない）が合併した状態。

図 3-7 脳血管疾患（脳卒中）の分類

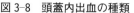

図 3-8 頭蓋内出血の種類

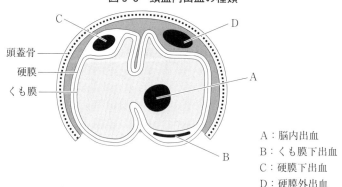

A：脳内出血
B：くも膜下出血
C：硬膜下出血
D：硬膜外出血

出典）伊藤武・大林民典・甲斐明美・河合忠・坂本穆彦『専門基礎［2］』新看護学 2, 医学書院, 2004.

どの言葉に支障をきたした状態をいう。失語症には、運動性失語と感覚性失語がある。運動性失語（ブローカ失語）とは、自発言語は流暢でなく、発音が悪く、言葉の出だしも悪い。しかし、言葉の理解が良好。一方、感覚性失語（ウェルニッケ失語）では自発言語は流暢で、早口にしゃべりすぎるぐらいだが、他人の言葉を理解できない。特殊なものにジャルゴン失語がある。この場合は訳のわからない言葉、無意味な言葉を話すが、相手の言葉を全く理解できない。

④小脳出血

　突然、強い頭痛、吐き気・嘔吐、めまいで発症する。四肢麻痺はないが、起立・歩行ができない（バランスがとれない、「失調」という）。

⑤橋出血

　数分で昏睡に陥り、四肢麻痺、呼吸障害をきたす。救命ができ、生存しても植物状態となることが多い。

⑥治療

　外科的に血腫除去術は救命と機能予後改善の両面から考える。血腫の部位・大きさ、神経症状から外科的治療または内科的治療を選択する。内科的治療は血圧降下剤、止血剤、脳浮腫予防をするため、マンニトールやグリセロール、副腎ステロイドを使用することがある。

(2) クモ膜下出血

脳の表面の血管が破れ、脳を覆うクモ膜と脳の間に出血したもの。

①原因

　脳動脈瘤破裂が圧倒的に多く（80％）、そのほか脳動静脈奇形、"もやもや病"などがある。原因不明のものも10〜20％にみられる。脳動脈瘤は先天的に動脈壁の弱い部分が、高血圧や血流の影響で次第に風船のようにふくらんだものである。

②発病しやすい年齢

　脳動脈瘤破裂は40〜50歳代で多い。

③好発部位

　「ウィリス動脈輪」とよばれる脳底部の血管が五角形となっている血管分岐部に動脈瘤が発生しやすい。中でも前交通動脈（全体の30％）、内頸―後交通動脈分岐部（25％）、中大脳動脈分岐部に多い（図3-9）。

④症状

　突発する激しい頭痛が特徴的。頭痛は数日以上つづく。吐き気・嘔吐を伴うことが多い。意識障害は発症時にもっとも強く、徐々に改善される。髄膜刺激症状としての項部硬直は発病後数時間以内に認めないことがある。また、二次的な頭蓋内圧亢進症が数日から2〜3週間続くこと

運動性失語（ブローカ失語）
自発言語は流暢でなく、発音が悪く、言葉の出だしも悪い。しかし言葉の理解が良好。障害部位は下前頭回後部でBrodmann area44に該当するところ。

感覚性失語（ウェルニッケ失語）
自発言語は流暢であるが、他人の言葉を理解できない。障害部位は上側頭回後部Brodmann area22に該当するところ。

クモ膜下出血

脳動脈瘤

ウィリス動脈輪

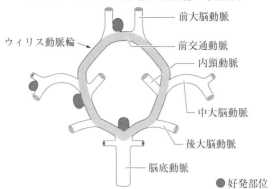

図3-9 ウィリス動脈輪と動脈瘤の好発部位

出典）伊藤武・大林民典・甲斐明美・河合忠・坂本穆彦『専門基礎[2]』新看護学2, 医学書院, 2004.

がある。水頭症もよく起こり、頭痛や認知症の原因となる。

⑤治療および予後

破裂動脈瘤の手術適応は、早期手術と待機手術（発症10～14日）に分けられる。早期手術は全身状態および術前神経症状が良好な症例である。待機手術は急性期の状態が落ちつき、血管攣縮発生の危険性も少なくなった時点で手術する。手術は開頭術による動脈瘤頸部クリッピングが最良の根治術式である。最近は血管内手術としてバルーンやコイルによる塞栓術も広く行われるようになった。

予後については、動脈瘤破裂による再出血により急死することがあり、またたとえ手術が成功したとしても、脳血管の攣縮が合併し、片麻痺などの後遺症を残すこともある。

(3) 脳梗塞

①定義

脳梗塞とは、脳の血管が詰まって、酸素や栄養がいかなくなり、脳組織が壊死に陥る状態のことをいう。神経細胞は、二度と分裂しない永久細胞であるため、ひとたび壊死に陥ると再生できない。そのため、梗塞巣内に存在する神経細胞は働きを失い、機能が永久に障害される。

②分類

脳梗塞には2種類があり、脳血栓と脳塞栓である。脳血栓とは、脳の主幹動脈（頸動脈、椎骨動脈、中大脳動脈、前大脳動脈など中心となっている血管）の動脈硬化で狭窄している部位に血栓（アテローム形成）が生じて、血流が途絶え起こるもの。血栓は徐々に大きくなっていくので、症状もそれにつれて徐々に目立つようになる。高血圧症・高コレステロール血症・糖尿病の患者にはとくに起こりやすい。主幹動脈の閉塞

クリッピング
neck clipping

血管内手術

攣縮
クモ膜下出血の刺激によって血管自身が止血しようとして血管を細くする働きがある。その影響で正常な部位にも十分な血液が流れなくなり、脳梗塞を合併する。

脳血栓

アテローム形成
粥腫形成ともいわれ、血管の壁に動脈硬化が生じ、血管の内壁が硬く、もろく変性したものをいう。

によるもののため、片麻痺、失語症、半盲、歩行障害、尿失禁などの後遺症が残りやすく、リハビリテーションの効果も悪く、機能的予後が不良である。

　一方、脳塞栓とは、心房細動などで心臓内に血栓が生じ、その血栓が血流にのり、脳の血管に詰まり、血流が途絶えることのよって起こるもの。突然発症するのが一般的である。塞栓は脳内血流のバランスの関係で、中大脳動脈の流域に梗塞を起こしやすい。反対側の片麻痺、知覚障害、優位半球であれば、失語症を伴う、失行などの症状を認める。血栓は発症してから数日以内に末梢へ流れ、消失する。その後、血流が再開するが、もろくなった血管が破れ、出血性梗塞をきたすこともあるので、抗血栓療法は禁忌である。

③ラクナ梗塞

　"ラクナ"とは"hole（穴、孔）"を意味し、ラクナ梗塞とは穿通枝領域の梗塞のことである。穿通枝の閉塞により、小さな部位が壊死に陥り、CTやMRIなどの画像診断では小さな黒いスポットとして認められる。多くは被殻、視床、橋、内包、放線冠など脳の深部に生じる。主幹動脈の閉塞によるものではなく、細い穿通枝がつまるために起きる梗塞である。多くは高血圧または糖尿病に合併する。男性に多く、多発性で通常は無症状である。臨床症状としては、運動および感覚障害、単麻痺、失語・失行・失認などの高次脳機能障害、記憶障害、知能低下などの症状を認める。予後は一般的に良好である。

④治療

　急性期に血管を閉塞させている血栓に対する治療は①血栓溶解療法、②抗凝固療法、③抗血小板療法がある。超急性期（発症3時間以内）の脳梗塞や中大脳動脈閉塞に対し、血栓溶解療法が有効である。ヘパリンやt-PA（アルテプラーゼ）を使用する。ただし、脳出血の既往歴がある場合や消化管出血がある場合は禁忌である。

　閉塞部位末梢での血管内皮障害による血小板血栓が生じた場合、微小循環障害の悪化を予防するため抗血小板療法（アスピリンなど）を行う。

　原因である高血圧などの治療とともに、脳梗塞では高気圧酸素療法を行うこともある。片麻痺や失語症などの後遺症に関してはリハビリテーションを行う。

(4) 脳卒中後うつ病

　脳卒中の後にうつ状態を合併することは知られている。Robinsonらの研究（1983年）によると、その合併は入院直後43％、6ヵ月後は60％に達すると報告されている。一般的に前頭葉の深い部分の白質の梗塞の症例

脳塞栓

観念失行
系列行為の障害で、個々の部分動作は正しくできるが、各動作の順序が混乱し、複合した行為ができなくなる。

ラクナ梗塞
lacunar infarcts

空間失認
大脳の局在病変によって後天性に出現する神経心理学的症状。失語、失行と並ぶ重要な局所症状。対象の認知障害のほか、対象が占める空間の認知障害がある。右頭頂一後頭葉症状。

高気圧酸素療法
大気圧より高い圧力下で酸素を投与し、身体の酸素分圧を高く維持する治療法である。脳梗塞、一酸化炭素中毒、ガス壊疽、潜水病などがその適応となる。

脳卒中後うつ病
PSD; post-stroke depression

にうつ状態が生じやすい。これは神経線維のネットワークが障害されていることが関係しているといわれている。ちょっとしたことで怒りっぽくなり、物事を悲観的にとらえやすいなどの症状が出やすい。これは病前性格や障害の程度、家族などのサポートの有無、社会経済的要素などがマイナスに働いた場合にうつ状態が発症すると考えられている。意欲が低下しやすいため、その後のリハビリテーションを大きく妨げる。

[危険因子]

高血圧、高脂血症、糖尿病、脳梗塞においては不整脈（心房細動等）、喫煙。

[4] 糖尿病

膵臓よりのインスリンの分泌障害とインスリンの作用障害の両者、もしくは一方が原因で生じる高血糖を特徴とする症候群である。そしてこれは、著明な動脈硬化を起こすため、脳・心血管疾患の危険因子になっている。

(1) 1型糖尿病

1型糖尿病は成因別に自己免疫性、特発性に、発症様式別に急性発症、緩徐発症、劇症の3つに分類される。急性発症1型糖尿病では、一般的に高血糖症状出現後3ヵ月以内にケトーシスやケトアシドーシスに陥り、ただちにインスリン療法を必要とする。

[診断]

2016（平成28）年に日本糖尿病学会が「糖尿病診療ガイドライン」を改定した。糖尿病の診断には慢性高血糖を確認し、さらに症状、臨床所見、家族歴、体重歴などを参考として総合判断することとなった。診断にあたっては、以下のいずれかを用いる。

①糖尿病型を2回確認する（1回は必ず血糖で確認する）。
②糖尿病型(血糖に限る)を1回確認し慢性高血糖症状の存在を確認する。
③過去に「糖尿病」と診断された証拠がある。

血糖検査に関しては、空腹時血糖が126 mg/dl 以上；ブドウ糖負荷試験2時間値が200 mg/dl 以上；HbA1c が6.5%以上と定めている。慢性高血糖症状に関しては、糖尿病の典型的症状（口渇、多飲、多尿、体重減少）の存在または糖尿病網膜症の存在が挙げられている。尿等の検査はガイドライン中に含まれていない。

(2) 2型糖尿病

インスリン分泌の低下やインスリン抵抗性をきたす複数の遺伝因子に過食、運動不足、飲酒などの生活習慣が加わってインスリン作用不足を生じて発症する。糖尿病のほとんどが2型である。

> **インスリン抵抗性**
> 高インスリン血症が存在しても高血糖となる、インスリン作用に対して組織が抵抗性を示す病態。肥満、ストレスがその原因となる。

病状

口渇、多飲、多尿、体重減少など（表3-2）。

表3-2 糖尿病による症状（合併症）

眼症状	白内障、網膜症、近視（高血糖による）
口腔症状	口内炎、歯肉炎、う歯
腎症状	腎炎、腎不全（血液透析）、腎盂腎炎
皮膚症状	感染症（白癬症、カンジダ症）、皮膚掻痒症、湿疹、皮膚潰瘍（壊疽）
末梢神経症状	神経痛、四肢とくに下肢の末梢の知覚障害（しびれ感、疼痛、知覚鈍麻）、こむらがえり、筋萎縮
自律神経症状	たちくらみ、不整脈、胃の蠕動障害（嘔気）、下痢、便秘、発汗障害、膀胱障害、インポテンツ
血管症状	外眼筋麻痺、手指関節の硬直、閉塞性動脈硬化症（ASO）、狭心症、心筋梗塞、脳梗塞、脳出血
全身症状	全身倦怠感、体重減少、骨粗鬆症

◎いずれの症状も相互に関連して発症してくる

診断

糖尿病の早期発見、治療の促進を期待し、2010（平成22）年7月新基準が決まった。従来は判定基準に基づき糖尿病型の高血糖が別の日に2回確認できれば、糖尿病と診断していた。今回、①早朝空腹時血糖値126 mg/dl 以上、②75 g 糖負荷試験（OGTT）で2時間値200 mg/dl 以上、③随時血糖値200 mg/dl 以上、のいずれかと、HbA1c値6.2％（NGSP値）以上が認められれば1回の検査でも糖尿病と診断できるようになった。また、糖尿病の特徴的な症状や、糖尿病性網膜症のいずれかが認められる場合は糖尿病と診断できる。

治療

糖尿病治療の基本は食事療法である。栄養バランスを考えて、1日に必要な総エネルギー量を守る。運動療法や薬物療法を行う場合でも、食事療法をきちんと行っていることが前提である。

食事療法、運動療法によって血糖のコントロールが得られない場合は、血糖降下剤やインスリン注射を行う。

合併症

糖尿病性腎症：現在、血液透析導入患者の原因疾患の第1位は慢性腎炎ではなく糖尿病である。腎機能の評価は、酵素法で測定した血清クレアチニンをもとにしたeGFRを用いる。eGFRとは、推算糸球体濾過率であり、60 ml/min 以上が正常値とされている。腎症の場合、食塩摂取量制限、たんぱく質摂取制限が有効である。

糖尿病性網膜症：このため失明に至ることもある。

HbA1c値
今までは日本独自の測定法による値（JDS値）を表記していたが、2014（平成26）年4月以降は国際標準値NGSP値に変更された。検査用試薬の違いにより、正常値が6.2％未満になった。

血液透析
腎不全に対する治療の1つで、患者の血液から過剰の水と蛋白質代謝の結果生じた窒素含有性老廃物を除去し、血漿の酸塩基平衡と電解質濃度を改善させるように血液と透析液を透析膜（ダイアライザー）を介して間接的に接触させ、拡散と限外濾過により物質交換や溶質除去を行うものである。透析を行うためには血流量が必要なため、動脈から血液をとり出し、透析後静脈に戻す必要がある。このために動脈と静脈を吻合するが、この血液の出入口をブラッドアクセスと言い、シャントとも呼んでいる。

糖尿病性神経障害：知覚鈍麻により、軽微な外傷に気づかず感染が拡大して下肢の切断が必要となることもある。

[5] 高脂血症（脂質異常症）

血中のコレステロール、中性脂肪（トリグリセライド：TG）のいずれかが高くなった状態、もしくは両方とも高くなった状態である。糖尿病と同様に動脈硬化を進展させ、脳・心血管疾患の危険因子である（表3-3）。

(1) 原発性高脂血症（一次性高脂血症）

明らかな代謝異常をもたらす原因疾患がなく、脂質の代謝異常によるもの。遺伝的背景の明らかなものを家族性高脂血症と呼ぶ。

表3-3　脂質異常症の診断基準（空腹時採血）

高LDLコレステロール血症	LDLコレステロール	140 mg/dl 以上
低HDLコレステロール血症	HDLコレステロール	40 mg/dl 未満
高トリグリセライド（TG）血症	トリグリセライド	150 mg/dl 以上
高Non-HDLコレステロール血症	Non-HDLコレステロール	170 mg/dl 以上

注）LDL：悪玉コレステロール、HDL：善玉コレステロール
出典）日本動脈硬化学会編「動脈硬化性疾患予防ガイドライン　2017年版」より．

(2) 続発性高脂血症（二次性高脂血症）

他の代謝性疾患などに引き続き起こる場合であり、甲状腺機能低下症や、ネフローゼ症候群などに続発するものや、肥満、飲酒などの生活習慣に起因するものがある。

［診断と治療］

脳血管疾患、虚血性心疾患などの合併によって治療基準は変わり、危険因子が増えるにつれて治療目標は低くなっている（表3-4）。

［治療］

食事療法、運動療法によってコントロールできない場合は薬物療法を行う。食事療法は高コレステロール血症では乳製品、卵など動物性蛋白食を

> **ネフローゼ症候群**
> 慢性腎炎のほかさまざまな疾患を原因として発症する。
>
> **診断基準**
> 蛋白尿（1日3.5 g以上）、低蛋白血症（血清総蛋白6.0 g/dl 以下または血清アルブミン3.0 g/dl 以下）の2つが必須項目であり、この他に、高脂血症、浮腫がある。

表3-4　リスク別脂質管理目標値

治療方針の原則	カテゴリー		脂質管理目標値（mg/dL）		
		LDL-C以外の主要危険因子	LDL-C	HDL-C	TG
一次予防 まず生活習慣の改善を行った後、薬物治療の適応を考慮する	Ⅰ（低リスク群） Ⅱ（中リスク群） Ⅲ（高リスク群）	0 1〜2 3以上	160未満 140未満 120未満	40以上	150未満
二次予防 生活習慣の改善とともに薬物治療を考慮する	冠動脈疾患の既往		100未満		

出典）日本動脈硬化学会編「動脈硬化性疾患診療ガイドライン　2007年版」より．

制限し、高トリグリセライド血症では飲酒、果物等の糖質制限を行い、食物繊維（野菜、海草、きのこなど）を多めに摂取するようにする。

［6］痛風（高尿酸血症）

生体に過剰に尿酸が存在するようになると高尿酸血症となり、尿酸が関節内で結晶化すると急性関節炎を起こし、激しい痛みを伴い（痛風発作）、これを痛風と呼ぶ。高尿酸血症によって、慢性の関節障害、痛風腎（腎機能障害）、腎・尿管の尿酸結石も引き起こされる。痛風は、1955（昭和30）年以降欧米化した食生活、肉食（高プリン体食）過多、飲酒過多や肥満に伴い増加している。

> **高プリン体食**
> 鶏レバー、牛・豚レバー、青魚のひもの、エビ、納豆など。

（1）一次性痛風

原因不明であり、痛風の大部分を占める。家族内発生や、男性に多いなど何らかの遺伝因子が関与していると言われている。

（2）二次性痛風

白血病、慢性腎不全などの他疾患に続発して起こる。

［治療］

プリン体制限の食事療法と肥満などが認められる場合は運動療法も併せて行う。痛風発作に対しては、発作時は消炎鎮痛剤で痛みや炎症を抑え、発作が収まった後に尿酸合成阻害剤、尿酸排出促進剤のいずれかを使用する。

C. メタボリック症候群

メタボリック症候群とは生活習慣病の諸病態である内臓肥満に高血糖、高血圧、高脂血症のうちの2つを合併したものである。かつて、シンドロームX、死の四重奏、などと呼ばれていた病態であるが、1999（平成11）年WHOがこれを統合整理してメタボリック症候群とした。それぞれ単独でもリスクを高める要因であるが、これが多数重積すると相乗的に動脈硬化性疾患の発生頻度が高まると言われ、危険因子を持たない人にくらべメタボリック症候群を持つ人では虚血性心疾患の発生リスクは約30倍となると報告されている。

> **シンドロームX**
> メタボリック症候群概念の原型（1988年）。耐糖能異常、高インスリン血症、高VLDL・TG血症、低HDLコレステロール血症、高血圧などの冠動脈疾患危険因子はおたがい関連しあい、その基礎となる異常はインスリン抵抗性であるという概念。

> **死の四重奏**
> ①上半身肥満、②耐糖能障害、③高脂血症、④高血圧を併せ持つと、冠動脈疾患での死亡率が急上昇する。

［診断基準（日本基準）］

①腹腔内脂肪の蓄積（内臓脂肪型肥満）

　ウエスト周囲：男性≧85 cm

　　　　　　　女性≧90 cm

CT上（臍レベル）の腹部断面での内臓脂肪面積100 cm^2 以上に相当する。

> **日本基準**
> 女性の腹囲を男性より下げる等、基準を見直す動きがある。

②高脂血症
　血清中性脂肪 150 mg/dl 以上か、血清 HDL コレステロール値 40 mg/dl 未満のいずれか、またはいずれも満たすもの。
③高血圧
　収縮期血圧 130 mmHg 以上か、拡張期血圧 85 mmHg 以上のいずれか、またはいずれも満たすもの。
④高血糖
　空腹時血糖 110 mg/dl 以上。

　上記①の内臓脂肪型肥満に、②高脂血症、③高血圧、④高血糖のいずれか2項目以上が加わったものをメタボリック症候群と診断する。
　メタボリック症候群では、内臓脂肪の蓄積による肥満が共通の異常とされている。内臓脂肪は蓄積するとさまざまなアディポサイトカインを分泌し、その中のアディポネクチン、レプチンなどの産生異常が代謝異常を引き起こし動脈硬化につながると言われている。

[治療]
　脂肪蓄積の進行防止、解消が治療目標となり、食事療法による摂取カロリーの適正化と脂肪燃焼を促す目的での運動療法が基本となる。これで改善されない、高脂血症、高血圧、高血糖は薬物療法を並行して行う。

> **アディポサイトカイン**
> 脂肪組織が分泌する生理活性蛋白質の総称。レプチン、アディポネクチンなどを含む。
>
> **アディポネクチン**
> 糖尿病や動脈硬化に対して防御的に働くことが示唆される。
>
> **レプチン**
> 肥満と強く相関し、肥満ではレプチン作用の低下が生じる。摂食調節や全身の恒常性に関与する。

3. 悪性腫瘍（がん）

　細胞は常に分裂して新しい細胞を作り出しているが、その過程で不規則・過剰に増殖して組織の塊を形成することがあり、これを「腫瘍」といい、放置しても生命を脅かさない良性腫瘍（ポリープ等）と、際限なく増殖して他の臓器にも転移し、最終的には死に至らせる悪性腫瘍がある。
　悪性腫瘍には、がん腫（上皮性組織から生じる）と肉腫（上皮以外の組織である筋肉、骨、結合組織などより生じる）があり、それに血液の腫瘍（白血病、悪性リンパ腫、多発性骨髄腫など）を加えたものを総称して「がん」と呼んでいる。
　生体を構成している細胞は、紫外線、化学物質、ウィルスなどの刺激により、がん細胞などの異常細胞が生成されることがある。通常、免疫機能が働き、異常な細胞を排除するが、免疫機能が低下すると、がん細胞が排

除されずに繁殖を続ける。がんは通常1つの臓器で増大していき、ほかの臓器に転移するが、ときには複数の臓器に原発がんが認められることがある。この場合、「重複がん」といい、同じ臓器に原発がんが複数できる場合を「多発がん」という。高齢者の場合、免疫機能が低下しているのでがんが発生しやすい。しかも、重複がんが増加する特徴をもっている。

重複がん
1つの臓器のみならず他の臓器にも原発がんが認められた場合。

A. がん死亡状況

1981(昭和56)年以降、わが国の死亡原因の第1位である。がんの総死亡者数は全死亡者の約3割(28.7%)を占めている。2015(平成27)年の統計によると、第1位が肺がん、第2位が胃がん、第3位が大腸がん、第4位が膵臓がん、第5位が肝臓がんとなる。男女別では、男性は①肺がん、②胃がん、③肝臓がん、④大腸がん、⑤膵臓がんとなっている。一方、女性では、①肺がん、②大腸がん、③胃がん、④膵臓がん、⑤乳がんとなっている。

大腸がん
肛門付近の直腸にできたがんの場合、手術により人工肛門(ストーマ)が必要となることが多い。

B. 近年のがん発症の傾向

ピロリ菌除菌の効果があり、胃がんは著しく減少傾向にある。しかし、大腸がん、膵臓がん、肝臓がんが男女ともに増加している。特に膵臓がんは肝臓がんを抜いて4位になった。

①胃がんが多いのが日本人のがんの特徴であり、原因として塩分過多などが挙げられているが、食事、生活習慣の変化のため、若年層では減少してきている。
②肺がんの増加は著しく、危険因子は喫煙である。喫煙量が多いほど、また喫煙開始年齢が早いほど、肺がん発生の危険は増大する。
③高脂肪食、肉食の増加など、食生活の欧米化によって大腸がん、乳がん、前立腺がんが増加している。
④最近20〜30歳代の女性に子宮頸がんが急増している(HPV感染)。

C. がんの予防

がんの治療の原則は、早期発見と早期治療である。また生活習慣病としての側面も持つがんに対しては予防が大切である。がんにかからないための一次予防、現在がんにかかっていてもがん死しないための二次予防(早期発見、早期治療)である。がんの一次予防としては、がん発生の危険因

子を取り除くことであり、生活習慣の中で最も大きい発がん原因の3分の1は食生活、3分の1は喫煙と関係があると言われている。これに基づき国立がんセンターでは、がん予防のための12カ条を提唱している。

[1] がんの一次予防

①バランスのとれた栄養をとる。

②毎日変化のある食生活をする。食品の中には発がん性物質の存在するものや、がん抑制物質の存在するものがあり、多くの食品を摂取することで食物中の発がん物質の作用を相殺することが大切である。

③食べ過ぎをさけ、脂肪を控えめにする。乳がん、大腸がんなどは脂肪摂取過多と関連していると言われている。

④酒の過剰摂取をさける。過度の飲酒と、口腔がん、咽頭がん、食道がんは関係あると言われている。

⑤禁煙。タバコの煙には非常に多くの化学物質が含まれており、その中にはいくつもの発がん性物質が含まれている。1日25本以上タバコを吸う人は、吸わない人に比べて、咽頭がんが90倍、肺がんが7倍の死亡比になることがわかっている。また、タバコを吸い始める年齢が低いほど肺がんにかかりやすいということもわかっている。しかし、禁煙後5年くらいたつとほとんど吸わない人と同じくらいの状態に近づく。

⑥食べ物から適量のビタミンと多くの食物繊維をとる。ビタミンA、ビタミンC、ビタミンEには発がんを防ぐ働きがある。食物繊維は腸内に発生した発がん性物質を外に出す効果がある。

⑦塩辛いものを控えめに、熱い物はさましてからとる。塩分過多が胃がんと関係があると言われている。また、熱い茶粥をとる地方での食道がんの発生が多いとの報告がある。

⑧焦げた部分はさける。食品を焼いて焦がすと発がん性物質が生じることがわかっている。

⑨カビの生えたものには注意する。ピーナツなどのナッツ類やトウモロコシにつくカビには強い発がん性が認められている。

⑩日光に当たりすぎない。オゾン層の破壊によって紫外線が増加し、皮膚がんの発生が増加している。

⑪適度にスポーツをする。ストレスが続くと生理的機能の低下から病気にかかりやすくなるため、発がんの危険性も高くなる。

⑫体を清潔に保つ。体を洗う設備の不十分な地域に子宮頸がんが多いことが知られている。

ウイルス性のがん予防
①〜⑫の12カ条に加えて⑬として、ウイルス性がんについては次の予防策が考えられる。⑬ウイルス感染が原因のがんに対しては予防接種がすすめられる（B型肝炎ウイルス→肝臓がん、HPV→子宮頸がん）。

[2] がんの二次予防

がんにかかっていても自覚症状のないうちに発見するため、地域や職場では頻度の高いがん（胃、大腸、子宮、乳房、肺、肝など）の定期検診が行われている。

①胃：バリウム検査だけでなく、ペプシノゲン法が行われるようになっている。

②乳房：触診法で発見されるのは乳がんの約7割といわれており、触知されない早期のがん、腫瘍を形成しないがんにもマンモグラフィーは大変有用であるため、触診法だけの検診は中止され、全例マンモグラフィー検診へと変わった。

③膀胱：高齢男性で、喫煙歴のある人が罹患しやすい。また、化学物質（芳香アミン）を扱う職種の人に発生しやすいので、尿の細胞診による検診が必要である。

4. 感染症

A. 感染症の定義

微生物や寄生虫などが宿主の体内に侵入し、臓器や細胞内で分裂増殖し、宿主に不利な影響をきたした場合を「感染」という。感染後に症状が出現した場合を「顕性感染」、症状が現れない場合を「不顕性感染」という。不顕性感染には、無症候性キャリアー（B型肝炎ウィルス感染症など）や慢性保菌者（チフス菌の胆嚢内保菌者など）がある。

B. 感染経路

空気感染、飛沫感染、接触感染、一般媒介物感染（食物、飲料水、空調など）、昆虫媒介感染などがある。中でも特殊なものに血液を介して感染するもの（B・C型肝炎、AIDS、成人T細胞白血病など）、出産を介して母親から子どもに伝わる垂直感染（B型肝炎、AIDS）、院内感染がある。

C. 感染症の種類と原因

[1] 注意すべき感染症

「感染症」とは感染した病原体やそれが産生する毒素により起こる疾患のことをいう。

特に注意すべき感染症は以下の5種類である。

(1) 日和見感染

健康な人は感染しないが、糖尿病など基礎疾患によって弱毒菌による感染を起こした場合をいう。

(2) 院内感染

医療施設内で、医療行為やほかの患者との接触によって引き起こす感染症のことをいう。感染範囲が広がりやすく、数十人から数百人に短時間の間に広がりやすい。MRSA・VRE・VRSAなど抗生剤が効かない細菌が多く、問題となっている。

(3) 新興感染症

過去20～30年間に新たに発見された感染症で、地域的あるいは世界的規模で流行するものをいう。

(4) 再興感染症

以前からある感染症で、従来ほぼ制圧されたと考えられていたが、最近再び増加しているものを指す。

(5) 輸入感染症

海外渡航者が海外で感染して持ち込んだ感染症のこと。

感染症の中で人から人へ伝染していくものを「伝染病」といい、世界的な規模の流行を「汎流行（pandemic infection）」、比較的地域が限られている場合を「地域流行（endemic infection）」という。

[2] 感染症の分類

感染症の新規発生に対応して、感染症法指定疾患分類の見直し、結核予防法の廃止、生物テロの未然防止、新型インフルエンザの対策のために感染症法が2007～2008（平成19～20）年に大幅に改正された。「感染症」を一類感染症、二類感染症、三類感染症、四類感染症、五類感染症、新型インフルエンザ感染症、指定感染症、新感染症に区分した（**表3-5**）。

D. 食中毒

食中毒には、感染型食中毒と毒素型食中毒がある。これまで、食中毒の

MRSA
メチシリン耐性黄色ブドウ球菌
各種の抗生剤が効かないブドウ球菌。院内感染でよく問題となっている。

表3-5 感染症の分類

一類感染症	エボラ出血熱、クリミア・コンゴ出血熱、痘瘡、南米出血熱、ペスト、マールブルグ病、ラッサ熱
二類感染症	急性灰白髄炎、結核、ジフテリア、重症急性呼吸器症候群（SARSコロナウィルス感染）、鳥インフルエンザ（H5N1に限る）
三類感染症	コレラ、細菌性赤痢、腸管出血性大腸菌感染症、腸チフスおよびパラチフス
四類感染症	E型肝炎、A型肝炎、黄熱、Q熱、狂犬病、炭疽、鳥インフルエンザ（H5N1を除く）、ボツリヌス、マラリア、野兎病、チクングニア熱、ウェストナイル熱、重症熱性血小板減少症候群（SFTS）、デング熱
五類感染症	インフルエンザ（鳥インフルエンザ、新型インフルエンザを除く）、ウィルス性肝炎（E型、A型を除く）、後天性免疫不全症候群、性器クラミジア感染症、梅毒、麻しん、MRSA感染症など
新型インフルエンザ等感染症	新型インフルエンザ（新たに人から人に伝染する能力を有するもの）、再興型インフルエンザ（かつて世界的規模で流行したインフルエンザであって、その後流行することなく長期間経過しているもの再び増加しているもの）
指定感染症	すでに知られている感染症でまん延により国民の生命および健康に重大な影響を与えるおそれがあるもの（鳥インフルエンザH7N9）
新感染症	既知の感染症と明らかに異なるもので、当該疾病にかかった場合の病状が重篤で、かつまん延により国民の生命および健康に重大な影響を与えるおそれがあると認められるもの。1年以内の期間を定め、政令で指定するもの。

原因で最も多いのは細菌であったが、近年ではノロウィルスによるものも増えている。

［1］感染型食中毒

病原菌の増殖により、腹痛や下痢などの症状を引き起こすもの。

(1) 腸炎ビブリオ

調理不十分または生の魚介類、その加工物、二次汚染（包丁、まな板、ふきんを介して）によって感染する。特に6月から9月に多発する。

(2) サルモネラ

学校、施設、飲食店での集団発生が多い。感染動物（ヒト、とり、家畜、げっ歯類、ペットなど）から二次汚染した調理不十分な食品（食肉、鶏卵、乳製品）によって感染する。

(3) ノロウィルス

秋から冬にかけての感染性胃腸炎の主たる原因である。生かきや生のシジミ、ハマグリが感染源となり、食中毒による下痢の症状を起こす。潜伏期間は1～2日。高齢者は重症化する場合がある。

[2] 毒素型食中毒

起因菌により産生される毒素が腸上皮細胞を刺激して腹部症状を引き起こす。

(1) ブドウ球菌

散発例が多い。健康者の鼻腔・糞便、ヒト・動物の化膿巣から感染されることが多い。

(2) ボツリヌス菌

土壌、水、動物・魚の腸管に菌が検出される。汚染食品（缶詰、燻製・貯蔵の魚肉）を加熱しないで摂取すると発症しやすい。

(3) ウェルシュ菌

軽症例が多い。加熱不十分な肉製品の中で菌が増殖しやすい。レストラン、学校給食による集団発生が多い。下痢（水様便、まれに粘血便）、腹痛を起こすが、軽症例が多い。

(4) 腸管出血性大腸菌（O-157）

大腸菌の大多数のものは無害であるが、一部に病原性を持つものがあり、病原性大腸菌と呼ばれる。大腸菌はO（菌体）抗原とH（鞭毛）抗原の組み合わせによって、O157：H7のように血清学的に分類されている。毒素を産生する大腸菌は、経口感染によって下痢・腹痛を特徴とする急性胃腸炎や食中毒をおこす。腸管出血性大腸菌はベロ毒素を産生する。下痢（下血）、激しい腹痛、嘔吐などの胃腸炎の他に小児や高齢者では腎障害などを主症状とする溶血性尿毒症症候群や脳炎を引き起こし、重症となる場合がある。腸管出血性大腸菌の感染症は三類感染症に分類される。

[3] 食中毒原因寄生虫

食中毒の原因の1つに寄生虫がある。代表的なものとして、アニサキスが挙げられる。アニサキスの幼虫が魚類（サバ、鮭、スルメイカ、タラ等）に寄生しており、寄生している魚を食べた際、幼虫がヒトの胃や腸壁に侵入し、食後8時間以内に激しい腹痛、吐き気、嘔吐、じんましんなどの症状を起こす。予防には魚類を-20℃で24時間以上冷凍するか、60℃で1分以上加熱する必要がある。

E. 近年の感染症例

以上の感染症の中から世界規模で流行または話題となったものを取り上げる。

[1] 後天性免疫不全症候群（AIDS；エイズ）

病原体

ヒト免疫不全ウイルス。

感染経路

性的接触：一番頻度が多い。

血液：注射針の使いまわし、輸血。

母子感染：産道通過、母乳。

潜伏期間

初期感染症状出現までには2～4週間、抗体出現までは数週間。

伝播可能期間

無症状の場合エイズ発症までは約10年。無症候期に発症予防治療が開始されればエイズ発症を10年以上遅らせることが可能と言われているが、ウイルス量が低下するだけで感染性はかわらない。

症状

初感染期：発熱、咽頭症などの上気道炎症状。

エイズ発病期：免疫不全により、真菌症、カリニ肺炎、カポジ肉腫、などの感染症や悪性腫瘍の発症。

治療

抗HIV剤を3剤以上併用。

カクテル療法を行うことにより、エイズによる死亡数が減少した。

> 後天性免疫不全症候群
> AIDS; Acquired Immuno-deficiency Syndrome
> 免疫力の低下によって致命的な病気を合併する病気である。

[2] 高病原性鳥インフルエンザ（鳥インフルエンザ）

病原体

鳥インフルエンザ（H1N1、H3N2以外のA型インフルエンザ、多くはH5N1）。

感染経路

病鳥の体液、排泄物などからの飛沫または接触感染。

潜伏期間

1～3日。

伝播可能期間

人から人への感染効率はきわめて悪いと考えられている。WHOは、成人は感染後7日間、12歳以下の小児は発症後21日間は感染予防策をとることとしている。

病状

通常のインフルエンザ症状から肺炎、ARDSによる呼吸不全、肝、腎障害など多彩。

> 新型インフルエンザ
> （H1N1）
> 2009（平成21）年3月メキシコを基点に世界的流行をした。豚由来のA型インフルエンザが変異し、ヒト-ヒト感染をするようになったと考えられている。当初、季節性インフルエンザと比較し、重症化率、死亡率が高いと考えられていたが（警戒水準がフェーズ6に上げられた）、その後、季節性インフルエンザと同等と考えられるようになり、2010（平成22）年8月WHOにより終息宣言が出された。今後は季節性インフルエンザの一部として取り扱われる。

> ARDS
> 成人呼吸促迫症候群
> ショックや外傷、肺炎などで加療中重篤な呼吸不全を起こしたもの。

[治療]

抗インフルエンザ剤の48時間以内投与。

[3] クロイツフェルト・ヤコブ病（CJD）

[病原体]

プリオン（異常プリオン蛋白）。

[感染経路]

孤発性CJDは不明。

変異型CJDは牛海綿状脳症（狂牛病）の罹患牛の経口摂取により感染。さらに変異型CJD患者の血液の輸血や硬膜移植により感染する。

[潜伏期間]

2～30年。

[伝播可能期間]

変異型では症状発現の3～5年前でも血液を介しての感染が起こりうる。

[症状]

孤発性CJDは認知症で発症し、急速に進行。ミオクローヌスや小脳症状などを呈し、歩行障害が進行し、無動性無言となる。

変異型CJDは孤発性に比較すると緩徐進行。

[治療]

有効な治療法はまだ存在せず、対症療法となる。

[予後]

いずれの病型でも予後不良。

孤発性、硬膜移植後CJDはほとんどの症例が発症から3～6ヵ月で寝たきりの無動性無言となり、1～2年後に死亡する。

[4] ウイルス性肝炎（B型、C型）

[病原体]

B型肝炎ウイルス（HBV）。

C型肝炎ウイルス（HCV）。

[感染経路]

性行為、刺青、出産時の母子感染、輸血や注射器・針、手術などの医療行為または医療事故。

[潜伏期間]

急性B型肝炎：6ヵ月。

急性C型肝炎：1～2ヵ月。

母子感染や急性肝炎が治癒せずキャリアとして持続感染することがある。

クロイツフェルト・ヤコブ病
CJD; Creutzfelt-Jakob disease

硬膜移植後CJD
全世界で170例以上あるが、その2/3が日本で発症。脳腫瘍や外傷などのために自分の硬膜を使えない患者に、死者または動物の硬膜を移植する症例が多かった。現在は人工硬膜を使用している。

母子感染
出産時に母から子に感染症がうつること。B型肝炎に多かったが、出産時にグロブリンの投与、その後のワクチン接種にてほとんど認められなくなった。C型肝炎には少ない。

症状
黄疸、全身倦怠感、消化器症状、腹痛、筋肉痛、神経痛など。

治療
急性肝炎：安静、補液など。
劇症肝炎：血漿交換など。
慢性肝炎：肝硬変や肝臓がんが発生する。
　　　　B型→インターフェロン、エンテカビル。
　　　　C型→インターフェロン、リバビリン。
◎B型肝炎には予防接種（ワクチン）があり、一次予防することができる。

[5] 疥癬

病原体
ヒゼンダニ

感染経路・予防
　患者の皮膚の鱗屑から感染する可能性があるため、医療従事者や介護者はディスポーザブル手袋やガウンの着用が必須である。患者の着衣やシーツなどは殺虫剤（ピレスロイド系）で処理するか、熱（50℃、10分）で処理する。
　周期的に大流行をしていたが、近年は地域ごとに継続的に発生している。主として、精神科病棟や老人保健施設などで発生し、しばしば集団感染を生じる。症状は夜間に増強する掻痒で始まり、進行すると多数の丘疹と鱗屑を認める。好発部位は指間、腋窩、臍周囲、臀部などである。医療関係者は患者に接する前後はきちんと手洗いをする。また、同室の患者とは布団を並べないようにし、タオルなど肌に直接触れるものは一緒に使わないようにする。

[6] デング熱

病原体
フラビウィルス。

感染経路
蚊を媒介し感染する。

潜伏期間
3～7日。

症状
発熱、頭痛、筋肉痛、関節痛、食欲不振、腹痛、眼窩痛などである。発

A型肝炎
A型肝炎ウイルスは主に糞口感染する。（カキの生食、汚染された水の摂取、まれに血行感染）。2～7週間の潜伏期間を経て、不顕性感染から劇症肝炎まで多様な臨床症状を認める。トランスアミナーゼのピークの2週間前から2週間後まで伝播可能。ワクチンが存在するが、治療は対症療法のみ。慢性化はしない。

E型肝炎
E型肝炎ウイルスが感染した調理不十分なブタ、シカ、イノシシなどの肉の摂取によって感染することが多い（血行感染もある）。症状は不顕性感染から劇症肝炎まで多様であるが、治療は対症療法のみである。

症して3、4日後に発疹が胸部、体幹、四肢、顔面へと広がる。約1週間で消失する。一般的に後遺症もなく治癒する。

治療

出血することがあるので、アスピリンは禁忌である。サリチル酸、アセトアミノフェンが有効。

F. 感染予防

二次感染の予防は、施設内あるいは市中で感染を拡大させないための基本であり、時系列対策として感染性の対策、感染源の対策、感染経路の遮断がある。また範囲対策として医療従事者個人の感染防止、地域対策、施設対策がある。

[1] 標準予防策

感染症と初診で診断できても、病原体が確認されるまでには時間を要することが多い。そのためすべての患者に接する際の感染予防策のことであり、すべての医療、介護行為の際に行うべきものである。感染症の有無にかかわらず、必要な感染予防策で、①血液、②汗をのぞくすべての体液・分泌液および排泄物、③損傷のある皮膚、④粘膜に適用される実施方法がある。

[2] 感染経路別予防策

①接触感染：直接接触感染と間接接触感染がある。手袋の使用や手洗いを行うことで感染を防ぐ。

②飛沫感染：患者の咳やくしゃみから分泌液（飛沫）が飛散し、それを吸入、接触することによって二次感染するが、飛沫はサイズが5 μm以上と重いため、落下が速く、患者より1m以上遠くへは飛散しない。マスク、ゴーグル、ガウン、プラスチックエプロンなどの使用が必要となる。

③空気感染：飛沫から水分などが蒸発して、小粒子となった飛沫核が感染源となる。これはサイズが5 μm以下で軽く、落下速度が非常に遅く、長時間空気中に浮遊し、空気の流れで遠くまで運ばれ、吸入されて二次感染を起こす。患者の個室個別管理が必要である。肺結核、麻疹、水痘など。

④一般媒介物感染：感染された、水、土壌、食品などにより、経口、接触、吸入によって感染する。レジオネラ症、ボツリヌス症など。

レジオネラ症
1976（昭和51）年アメリカのフィラデルフィアで在郷軍人（高齢者）大会が開催されたおり、重症の肺炎が集団発生した。原因菌がレジオネラ菌であったため、在郷軍人病とも言われる。空調設備からレジオネラ菌が室内に広がった。

⑤動物媒介感染：蚊、ダニ、ネズミ、犬などに刺されたり咬まれたりして病原体が伝幡される感染症である。日本脳炎(コガタアカイエカ)、ライム病（マダニ）、マラリア（ハマダラカ）など。

G. 感染症に関する法律

　1999（平成11）年4月1日から「感染症の予防及び感染症の患者に対する医療に関する法律」である感染症法が施行された。それ以前は1897（明治30）年に制定された伝染病予防法が約100年間ほとんど変更されることなくほぼそのまま適用されてきた。この伝染病予防法では、危険とされた感染症のうち、法定伝染病、指定伝染病、届出伝染病を定め、このうち法定伝染病の場合、隔離や消毒（家や近所の畑）、持ち物の焼却などが強制的に行われ、人権などは考慮されていなかった。現在では多くの感染症の予防・治療が可能になってきており、従来の集団の感染予防に重点をおいた考え方から、個々の国民の予防、適切な医療により社会全体の感染症の予防を行うよう基本的な考え方が変わってきている。

　その後、感染症法は数度の改正が行われ、2003（平成15）年には感染症の類型と対象疾患の見直し、動物由来感染症対策の強化、検疫対策の強化、緊急時における国の権限の強化などが行われた。2006（平成18）年にはバイオテロ防止のための病原体等の管理体制の確立や、結核予防法の感染症法への統合が行われた。そして2008（平成20）年には新型インフルエンザ対策が盛りこまれた。

● 発生動向調査

　感染症対策において、感染症の発生動向を把握することは最も重要な対策の1つであり、感染症発生動向調査がその大きな柱となる。

①全数把握：医師から保健所長を経由して都道府県知事に届出。その内容を厚生労働大臣に報告。
②動物由来感染症の全数把握：獣医師から保健所長を経由して都道府県知事に届出。その内容を厚生労働大臣に報告。
③定点把握：五類感染症の患者を指定届出医療機関が都道府県知事に届出。
④積極的疫学調査：都道府県知事が感染者の調査を行うこと。
⑤感染症情報を厚生労働大臣、および都道府県知事は公表：収集した感染情報を分析し、予防のための情報を公表する。

感染症の類型
最新の感染症の類型については、厚生労働省のウェブサイト「感染症の予防及び感染症の患者に対する医療に関する法律第12条第1項及び第14条第2項に基づく届出の基準等について」を参照のこと。

バイオテロ
ウイルスや細菌など人に害を及ぼす病原体を用い、無差別に大量殺人を企てること。用いられる原因病原体は炭疽菌、ペスト菌、天然痘ウイルスなど。

5. 神経疾患・精神疾患

A. 神経疾患

[1] 神経疾患の定義

　神経系とは身体の内外で生じた変化（刺激）を受容し、伝達して、ふつうはこれが中枢神経で解析され、それに対して運動系を介して反応するものである。

　神経系は中枢神経系、末梢神経系、さらに自律神経系と分類されている。そして中枢神経系はさらに脊髄系、小脳系、基底核系、大脳系とに分けられる。しかし、神経系はその解剖学的部位の違いによって並列に分類されるものではなく、末梢から中枢へと一定の階層構造をもって結合して、機能を果たしている。

　神経・筋肉系はそれ自体に限局された病変ばかりでなく、その支持組織である骨や全身すべての器官の病態の影響を受けて神経症状を表す特徴がある。そして神経・筋肉系に何らかの障害があると、それが必ず精神活動や運動知覚活動の異常として表に現れるのも特徴である。つまり、症状（symptom）と徴候（sign）を示さずに検査で初めて発見される神経疾患はきわめて稀である。

[2] 神経疾患の種類

　神経疾患の種類はきわめて多く、その症状も多彩である。

①感染症：髄膜炎、脳炎、頭蓋内膿瘍、脊髄炎、神経梅毒など。
②血管障害：脳出血、脳梗塞、くも膜下出血、高血圧性脳症、脳動静脈奇形、もやもや病など。
③腫瘍：脳腫瘍、脊髄腫瘍、末梢神経腫瘍など。
④代謝性疾患：脂質代謝異常症、アミノ酸代謝異常症、銅代謝異常症、ムコ多糖類代謝異常症、糖尿病など。
⑤中毒：ボツリヌス中毒、フグ毒、水銀中毒、ヒ素中毒、アルコール中毒、有機リン中毒、抗結核剤中毒、抗がん剤中毒、クロロキン中毒、キノホルム中毒など。
⑥髄性疾患：多発性硬化症、急性散在性脳脊髄炎など。
⑦変性疾患：アルツハイマー病、ピック病、パーキンソン病、ハンチン

脂質代謝異常症
ニーマン・ピック病、ファブリー病など。

アミノ酸代謝異常症
フェニールケトン尿症、ホモシスチン尿症など。

銅代謝異常症
ウイルソン病など。

ムコ多糖類代謝異常症
ハンター症候群など。

抗結核剤中毒
ストレプトマイシン、カナマイシン、INHなど。

抗がん剤中毒
5FU、ビンクリスチンなど。

クロロキン中毒
マラリア治療薬など。

キノホルム中毒
整腸剤であったキノホルムの副作用による亜急性脊髄視神経ニューロパチー（英文の頭文字をとってSMON）で、約1万人もの患者を出した、わが国最大の薬害である。

トン舞踏病、脊髄小脳変性症、筋萎縮性側索硬化症など。

⑧先天異常：水頭症、二分脊椎、レックリングハウゼン病、アーノルド・キアリ症候群、ダウン症など。

⑨外傷：脳挫傷、脊髄損傷など。

⑩てんかん

⑪末梢神経疾患：神経炎、ニューロパチー、神経痛など。

⑫神経筋伝達ブロック：重症筋無力症など。

⑬筋障害：進行性筋ジストロフィー、筋強直症、周期性四肢麻痺など。

⑭全身疾患による神経症状：甲状腺障害、副甲状腺障害、副腎障害、下垂体障害、全身性エリテマトーデス、がんなど。

> **下垂体障害**
> クッシング症候群、アジソン病など

［3］頻度の高い神経疾患

以上の中から、別に解説されているものをのぞいて頻度の高い疾患をとりあげる。

（1）てんかん

再発性発作性の大脳機能障害で、大脳の神経細胞に過度の異常な放電が起こることにより、意識の変調や運動異常などの突発性で短時間の発作を特徴とする。症状はけいれん発作が最も多い発作形態で、意識消失と運動制御消失で発症する。また、分類としては特発性てんかんと、脳血管疾患や脳外傷、出生時の低酸素状態によって引き起こされる症候性てんかんがある。発症年齢は乳幼児から高齢者までと幅広いが、3歳以下が多い。診断は脳波での異常（棘波バースト、3 Hz 棘徐波複合など）であるが、脳波異常の起こらぬものもわずかであるが存在する。

てんかん発作の分類

①全般発作：発作の起始から大脳皮質全域にわたる放電が起こる場合をいう。全身けいれんを引き起こす全般性強直性間代性発作（大発作）や意識消失が主体でけいれんを伴わない欠神発作が含まれる。他に汎ミオクロニー発作、点頭発作、脱力発作などが含まれる。

②部分発作：脳の一部でのみ放電が起こる場合をいう。意識障害を伴わないものを単純部分発作、意識障害を伴うものを複雑部分発作と呼ぶ。

> **ミオクロニー**
> 間代性筋痙攣。規則性のない不随意運動である。

てんかん発作の誘発原因

①光刺激

②過呼吸

③睡眠不足

④発作がまた起こるのではないかという精神不安（予期不安）

⑤過度の疲労

⑥環境変化

[治療]

特発性てんかんの治療は、主に発作を抑えることであり、約70〜80%の患者は発作のコントロールが可能である。

①強直性間代発作（全般発作）：バルプロ酸ナトリウム、フェニトイン、フェノバルビタール

②単純部分発作：カルバマゼピン、フェニトイン

③失神発作：バルプロ酸ナトリウム、エトスクシミド

④WEST症候群（点頭発作）：ACTH、バルプロ酸ナトリウム、ニトラゼパム

(2) 末梢神経障害（神経炎、ニューロパチー）

障害神経の支配領域に一致した知覚低下、筋力低下、筋萎縮、深部腱反射低下、血管運動神経症状（自律神経症状）で単一または複数が組み合わさって起こる症候群。単一神経の障害は単神経障害、2本以上の単一神経が不規則に障害されるのは多発性単神経障害、2本以上の神経が同時に規則的に障害されるのは多発性神経障害と呼んでいる。

①単神経障害：手根管症候群、顔面神経麻痺、尺骨神経麻痺など

②多発性単神経障害：結節性多発性動脈炎、全身性エリテマトーデス、らいなど。

③多発性神経障害：ギラン・バレー症候群、シャルコー・マリエ・トゥース病、脚気、糖尿病、砒素中毒、キノホルム中毒（SMON）、サルコイドーシスなど。

[症状]

①運動障害

一般に筋力低下は遠位部ほど強く、筋緊張も通常低下する。神経軸索が障害される病変では筋萎縮を起こしやすい。この病変は中毒、変性、代謝疾患に多い。主に髄鞘が障害される脱髄疾患では筋容積はだいたい保たれるが、深部腱反射は低下もしくは消失することが多い。

②知覚障害

多発性神経障害では、手袋状・靴下状分布（glove & stocking型）を呈することが多い。触覚、痛覚、温覚等の表在感覚が障害されるとこれらの感覚が鈍麻したり消失したりする。深部感覚が障害されると、関節覚、位置覚などがおかされ、肢位がどのような状態になっているのかわからないための運動失調が出現する。また、ビリビリ、ジンジンなどの異常知覚、皮膚に何かついているような異常感覚も出現し、不快な痛みを伴うこともしばしば認められる。

バルプロ酸ナトリウム

手根管症候群
手関節の腹側の靱帯におおわれた管腔を手根管といい、ここが狭窄して正中神経麻痺を起こしたもの。

ギラン・バレー症候群
上気道炎後などに急性発症し自然回復する、下肢から上行する弛緩性運動神経麻痺。脳神経症状も約半数に認められる。発症1〜2週間後に髄液検査で蛋白細胞解離（細胞が増えていないのに、蛋白が増える）が認められる。

シャルコー・マリエ・トゥース病
下腿の著明な筋萎縮をきたし、緩徐に進行する。常染色体優性遺伝。

③自律神経障害

発汗異常、排尿・排便障害、起立性低血圧症状など多彩で、これらが組み合わさって出現する。

(3) 神経痛

ある末梢神経支配領域に疼痛を起こす疾患である。その原因はさまざまであり、原因不明のもの、ウイルス感染、腫瘍、中毒、代謝障害、外傷などがある。最近の研究では障害を受けた神経が、治癒する過程で配線ミスを生じたり、強い痛み刺激（大量の痛み信号が脊髄に入る）により、脊髄や脳の神経が変化して、痛みに過敏になったり、痛み以外の刺激を痛みと誤認することが原因ではないかと言われている。そして、この状態になると鎮痛剤等が効きにくく、治療が難しい。

[特徴]

①痛みは特定の末梢神経の支配領域に生じる。
②発作性、反復性に強い痛みが起こるが、持続時間は短いことが多い。
③痛みを起こす末梢神経の支配領域に痛みを誘発する圧痛点がある。
④発作間欠時には全く症状がない。
⑤他覚所見に乏しい。
⑥神経の病理解剖学的変化は認められない。

[主な神経痛]

①三叉神経痛

顔面の知覚を支配する三叉神経で第2、3枝の領域に多く、物をかむ、会話をするなどで痛み発作が誘発される。発作は数日から数ヵ月続くこともある。帯状疱疹に伴うもので第1領域に出現すると角膜もおかされ失明することがある。

②坐骨神経痛

坐骨神経は人体で最長の神経であり、骨盤から大腿後面、下腿を通り、足背部まで伸びている。よって臀部から大腿、下腿、足背まで広がる痛みで、しびれ感を伴うことがある。原因は腰椎ヘルニア、変形性脊椎症が多く、他に脊髄腫瘍などがある。

他に舌咽神経痛、大後頭神経痛、肋間神経痛などがある。

[治療]

局所の保温。薬物療法では鎮痛剤、ビタミンB_{12}、芍薬甘草湯など。

(4) 筋障害（進行性筋ジストロフィー）

筋ジストロフィーとは骨格筋の変性、壊死を主病変とし、臨床的には進行性の筋力低下をみる遺伝性の疾患である。

顔面神経痛
顔面の知覚を司るのは三叉神経であり、顔面の痛みを俗に顔面神経痛というのは誤りである。顔面神経は顔面筋肉の運動を司る運動神経である。

ラセーグ徴候
坐骨神経痛の診断に用いられる。仰臥位で股関節、膝関節を屈曲させた肢位から膝関節を伸展させると坐骨神経領域に痛みが誘発される。

①デュシェンヌ型筋ジストロフィー

　X染色体劣性遺伝が主で、1/3の突然変異がある。よって通常は男児のみ発症。女性は保因者。筋ジストロフィーの中で最も頻度が高い。

[病状]

　2〜5歳で発症。転倒しやすい、動揺歩行、階段昇降困難など。

　近位筋優位の障害。仮性肥大、登攀性起立（Gowers徴候）が認められる。進行とともに四肢関節拘縮、脊柱変形をきたす。10〜12歳頃には歩行困難で車椅子生活となる。20歳前後で呼吸不全、心不全で死亡する。

[病因]

　筋の細胞膜を形成する蛋白質であるジストロフィンの欠損。

②筋強直性（筋緊張性）ジストロフィー

　常染色体優性遺伝で男女とも発症。両親のどちらかが患者。成人の筋ジストロフィーでは最多。10〜30歳代の発症が多い。

[病状]

　顔面、頸部、四肢遠位部より発症する。筋緊張性（ミオトニー）が特徴。白内障、禿頭、心筋伝導障害、内分泌障害（糖尿病など）、知能障害など多彩な病状を示す。

B. 精神疾患（精神障害）

[1] 精神医学における正常と異常

　一般的に正常と異常の区別は、その社会・文化の価値や理念に合致しているかどうか、あるいは平均的な基準から逸脱していないかどうかによって判断される。しかし、精神現象は数量化が困難であることもあって、このような基準を定めるのは容易ではない。そのため、実践的には、健康であるか、病的な状態（疾病・疾患）であるかという概念が用いられる。

　厳密には、疾患（disease）と疾病（病気〔illness〕）とは区別される。疾患とは身体疾患のように一定の病因によって症状を呈し、一定の経過や病理組織的所見を有する病的状態を指す。一方、疾病とは、「健康」に対置される概念で、疾患によるものだけでなく、その人の心理や社会的な生活に不利な状態を呈している場合を意味する。たとえば、脳損傷によるパーソナリティの異常（変化）は疾患だが、器質的異常を伴わないパーソナリティの異常は疾病に分類される。術語の混乱を避けるために、後述するICD分類やDSM分類では、精神の病的な状態を包括して「障害（disorder）」という術語が採用されている。「障害」には、社会的な逸脱や葛藤があっても、個人的な機能不全を伴っていなければ精神障害とは診

仮性肥大
臓器ないし組織の容積が増大していても、それが臓器や組織を構成している本来の要素が肥大ないし増殖しているのではなく、むしろ本来の構成要素は萎縮しており、別組織が増殖して全体として肥大しているようにみえるもの。
筋ジストロフィーの腓腹筋は本来の筋組織が萎縮、消失し、その間に脂肪組織が増加し、筋全体が肥大しているようにみえる。

登攀性起立
腰帯筋群の萎縮、脱力のため下肢筋力は低下し、歩行、階段の昇降が不自由となる。患者は座位から立ち上がるとき、膝に手をつき自分の体をよじのぼるようにして立位となる状態を指す。

断されないという意味が含まれている。

なお、世界保健機構（WHO）は、精神が健康であることとは、「自分の可能性を実現し、通常のストレスに対処し、生産的に働き、地域社会に貢献できる」満足のいく状態にあることと定義している。

［2］ 精神症状と状態像

（1） 主な精神症状

①意識の異常

(a) 意識混濁（清明度の異常）：最も軽度の明識困難（ぼんやりとしているが、外界との交流は可能な状態）から、傾眠（声かけで覚めるが、放置すると眠りに陥る状態）、嗜眠（強い痛み刺激などに反応するが、すぐに眠りに陥る状態）、最も重篤な昏睡（どんな刺激にも反応せず、深部反射や瞳孔反射も消失している状態）までの段階がある。

(b) 意識狭窄：典型例は催眠である。催眠状態では、施術者の暗示に意識野が占領されるために、被催眠者は命じられるまま行動する。

(c) 意識変容（意識の質的異常）：朦朧状態とせん妄がある。朦朧状態では意識狭窄に意識混濁が加わり、周囲の状況を平常のようには認識できないため、ちぐはぐで普段とは異質な行動をすることが多い。後で追想困難である。せん妄とは、意識混濁に幻覚、妄想、興奮、不安などの多彩な精神症状が加わった状態である。

②知能の異常

知能は単なる記憶力や知識とは区別される、総合的な思考の能力を指す。知能の程度は知能指数（IQ; intelligence quotient）で示される。知能は一定程度の発達を遂げた後は原則的に生涯その水準が維持される。知能の発達が平均水準に満たない場合（IQ70未満）、情緒の問題を伴うことが多い。

③記憶の異常

記銘力低下（新しい事を覚えられない）は認知症や頭部外傷後などにみられる。健忘（特定の期間や事実の記憶が思い出せない状態）は脳器質疾患によるものと心因性に起こるものがある。心因性健忘は心的外傷や本人にとって逃避したい状況を契機として起こることが多い。

④知覚の異常

感覚は外界の刺激に対する生理的な反応であり、感覚を記憶や感情に基づいて判断したものが知覚である。現実には存在しないものを知覚することを幻覚という。幻覚は五感のいずれでも現れ（幻視、幻聴、幻

意識混濁の段階
救急現場などでは、意識混濁の評価法として、Japan Coma Scales（3-3-9度方式）が使用されている。

朦朧状態
てんかんや脳震盪後などに出現することがある。

せん妄
手術直後にみられる術後せん妄、アルコール離脱後の振戦せん妄、高齢者にみられる夜間せん妄などがある。

知的障害と認知症
知的障害は知的発達が一定の水準まで発達せずに永続的に停滞してしまった状態をいう。一方、認知症は一旦獲得された知能が生活機能に大きな支障を来す程度に永続的に低下した状態をいう。

全生活史健忘
自分の姓名や出自などの生活史は全く思い出せないが、生活上の常識などの記憶は保持されている状態をいう。

させられ（作為）体験
自分の思考や体験が他者にさせられていると感じる体験で、統合失調症にみられる。

言葉のサラダ
重度の滅裂思考では無関係な単語の羅列だけとなり、これを言葉のサラダと呼ぶ。

連合弛緩
思考のつじつまがあわず、まとまらない思考の異常で滅裂とまではいえない軽度の異常をいう。

妄想気分
周囲が漠然と変わった、不気味だと感じられる状態。たとえば、「世界が滅亡する」と感じる世界没落体験が知られている。

妄想着想
誘因なく突然ひらめき、確信する考えである。たとえば、「自分は仏陀のうまれかわりだ」などと確信する。

妄想知覚
正常な知覚に異常な意味づけをし、確信する考えである。たとえば、「蛍光灯が点滅したから、母が死んだ」などと確信する。替え玉妄想（カプグラ症候群）は妄想知覚の例で、よく知っている人が瓜二つの替え玉と入れ替わっていると確信する。

微小妄想
うつ病において、自己を過少評価した内容の妄想をいう。貧困・心気・罪業妄想の他に、「自分は永遠に苦しみ続けて死ぬことさえできない」と確信的に考え続ける不死妄想（コタール症候群）がある。

嗅、幻味、幻触)、その他にも身体の異常感が出現する体感幻覚も知られている。一方、錯覚は実際にあるものを間違って知覚することをいう。暗闇に揺れるカーテンが人に見えるような恐怖に伴う錯覚は健常人でもみられる。

⑤思考の異常

(a) 思考過程（思路）の異常：観念が次々に浮かび、思いつきや外的刺激によって思考の方向性（思路）が最初の目標からそれて、まとまらなくなる思考の異常を観念奔逸といい、躁状態にみられる。逆に、観念がなかなか浮かばず、思考の進行が遅い状態を思考制止といい、うつ状態でみられる。思考途絶は思考の進行が突然中断するもので、統合失調症に特異的で、させられ（作為）体験や幻覚によることがある。思考に意味のある結びつきがみられず、まとまりに欠ける異常のうち、身体因性精神障害における意識障害を伴う場合は思考散乱といい、意識障害はみられない場合を滅裂思考という。後者は統合失調症でみられる。観念の切りかえが上手くできず、思考の進行が妨げられた状態を保続といい、脳器質性疾患でみられる。思考の目標は失われないが、一つひとつの観念にこだわり、思考の進行が遅いものを迂遠といい、てんかんや認知症でみられる。

(b) 思考体験様式の異常：強迫観念とは、不合理だとわかっているにも関わらず繰り返し浮かんでしまう観念であり、しばしばその観念の内容は本人を苦しめるが、自分の思考であると認識されていることがさせられ体験とは異なる。戸締りや火の元を確認したことへの疑念が頭から離れない場合などがその例である。一方、優格観念とは、不合理とはいえないが、ある思考が特定の感情に支配されて持続するものをいう。たとえば、近親者との死別後にそのことばかり考え続ける場合をいう。

(c) 思考内容の異常：妄想とは、誤った思考内容にもかかわらず、確信的で、論理的な説得でも訂正不能なものをいう。優格観念も訂正させることが難しいが、心理的に了解できて、誤った内容とはいえない点が妄想とは異なる。突然不合理で確信的な思考が発生する一次妄想と、妄想の発生や内容が心理的に追えるような二次妄想がある。一次妄想には、妄想気分、妄想着想、妄想知覚があり、統合失調症や脳器質疾患でみられる。二次妄想の例として、躁病患者の誇大妄想や、うつ病患者の貧困妄想、心気妄想、罪業妄想などがある。

⑥感情の異常

躁状態で発現する爽快（高揚）気分や、うつ状態で発現する抑うつ気

分は動機なく生じる。多幸は爽快気分に類似しているが、空虚で、あらゆることに楽天的である点で異なり、酩酊や脳器質疾患などでみられる。

感情鈍麻（感情の平板化）は、普通なら感情反応が起こるような場面でも、それが起こらない状態で、統合失調症の慢性期にみられる。高等感情鈍麻とは、道徳的・美的感情が低下する状態で、認知症などでみられる。

感情失禁とは、些細なことで号泣して、なかなか泣き止まないなど、感情の表出抑制が調整できなくなった状態で、脳器質疾患（特に多発性脳梗塞）でみられるものをいう。情動が不安定であっても、脳器質疾患がない場合には感情失禁にはあたらない。

⑦意志や行動の異常

欲動が減退すると自発性や活動性が低下し、欲動が亢進すると興奮が生じる。欲動に対する統制が減弱すると、衝動行為が発現する。

昏迷とは、意識は清明で周囲の状況も認識しているにも関わらず、外界刺激に全く反応せず、無動無言の状態をいう。うつ病や統合失調症でみられる。緊張型統合失調症では、昏迷と、急激に起こり意志の統制を欠いた激しい興奮が交互に発現することが多い。

(2) 症候群と状態像

通常は関連のある精神症状が一定の様式で組み合わさって出現するが、それらの組み合わせを「症候群（syndrome）」と呼ぶ。精神障害の診断が確定される前に、暫定的に症状や症候群によって形成された全体像を状態像としてとらえ、記述することがある。その例として、健忘症候群、錯乱状態、幻覚・妄想状態、うつ状態などがある。

[3] 精神疾患（精神障害）の分類

精神現象は目に見えず、ただ言動や行動の異常としてのみ他者の目にとまるため、その診断は非常に曖昧なものになりやすく、精神疾患（障害）の分類は何度も変更を余儀なくされてきたという歴史がある。精神科医の経験年数や学派によって診断が大きく異なるという時代もあった。そのため、誰もが同じように診断を下せる分類が求められるようになり、世界保健機構によるICD（International Classification of Diseases）分類やアメリカ精神医学会によるDSM（Diagnostic and Statistical Manual of Mental Disorders）分類などの操作的診断基準と呼ばれる疾患（疾病）分類が誕生した。

しかし、これらの診断基準では、病因を問わず、ある程度臨床経験があ

欲動
生命や精神活動をけん引するエネルギーのことである。精神的欲動には種々の欲望があり、身体的欲動には食欲、睡眠欲、排泄欲、性欲などがある。

健忘症候群
コルサコフ症候群とも呼ばれる。記銘力低下、見当識障害、健忘、作話からなる。アルコール精神病、急性脳障害の回復期などに発現することがある。

錯乱状態
意識混濁に興奮や幻覚などを伴った状態で、せん妄や朦朧状態でも生じる。

うつ状態
気分や意欲の低下した状態。うつ病だけではなく、甲状腺機能障害や脳梗塞後など、さまざまな要因でみられるので、鑑別が必要である。

操作的診断基準
その疾患の診断を下すために必要な症状の数や、反対に診断を確定するために除外しなければならない項目などをあらかじめ取り決めて、それに従って診断を下す手順を有する疾患分類をいう。

る精神科医であれば明らかである訴えや行動の異常（症状）を抽出することによって診断を下すため、それだけでは治療的アプローチに必要な情報が得られない。にもかかわらず、精神科医がこれらの診断基準にのみ依拠するという誤用が広まった結果、彼らの診断や面接の技術を劣化させているという問題点が指摘されている。

ICD分類やDSM分類では、2つ以上の精神障害を併存して診断することが許されているのも特徴の1つである。その場合、治療上、優先されるべき診断を特定することが望ましい。

なお、わが国では、行政や疾患統計、保険業務などではICD分類が使われているが、臨床や研究ではDSM分類も併用されている。現在、ICD分類は第10版（1992年）が、DSM分類は第5版（2013年）が使用されている。

(1) ICD分類　第10版（ICD-10）

世界保健機構（WHO）による国際疾病（ICD）分類において、精神障害の分類は、第Ⅴ章にFコードを冠して掲載されており、100種におよぶ各障害にはそれぞれコード番号が付与されている。その概要を表3-6に記す。

「精神病」と「精神病でないもの（神経症）」とに二分する伝統的な診断区分はICD-9まではみられたが、ICD-10では、それは廃され、「神経症性

表3-6　ICD-10診断カテゴリー

F0：症状性を含む器質性精神障害 　　アルツハイマー病型認知症などの認知症、せん妄、脳損傷や身体疾患による精神障害、脳損傷や脳機能不全によるパーソナリティおよび行動の障害など
F1：精神作用物質使用による精神および行動の障害 　　急性中毒、依存、離脱状態、精神病性障害、健忘症候群など
F2：統合失調症、統合失調型障害および妄想性障害
F3：気分（感情）障害 　　躁病エピソード、双極性感情障害（躁うつ病）、うつ病エピソード 　　持続性気分障害など
F4：神経症性障害、ストレス関連性障害および身体表現性障害 　　恐怖症性不安障害、強迫性障害、適応障害、解離（転換）性障害、身体表現性障害など
F5：生理的障害および身体的要因に関連した行動症候群 　　摂食障害、非器質性睡眠障害、性機能不全、依存を生じない物質の乱用など
F6：成人のパーソナリティおよび行動の障害 　　特定のパーソナリティ障害、習慣および衝動の障害、性同一性障害、性嗜好障害など
F7：精神遅滞［知的障害］
F8：心理発達の障害 　　学力の特異的発達障害、広汎性発達障害
F90-F98：小児期および青年期に通常発症する行動および情緒の障害 　　多動性障害、行為障害、チック障害など
F99：特定不能の精神障害

障害、ストレス関連障害および身体表現性障害」（F4）というグループの表題にのみ、その名残がみられる。ICD-10ではこのような二分法に代わって、認識される症状や主題の類似性による分類がなされるようになった。その意味では、ICD-10で採用されている「精神病性（psychotic）」という用語は、単に認知できる症状の抽出によっているだけで、病態の本質を問題にしていない。

伝統的に用いられてきた「ヒステリー」という用語も、さまざまな意味で用いられて混乱を来すという理由から、用いられなくなっている。その結果、従来、「ヒステリー」として記載されていた障害は「解離（転換）性障害」（F4）としてまとめられた。

現在、ICD分類第11版の刊行準備が進められているが、その作業チームは後述のDSM分類第5版と、その分類構成をできる限り一致させるように協議しているという。

(2) DSM分類　第5版（DSM-5）（表3-7）

2013年にDSM-5が刊行されるまでの19年あまり、DSM分類第4版（DSM-Ⅳ）が国際的にも広く使用されていた。

DSM-5では、DSM-Ⅳで採用されていた多軸評定システムが廃されるなどの大きな変更がいくつかある。

多軸評定システムとは、Ⅰ軸に「臨床疾患」、Ⅱ軸「パーソナリティ障害、精神遅滞（知的障害）」、Ⅲ軸に「一般身体疾患」、Ⅳ軸に「心理社会的および環境的問題」、Ⅴ軸に「機能の全体評定」を記載することを通して、精神障害によって生じる機能水準にも目を向けることによって、それぞれ異なる人生をもった一人の人間としての患者を包括的に診断することを目指したものだった。しかし、それは、結果的には、臨床的にあまり用いられなかった。そのため、DSM-5では、DSM-ⅣでⅠ軸、Ⅱ軸、Ⅲ軸とされたものは並列に分類された。たとえば、Ⅲ軸の「一般身体疾患」は、それぞれの障害の中に「他の医学的疾患による……」という項目として、精神障害との関連性がより明確に表記されるように変更された。Ⅳ軸の「心理社会的および環境的問題」やⅤ軸の「機能の全体評定」は、ICD分類（ICD-10-CMのZコード）と共通の項目だてで記載するように変更された。

DSM-5の編者によれば、分類は「幼少期に明らかになる発達経過を反映されると考えられる診断で始まり、思春期・青年期になって明らかになる診断に続き、成人期・老年期に関連した診断で終わる」ように構成したというが、たとえば、6～10歳ころに明らかになることが多い「重篤気分調節症」が「抑うつ障害群」に分類されていたり、子どもの障害である

表3-7　DSM-5診断カテゴリー

神経発達症群／神経発達障害群
知的能力障害群、コミュニケーション症群／コミュニケーション障害群、自閉スペクトラム症／自閉症スペクトラム障害、注意欠如・多動症／注意欠如・多動性障害、限局性学習症／限局性学習障害、チック症／チック障害群など

統合失調スペクトラム障害および他の精神病性障害
統合失調型（パーソナリティ）障害、妄想性障害、統合失調症、統合失調感情障害など

双極性障害および関連障害群
双極Ⅰ型障害、双極Ⅱ型障害、気分循環性障害など

抑うつ障害群
重篤気分調節症、うつ病（DSM-5）／大うつ病性障害、持続性抑うつ障害（気分変調症）、月経前不快気分障害など

不安症群／不安障害群
分離不安症／分離不安障害、選択性緘黙、限局性恐怖症、社交不安症／社交不安障害、パニック症／パニック障害、広場恐怖症、全般不安症／全般性不安障害など

強迫症および関連症群／強迫性障害および関連障害群
強迫症／強迫性障害、醜形恐怖症／身体醜形障害、ためこみ症、抜毛症、皮膚むしり症など

心的外傷およびストレス因関連障害群
反応性アタッチメント障害／反応性愛着障害、心的外傷後ストレス障害、急性ストレス障害、適応障害など

解離症群／解離性障害群
解離性同一症／解離性同一性障害、解離性健忘など

身体症状症および関連症群
身体症状症、病気不安症、変換症／転換性障害（機能性神経症状症）など

食行動障害および摂食障害群
異食症、反芻症／反芻性障害、神経性やせ症／神経性無食欲症、神経性過食症／神経性大食症など

排泄症群
遺尿症、遺糞症など

睡眠―覚醒障害群
不眠障害、過眠障害、ナルコレプシー、レム睡眠行動障害、レストレスレッグ症候群（むずむず脚症候群）など

性機能不全群
射精遅延、勃起障害、女性オルガズム障害など

性別違和
秩序破壊的・衝動制御・素行症群

物質関連障害および嗜癖性障害群
アルコール、オピオイド、精神刺激薬、睡眠薬、ギャンブルなど

神経認知障害群
せん妄、種々の認知症など

パーソナリティ障害群
統合失調型パーソナリティ障害、境界性パーソナリティ障害など

パラフィリア障害群
窃視障害、小児性愛障害、フェティシズム障害、異性装障害など

「反応性アタッチメント障害」が「心的外傷およびストレス因関連障害群」に分類されていたりするなど、必ずしも発達段階を優先して分類しているわけではないので、注意が必要である。

DSM-Ⅳで問題となっていた「特定不能の……」の分類は、DSM-5でも残っている。「特定不能の……」の分類の存在意義は、不確かな情報での過剰診断を避ける目的にあるが、たとえ治療初期に「特定不能の……」と診断したとしても、その後の過程で適宜、診断を再検討することが重要である。

(3) 古典的な精神疾患（疾病）の分類

　古典的に、精神疾患はその要因の別によって、内因性精神疾患と外因性精神疾患とに大別されていた。

　内因性精神疾患とは、現在の精神医学では解明されていない（つまり原因不明の）脳の器質的な異常によって生じる疾患で、統合失調症、躁うつ病（うつ病、双極性障害）、てんかん、非定型精神病がこの分類に入った。

　外因性精神疾患は、さらに、「心因性」と「身体因性」とに分けられた。心因性精神疾患には神経症、心因反応（心因性精神病も含む）が分類され、身体因性精神疾患には、①脳に一次的に侵襲が加えられたことによって生じた脳器質性精神疾患と中毒性精神疾患、②身体症状の悪化に伴い、脳に二次的に侵襲が加えられたことによって生じた症状精神病とに分類された。

6. 難病

A. 難病の定義

　難病とは、原因不明、治療方針未確定であり、かつ後遺症を残す恐れが少なくない疾病のことをいう。疾病の経過が慢性であるため、経済的のみならず、介護などに著しく人手を要するために家族の負担が重く、また精神的にも負担が大きい。そのため、国が特定疾患治療研究対象として、56疾患を指定した（表3-8）。

　難病対策の概要として、①調査研究の推進、②医療施設等の整備、③地域における保健、医療、福祉の充実、連携、④ QOL の向上を目指した福祉施策の推進、⑤医療費の自己負担の軽減が挙げられる。

表 3-8 特定疾患治療研究事業対象疾患

1. ベーチェット病	33. 特発性大腿骨頭壊死症
2. 多発性硬化症	34. 混合性結合組織病
3. 重症筋無力症	35. 原発性免疫不全症候群
4. 全身性エリテマトーデス	36. 特発性間質性肺炎
5. スモン	37. 網膜色素変性症
6. 再生不良性貧血	38. プリオン病
7. サルコイドーシス	（1）クロイツフェルト・ヤコブ病
8. 筋萎縮性側索硬化症	（2）ゲルストマン・ストロイスラー・シャインカー病
9. 強皮症／皮膚筋炎および多発性筋炎	（3）シャイ・ドレーガー症候群
10. 特発性血小板減少性紫斑病	39. 肺動脈性肺高血圧症
11. 結節性動脈周囲炎	40. 神経線維腫症Ⅰ型／神経線維腫症Ⅱ型
（1）結節性多発動脈炎	41. 亜急性硬化性全脳炎
（2）顕微鏡的多発血管炎	42. バッド・キアリ（Budd-Chiari）症候群
12. 潰瘍性大腸炎	43. 慢性血栓塞栓性肺高血圧症
13. 大動脈炎症候群	44. ライソゾーム病
14. ビュルガー病（バージャー病）	（1）ライソゾーム病
15. 天疱瘡	（2）ファブリー病
16. 脊髄小脳変性症	45. 副腎白質ジストロフィー
17. クローン病	46. 家族性高コレステロール血症（ホモ接合体）
18. 難治性肝炎のうち劇症肝炎	47. 脊髄性筋萎縮症
19. 悪性関節リウマチ	48. 球脊髄性筋萎縮症
20. パーキンソン病関連疾患	49. 慢性炎症性脱髄性多発神経炎
（1）進行性核上性麻痺	50. 肥大型心筋症
（2）大脳皮質基底核変性症	51. 拘束型心筋症
（3）パーキンソン病	52. ミトコンドリア病
21. アミロイドーシス	53. リンパ脈管筋腫症（LAM）
22. 後縦靱帯骨化症	54. 重症多形滲出性紅斑（急性期）
23. ハンチントン病	55. 黄色靱帯骨化症
24. モヤモヤ病（ウィリス動脈輪閉塞症）	56. 間脳下垂体機能障害
25. ウェゲナー肉芽腫症	（1）PRL分泌異常症
26. 特発性拡張型（うっ血型）心筋症	（2）ゴナドトロピン分泌異常症
27. 多系統萎縮症	（3）ADH分泌異常
（1）線条体黒質変性症	（4）下垂体性TSH分泌異常症
（2）オリーブ橋小脳萎縮症	（5）クッシング病
（3）シャイ・ドレーガー症候群	（6）先端巨大症
28. 表皮水疱症（接合部型および栄養障害型）	（7）下垂体機能低下症
29. 膿疱性乾癬	
30. 広範脊柱管狭窄症	
31. 原発性胆汁性肝硬変	
32. 重症急性膵炎	

B. 難病の種類

特定疾患のうち、経過中の介護の重要度の高い疾患を取り上げる。

[1] 脊髄小脳変性症

小脳、脳幹、脊髄、末梢神経などの変性による進行性の運動失調を主体

とする変性疾患群である。多くは遺伝性である。障害される部位により症状もさまざまであるが、運動失調ではふらつき、歩行不安定、言語不明瞭、書字障害などで、進行すると歩行困難となる。嚥下障害を呈することもあり、嚥下筋の協調運動障害である。錐体外路障害として、固縮、寡動、振戦などの他、種々の不随意運動が認められる。錐体路障害として、随意運動障害、筋力低下、固縮、寡動、深部反射の亢進、バビンスキー徴候などの病的反射が出現する。自律神経障害では起立性低血圧や、排尿障害が認められる。さらに、眼振等の眼症状も特徴的である。知能障害は認められないが、認知症となるものもある。

(1) オリーブ橋小脳萎縮症（OPCA）

40歳代で発症。遺伝性と非遺伝性があり、歩行障害で発症する。進行が速く、数年で寝たきりとなり、生命予後は最も悪い。

(2) 皮質性小脳萎縮症

遺伝性では30歳代、非遺伝性では平均57歳と発症が遅い。症状もゆっくりと現れ進行も非常にゆっくりである。

(3) マシャド・ジョセフ病（MJD）

常染色体優性遺伝で、遺伝性のものの中では最も多い。若年発症が多く、非常に多彩な症状をあらわす。

(4) フリードライヒ型失調症

常染色体劣性遺伝。大半は10歳までに発症。典型的な脊髄型。下肢に強い深部知覚障害を生じ、ロンベルグ徴候が特徴的である。また、足の奇形がこの疾患に特徴的であり、凹足、母趾のハンマー状変形などがある。

[2] 筋萎縮性側索硬化症（ALS）

脊髄、脳幹や大脳皮質の運動ニューロンのみが選択的に障害され、重篤な筋萎縮と筋力低下を起こし、きわめて進行が速く、発病5年以内に呼吸筋麻痺を起こし、予後不良である。運動ニューロン病のうちで最も多い。有病率は10万人に5人程度であり、男性に多く、女性の2倍である。中年以降に発症することが多く、約90％が遺伝の認められない孤発例である。

病状

片側の手指の運動障害・易疲労性が初発症状として多く、その後、手の筋力低下（小指筋）や筋萎縮（猿手、鷲手）が認められるようになる。筋力低下、筋萎縮は経過とともに全身に及ぶ。これと同時に繊維束性れん縮も出現し、舌の萎縮、構語・嚥下および呼吸障害などの球麻痺症状が出現し、人工呼吸器が必要となる。また深部腱反射亢進やバビンスキー反射などの病的反射も出現する。

ロンベルグ徴候
足をそろえた立位で閉眼すると身体のバランスが悪く、前後左右に動揺すること。狭義には脊髄後索障害にみられるものを指す。

球麻痺
脳幹の延髄病変で迷走神経・舌咽神経と舌下神経が、核・核下性に両側性に障害され発語、嚥下、咀嚼ができなくなる（真性）。

この他に ALS の特徴として、運動系のみが選択的に障害されるため、知覚障害は出現しない。また、直腸、膀胱の機能はよく保たれ、眼球運動を支配する外眼筋も障害されにくく、褥瘡の発生はまれである。さらに、知的障害はほとんど認められない。

[治療]

グルタミン酸放出抑制剤のリルゾールが進行を遅らせることが確かめられている。

(1) 再生不良性貧血

血液中の赤血球、白血球、血小板のすべてが減少する疾患である（汎血球減少症）。女性が男性より多く 1.5 倍であり、男女とも 20 歳代と 60〜70 歳代に発症のピークが認められる。

治療は免疫抑制剤と骨髄移植がある。ちなみに、日本での 16 歳以上の骨髄移植の長期予後は 70％以下である。

(2) サルコイドーシス

> **サルコイドーシスの不整脈**
> 房室ブロック、洞機能不全症候群（SSS）などがあり、これらはペースメーカーが必要なことが多い。

原因不明で、全身のいろいろな臓器（両側肺門リンパ節、肺、眼、皮膚、唾液腺、心臓、神経、筋肉など）に結核によく似た病巣を作る（非乾酪性類上皮細胞肉芽腫）。治療はステロイド。心病変（不整脈が多い）に対してはペースメーカーが必要になることもある。

(3) 潰瘍性大腸炎

大腸粘膜を侵し、しばしばびらんや潰瘍を形成する原因不明の大腸のびまん性非特異性炎症である。発症のピークは 20 歳代。内科的治療としては 5-アミノサリチル酸製剤、ステロイド、免疫抑制剤などがあり、内科的治療にて改善が認められず増悪傾向の場合には手術を考慮する。

(4) 全身性エリテマトーデス（SLE）

抗 DNA 抗体などの免疫複合体の組織沈着により起こる全身性炎症性病変を特徴とする自己免疫疾患である。20〜40 歳代の若い女性に多い。治療はステロイドや免疫抑制剤が中心となる。

C. 介護保険の特定疾患

[1] 介護保険制度とは

介護保険法により、加齢に伴って生じる心身の変化に起因する疾病などにより、入浴、食事などの介護、機能訓練並びに看護および療養上の管理、その他医療を要する者に対して、自立した日常生活を送れるように必要な保険医療サービスや福祉サービスに係わる給付を行うために、国民の共同連帯の理念に基づき介護保険制度が制定された。これは国民の保険医

療の向上および福祉の増進を計ることを目的とする。

　介護保険制度は、40歳以上の人全員を被保険者とした、市町村が運営する、強制加入の公的社会保険制度である。被保険者は保険料を納め、介護が必要と認定されたときに、費用の一部（原則10%）を支払って介護サービスを利用できる。

　介護保険制度の特徴は、従来の行政主導の制度（市町村が利用できるサービスを一方的に定める仕組み）と異なり、利用者が直接介護サービス事業者と契約してサービスを選択できる利用者本位の仕組みであることである。また民間企業など多様な事業者の参入が可能である。

　2011（平成23）年の改正では、地域包括ケアを推進し、介護職員による痰など分泌物の吸引を可能にし、および地域密着型サービスの公募、選考による指定を可能にした。

　2012（平成24）年の改正では、認知症施策検討プロジェクトチームが「認知症施策推進5か年計画（オレンジプラン）」を発表した。その内容は、
　①標準的な認知症ケアパスの作成・普及
　②早期診断、早期対応
　③地域での生活を支える医療サービスの構築
　④地域での生活を支える介護サービスの構築
　⑤地域での日常生活・家族の支援の強化
　⑥若年性認知症施策の強化
　⑦医療・介護サービスを担う人材の育成
　である。

[2] 介護保険の分類と受給条件
(1) 被保険者の分類
　①第1号被保険者：市町村の区域内に住所のある65歳以上の人。
　②第2号被保険者：市町村の区域内に住所のある40歳以上65歳未満で医療保険に加入している人が特定16疾病に起因する介護状態になった場合。外傷に起因する場合は対象にならない。

[3] 特定16疾病 (表3-9)
(1) 初老期における認知症
　①アルツハイマー病：視空間認知機能障害が多い。
　②ピック病：人格変化、意欲低下、判断力低下で始まり、言語障害が出現し認知症が進行する。記憶障害は軽度である。
　③脳血管性認知症：感情失禁が特徴的。

表 3-9 介護保険における特定 16 疾病の症候・所見のポイント

疾病名	症候・所見
がん（がん末期）	以下のいずれかにより悪性新生物であると診断され、かつ、治癒を目的とした治療に反応せず、進行性かつ治癒困難な状態にあるもの。 ①組織診断または細胞診により悪性新生物であることが証明されているもの。 ②組織診断または細胞診により悪性新生物であることが証明されていない場合は、臨床的に腫瘍性病変があり、かつ、一定の時間的間隔をおいた同一の検査（画像診査等）等で進行性の性質を示すもの。 注）ここでいう治癒困難な状態とは、概ね6月間程度で死が訪れると判断される場合を指す。なお、現に抗がん剤等による治療が行われている場合であっても、症状緩和等、直接治癒を目的としていない治療の場合は治癒困難な状態にあるものとする。
関節リウマチ	指の小関節から股・膝のような大関節まであらゆる関節に炎症が起こり、疼痛・機能障害が出現する。とくに未明から早朝に痛みとこわばりが強い。筋、腱にも影響し筋力低下や動作緩慢が顕著になる。頸椎、肺病変を伴うこともあり、症状に日差がある。
筋萎縮性側索硬化症	筋萎縮・筋力低下、球麻痺、筋肉の線維束性収縮、錐体路症状を認める。それに反して感覚障害、眼球運動障害、膀胱直腸障害、褥瘡は原則として末期まで認めない。
後縦靭帯骨化症	靭帯の骨化は頸椎に最も多く、頸髄の圧迫では手足のしびれ感、運動障害、腱反射亢進、病的反射出現等の痙性四肢麻痺となる。胸髄圧迫では上肢は異常なく、下肢の痙性対麻痺となる。
骨折を伴う骨粗鬆症	脊椎圧迫骨折……腰背部痛を伴う脊柱の変形が特徴である。軽微な外傷後もしくは誘因なく急性の腰痛を生じ寝たきりになることが多い。 大腿骨頸部骨折・転子部骨折……転倒等の後に、大転子部の痛みを訴え起立不能となる。膝の痛みを訴える場合もある。転位の少ない頸部骨折の場合、歩行可能な場合もある。
初老期の認知症（アルツハイマー病、レビー小体病、血管性認知症等）	アルツハイマー病……初期の主症状は、記憶障害である。また、意欲の低下、物事の整理整頓が困難となり、時間に関する見当識障害がみられる。 中期には、記憶の保持が短くなり、薬を飲んだことを忘れたり、同じ物を何回も買ってくるようになる。後期には、自分の名前を忘れたり、トイレがわからなくなったり、部屋に放尿するようになる。また失禁状態に陥る。薬物治療で進行の遅延効果が得られる場合がある。 レビー小体病……進行性の認知症。リアルな幻視体験が特徴。パーキンソン症状が先行する事もあり薬物治療で効果が得られる場合がある。 血管性認知症……初発症状として物忘れで始まることが多い。深部腱反射の亢進、足底反射、仮性球麻痺、歩行異常等の局所神経徴候を伴いやすい。一般に、記憶障害はかなりあっても、判断力は保持されており、人格の崩壊は顕著でないことが多い。
脊髄小脳変性症	初発症状は歩行のふらつき（歩行失調）が多い。非常にゆっくりと進行。病型により筋萎縮や不随意運動、自律神経症状等で始まる。最終的には能動的座位が不可能となり、寝たきり状態となる。
脊柱管狭窄症	腰部脊柱管狭窄症……腰痛、下肢痛、間欠性跛行を主訴とする。 頸部脊柱管狭窄症……両側の手足のしびれで発症するものが多い。手足のしびれ感、腱反射亢進、病的反射出現等の痙性四肢麻痺を呈する。
早老症（ウェルナー症候群等）	若年者で老人性顔貌、白髪、毛髪の脱落とともに肥満の割に四肢が細い。若年性白内障、皮膚の萎縮と角化、足部皮膚潰瘍、四肢の筋肉・脂肪組織・骨の萎縮、血管・軟部組織の石灰化、性腺機能低下症、糖尿病、髄膜腫等を認める。
多系統萎縮症	以下の特徴を有する疾患で、自律神経症状が強いものを「シャイ・ドレーガー症候群」、パーキンソン症状が強いものを「線条体黒質変性症」、小脳症状が強いものを「オリーブ橋小脳萎縮症」とする。 ①起立性低血圧、排尿障害、発汗低下といった自律神経症状 ②筋肉のこわばり、ふるえ、動作緩慢、小刻み歩行といった、パーキンソン症状 ③立位や歩行時のふらつき、呂律が回らない、字がうまく書けないといった、小脳症状 現在、根本的な治療法はなく、症状の進行は緩徐であるが、進行性で、発症からの余命はおよそ10年程度の場合が多い。

疾病名	症候・所見
糖尿病性腎症、糖尿病性網膜症、糖尿病性神経障害	糖尿病性腎症……糖尿病の罹病期間が長い。糖尿病に伴う蛋白尿を呈する。また、高血圧と浮腫を伴う腎機能障害を認める。 糖尿病性網膜症……主な症候は視力低下。末期まで視力が保たれることもあり、自覚症によると手遅れになりやすい。 糖尿病性神経障害……下肢のしびれ、痛み等を認める。
脳血管疾患 (脳出血、脳梗塞等)	脳出血……発症状況と経過は一般に頭痛、悪心、嘔吐をもって始まり、しだいに意識障害が進み、昏睡状態になる。半身の片麻痺を起こすことが多く、感覚障害、失語症、失認、失行、視野障害等が見られる。 脳梗塞……発症状況と経過は、アテローム血栓症脳梗塞やラクナ梗塞では、夜間安静時に発症し起床時に気が付かれ、症状が徐々に完成することが多く、心原性脳塞栓症では、日中活動時に突発的に発症して症状が完成することが多い。 高次脳機能障害……言語・思考・記憶・行為・学習・注意障害等が生じるが、外見からはわかりにくく、社会生活をさまたげることが多い。
パーキンソン病、進行性核上性麻痺、大脳皮質基底核変性症 (パーキンソン病関連疾患)	いずれも筋肉のこわばり、ふるえ、動作緩慢、小刻み歩行といった、パーキンソン症状を主な症状とする疾患であるが、 ①パーキンソン病は、パーキンソン症状を中心とし、薬剤などの治療効果が高いものが多い。 ②進行性核上性麻痺は、異常な姿勢(頸部を後屈させ、顎が上がる)や、垂直方向の眼球運動障害(下方を見にくい)といった多彩な症状を示し、根本的な治療法がなく、発病後、寝たきりになるまでの期間の多くは5～10年程度である。 ③大脳皮質基底核変性症は、パーキンソン症状と大脳皮質症状(手が思うように使えないなど)が同時にみられ、根本的な治療法や症状を改善する特効薬がなく、発病後寝たきりになるまでの期間の多くは5～10年である。 等、症状や病状の進行に差が見られる。
閉塞性動脈硬化症	問診で閉塞病変に由来する症状―下肢冷感、しびれ感、安静時痛、壊死等があるかどうか聞く。視診により下肢の皮膚色調、潰瘍、壊死の有無をチェックする。触診ですべての下肢動脈の拍動の有無を調べる。
慢性閉塞性肺疾患 (肺気腫、慢性気管支炎、気管支喘息、びまん性汎細気管支炎)	肺気腫……ほとんどが喫煙者で、男性に多い。体動時呼吸困難が特徴的であるが、出現するのはある程度病変が進行してからである。咳、痰を訴えることもある。 慢性気管支炎……喫煙者に多く、慢性の咳、痰を認める。体動時呼吸困難は、感染による急性増悪時には認めるが、通常は軽度である。身体所見では、やや肥満傾向を示す人が多いといわれる。 気管支喘息……発作性の呼吸困難、喘鳴、咳(特に夜間・早朝)が、症状がない時期をはさんで反復する。気道閉塞が自然に、または治療により改善し、気流制限は可逆的である。その他、気道過敏症を示す。 びまん性汎細気管支炎……呼吸細気管支領域にびまん性炎症により、強い呼吸障害をきたす。初期には肺炎球菌、インフルエンザ桿菌等が感染菌となりやすく、痰、咳、喘鳴を呈し、長引くと菌交代現象を起こし、緑膿菌感染になり重症化しやすい。
両側の膝関節または股関節の著しい変形を伴う変形性関節症	初期の場合は、歩行し始めの痛みのみであるが、次第に、荷重時痛が増え、関節可動域制限が出現してくる。

出典) 東京都医師会『介護保険における特定疾病診断の手引き』東京都医師会雑誌51(9), 1999, pp.1763-1821 を一部改変.

④クロイツフェルト・ヤコブ病：潜伏期間は長いが発症すると亜急性に進行し、認知症、錐体路・錐体外路症状、ミオクロニーが主な特徴である。

(2) 脳血管疾患

①脳出血

②脳梗塞
(3) 筋萎縮性側索硬化症
(4) パーキンソン病
(5) 脊髄小脳変性症
(6) シャイ・ドレーガー症候群

　起立性低血圧による立ちくらみや失神、排尿困難、便秘などの自律神経障害を認める。進行すると小脳症状、パーキンソン症状、筋萎縮なども生じる。

(7) 糖尿病性腎症・糖尿病性網膜症・糖尿病性神経障害
(8) 閉塞性動脈硬化症

　全身の主要動脈が動脈硬化のために狭窄もしくは閉塞をきたし、阻血症状（冷感、痺れ、安静時疼痛、チアノーゼ、潰瘍、壊死）が出現する。

(9) 慢性閉塞性肺疾患
　①肺気腫：肺胞壁の破壊により末梢の含気区域が異常に拡大することが特徴。
　②慢性気管支炎
　③気管支喘息
　④びまん性汎細気管支炎

(10) 両側の膝関節または股関節に著しい変形を伴う変形性関節症
(11) 関節リウマチ
(12) 後縦靱帯骨化症

　頸椎の靱帯の骨化が最も多く、頸髄圧迫では両側の手足のしびれ、運動障害、腱反射亢進、病的反射出現などの痙性四肢麻痺となる。胸髄圧迫では下肢の痙性麻痺となる。

(13) 脊柱管狭窄症
　①腰部脊柱管狭窄症：間欠性跛行、腰痛、下肢痛
　②頸部脊柱管狭窄症：痙性四肢マヒ

(14) 骨折を伴う骨粗鬆症：寝たきり老人の原因の主なものの1つ。
(15) 早老症（ウェルナー症候群）

　成人早老症ともいい、若年者で老人性顔貌、白髪、毛髪の脱落、肥満の割に手足が細い、白内障、皮膚の萎縮と角化、足部皮膚潰瘍、四肢の筋肉・骨などの萎縮、血管の石灰化、性腺機能低下、糖尿病、髄膜腫等を認める。

(16) 小児がんをのぞく末期がん

痙性麻痺
上位運動ニューロン（錐体路）障害で見られ、筋緊張亢進、腱反射亢進、病的反射の出現、巧緻運動の障害と筋力低下を特徴とする。

間欠性跛行
一定距離を歩くと下肢筋肉の疼痛のために、歩行を続けることができなくなるが、休息をとると疼痛が消失して歩行可能となる。しかし、続けて歩行すると同様症状が繰り返される。

7. その他障害に関係の深い症候群

A. 脳性麻痺

出産時の損傷、周産期の低酸素血症や未熟児などが原因で脳の発育が障害される病気である。脳はエネルギーの消費が大きい器官であり、酸素と血流が少ないと脳を傷害しやすい。

臨床症状として、片麻痺、四肢麻痺、両麻痺、運動失調、アテトーゼの5つの病態がある。

(1) 片麻痺

このタイプのものは出生直後には見られず、生後3ヵ月ごろ乳児が片手しか動かさないために親が気づくことが多い。出産時の外傷の1つ、腕神経叢麻痺との鑑別が必要。腕神経叢麻痺と異なり、上肢のみならず、下肢にも痙性麻痺をみとめる。つまり、下肢が内反尖足の形をとる。また、ものの大きさ、手触り、形を認識できない失認、視野が半分見えない半盲を伴うこともある。

(2) 四肢麻痺

最も重症のタイプ。精神遅滞、てんかんを合併することがある。

(3) 両麻痺

このタイプでは上肢よりも下肢のほうが侵される。両下肢に著明な痙直がみられ、脇の下を支えて持ち上げると内転筋の緊張が強く、両下肢を交叉し、立たせようとすると尖足が強く、つま先で立つ。歩ける場合も両下肢を交叉させ、体を動揺させた特殊な歩行である。

(4) 運動失調

きわめてまれなタイプ。筋肉の緊張低下のため、体全体がぐにゃぐにゃになっている。

(5) アテトーゼ

筋肉の緊張が低下しているため、からだ全体が弓なり状になっている。1歳ごろには不随意運動が出現し、感覚系と精神活動は正常に保たれているが、言語は著明に遅れることが多い。言葉によらない意思伝達の方法を考えなければならない。

治療に関しては、異常な姿勢を治すために集中的な理学療法が必要。骨の変形を種々の整形外科的な方法により矯正することも重要である。

脳性麻痺
CP; cerebral palsy

周産期
出産前後：妊娠第28週から生後7日まで。

B. 脊髄損傷

　交通事故や転落などによる脊椎（骨の部分）の脱臼や骨折に伴い、脊髄（神経の束）が損傷され、麻痺を生じる病態である。また、もともと脊柱管狭窄がある場合、軽い外力により脊椎が過度に伸展される場合でも起こる。好発年齢は20歳と60歳に2つのピークがある。麻痺は頸髄レベルでは四肢麻痺、胸腰髄レベルでは対麻痺となる。損傷の程度は完全麻痺が25％、不全麻痺が75％の頻度である。四肢麻痺のほかに排尿障害、低血圧、発汗障害、うつ熱を合併しやすい。

　急性期の治療は局所安定性を確保（カラー固定）し、ショック状態（徐脈・低血圧）の有無を観察することが重要である。専門治療施設での治療を要する。専門病院では除圧固定術を施行する。重度麻痺の場合、横隔膜呼吸となるので十分な肺活量を維持できないため、高頻度で無気肺などの合併症が起きやすい。必要に応じて気管切開による呼吸管理を行う。介護のポイントとなるのが合併症の防止、たとえば、3時間ごとの体位交換による褥瘡の防止、排痰介助、排尿排便の介助が重要である。また、突然障害者になったため、精神的な打撃が大きいので、心の支えも大事である。

C. 変形性膝関節症

　関節軟骨の加齢に伴う退行変性や摩耗を基盤に、関節周辺部の骨の増殖性変化、二次的な滑膜炎や関節水腫を生じる疾患である。発症には肥満や下肢骨のアライメント（整列、並び方）などの因子が関与している。大多数が女性である。動き始めるときや階段昇り降りのときに痛みが生じる。さらに歩行時の痛みを示し、進行すると関節の可動域も徐々に制限される。ときに関節水腫を伴う。

　初期の治療は日常生活の指導、たとえば、長時間歩かない、重い荷物を持ち運ばない、ハイヒールを避ける、和式トイレを使わない、正座をしない、入浴やサポーターにより患部を温める、肥満を改善するなどが中心となる。運動療法、とくに大腿四頭筋を強化する運動、股関節外転筋訓練や水泳などが有効である。ヒアルロン酸ナトリウムを関節内に注入することにより歩行がしやすくなり、有効である。関節水腫など二次的な炎症所見が強いときは、貯留した関節液を穿刺排液したあとにステロイドを注入する。高齢者で高度の関節症の場合、人工膝関節置換術を行う。良好な除痛効果が得られる。

D. 関節リウマチ

関節リウマチ（RA）は可動関節滑膜の増殖により、骨・軟骨を破壊する多発性関節炎を特徴とする慢性炎症性疾患である。そして関節の機能低下とともに肺、血管などの全身臓器の機能障害を生じる自己免疫疾患の1つでもある。その病因は不明であるが、遺伝性の素因を有する個体に環境因子が作用することにより発症すると考えられている。

RAは日本での有病率が0.5～1.0%で約70万人の患者が存在すると推定され、決してまれな疾患ではない。好発年齢は30～60歳で男女比は1：3～5と女性に多い。

[診断]

診断はアメリカリウマチ学会（ACR）の関節リウマチの分類のための改訂基準（1987〔昭和62〕年）（表3-10）に沿って行われるが、この分類基準を満たさないより早期の診断を行うために、抗CCP抗体の測定、関節エコー、MRI画像による滑膜炎、骨びらん像の確認が有用とされている。

抗CCP抗体
抗シトルリン化ペプチド抗体のことであり、RAにおける感度・特異性に優れ、RAの発症初期から検出されるため早期診断の指標とされる。

表3-10 関節リウマチの分類のための改訂基準（アメリカリウマチ学会 1987年）

患者を関節リウマチと分類するには、以下の基準のいずれか4つが存在していなければならない：
1時間以上続く朝のこわばり＊
関節炎3関節領域以上＊
手関節の関節炎（手首、中手指節関節または近位指節間関節）＊
対称性関節炎＊
リウマチ結節
血清リウマトイド因子（正常対照者の5％未満で陽性）
X線上の変化（RAに典型的な手のX線変化は、びらんまたは明瞭な骨の脱灰）

＊6週間以上継続するものに限る。
出典）『日本内科学会雑誌』96巻10号，2007，p.124.

[治療]

アメリカでの報告によると、関節の破壊は発症2年以内に進行し、無治療では約50%の症例が10年後には寝たきりになるとされている。つまり予後に直結するのが関節破壊で、早期から急速に進行するため現在ではACRによる2008年版治療管理ガイドラインに沿って治療を行うことが勧められている。その骨子としては、

①早期からの積極的かつ強力な治療を行う（DMARD）。
②治療効果に優れた新しい薬剤を導入する（メトトレキセート、生物学的製剤）。
③高い治療目標の設定とそれを目指したコントロールをする。

DMARD；disease modifying anti-rheumatic drug
疾患修飾性抗リウマチ剤。RAにおける免疫異常を修飾する薬剤で、免疫調節薬（サラゾスルファピリジン、ブシラミンなど）と免疫抑制剤（メトトレキセートなど）がある。

メトトレキセート（MTX）
骨破壊進行抑制効果がある薬剤で、欧米ではRAと診断していちばん最初に使用される薬剤という位置づけである。しかし、副作用として顆粒球減少症、間質性肺炎などがあり注意が必要である。

生物学的製剤
インフリキシマブなど。炎症性サイトカインに対する阻害薬で、骨軟骨破壊の進行を阻止することができると言われている。

ということであり、これにより治療成績は向上し、関節破壊進行の抑止、QOLの維持が多くの症例で図られるようになった。

E. ポリオ（急性灰白髄炎）

2000（平成12）年10月にWHOは、日本の含まれる西太平洋地域に対してポリオ根絶宣言をだしているが、アフリカなどでは現在もポリオは流行している。日本国内での自然感染はないものの、まれに予防接種後の子どもより家族が感染する症例が認められる。このこともあって、日本でも現在の生ワクチンから安全な不活化ワクチンに今後切り替わる予定である。

ポリオワクチンが開発される前には、夏と秋に流行が見られ、衛生状態の良くないところでは、若年者を対象として感染しやすく、そのうち主として小児が発病するため、"小児麻痺"とよばれる。ポリオウイルス感染の約95％は不顕性感染である。感染者の数％が軽度の発熱、咽頭痛などの非特異的反応を呈する。数日後無菌性髄膜炎が出現し、2％以下の頻度で四肢の非対称的急性弛緩性麻痺（力が入らない、動けない形の麻痺）が急激に出現し、感染者の0.5％に麻痺性ポリオ脊髄炎が残る。麻痺は一側下肢に多い。小児期に発病するため、麻痺側の発育が悪く、骨が細く、長さも短い。左右のバランスが悪く、関節の変形をきたしやすい。そのため、車イス、松葉杖、装具を使わないと移動ができない。

また、ポリオは二類感染症であり、届け出義務がある。現在でもポリオに対する抗ウイルス剤はない。したがって治療はすべて対症療法である。そのためポリオ生ワクチンを生後3〜90ヵ月までの間に2回経口接種する。

ポストポリオ症候群とは、ポリオに感染した患者が年とともに、麻痺していないところでも筋力の低下を生じる場合をいう。

生ワクチン
生きた弱毒性微生物を含む生物製剤である。生ワクチンによる免疫は自然感染に類似し、不活化ワクチンより強い。ポリオ生ワクチン接種後ごく稀に感染を引き起こし、脊髄麻痺症状を残すことがあると言われている。このためポリオは海外では不活化ワクチンが主流である。他に麻疹ワクチン、風疹ワクチンなど。

不活化ワクチン
不活化とは微生物の免疫抗原性を損なわず、増殖性をなくすことで、ワクチンの免疫持続が短い。インフルエンザワクチン、三種混合ワクチンなど。

引用参考文献
- 『現代用語の基礎知識』自由国民社，2017．p.730．
- 赤羽秀徳他『成人看護2』新看護学10，医学書院，2017，pp.150-159．
- 泉孝英編『ガイドライン外来診療2017』日経メディカル開発，2017．
- 大熊輝夫『現代臨床精神医学（改訂第7版）』金原出版，1998．
- 甲斐明美他『専門基礎2』新看護学2，医学書院，2017，pp.107-109，pp.141-142．
- 上島国利・立山萬里・三村將編『精神医学テキスト―精神障害の理解と治療のために（改訂第4版）』南江堂，2017．
- 出光俊郎編『内科で役立つ 一発診断から迫る皮膚疾患の鑑別診断』羊土社，2013，pp.90-93．
- 日本糖尿病学会『糖尿病診療ガイドライン2016』南江堂，2016，pp.5-13．
- 馬場元毅『絵でみる脳と神経―しくみと障害のメカニズム（第3版）』医学書院，2009，pp.209-226．
- World Health Organization: Mental health: a state of well-being. http://www.who.int/features/factfiles/mental_health/en/

児童虐待とその要因

　全国の児童相談所が対応した児童虐待件数は、統計をとり始めた1990（平成2）年から年々増加しており、2016（平成28）年度は前年度比18.7％増の12万2578件（速報値）だった。この数値は追いつめられた子どもたちがいかに多いかということを浮き彫りにしているが、それでも、まだ表面化していないケースが少なくないと考えるべきだろう。2014（平成26）年、厚生労働省が初めて行方不明児童の調査を実施したところ、同年5月1日の時点で所在がわからない子どもは全国で2908人にのぼった。その中には、虐待による死亡例や、虐待からの遁走例も含まれると考えられたため、問題の児童の所在確認が進められた結果、2016（平成28）年4月1日の時点で、その数は15人にまで減じた。現在も、この取り組みは児童相談所や警察と連携して継続中である。

　虐待の要因は、さまざまである。子ども側の要因としては、いわゆる「difficult child（難しい子ども）」と呼ばれるような、対応が難しい子どもたちが挙げられる。障害をもち日常生活に支障のある子どもや、すぐにかんしゃくを起こす子どもなどがその例である。親側の要因としては、①親の年齢が若い、②望まない妊娠だった、③経済的に苦しい、④親が知的障害や精神障害をもっている、⑤親が配偶者との関係が上手くいっていない（DVを含む）などがあるが、いずれの場合も、親の関心は自分自身に向いている。その中には、虐待におよばない時は子どもに優しく接する親もいれば、終始、「子どもがかわいいと思えない」親もいる。また、同じきょうだいの中の特定の子どもにだけ虐待してしまうケースもある。

　虐待の世代間伝達（連鎖）とは、虐待された子どもが親になった時に自分の子どもを虐待してしまうことを指す。受動的に受けたストレスを克服するために、時に、能動的に同様のストレス状況を支配（コントロール）しようとする心性が働くが、虐待の世代間伝達もこの例である。

　子どもにとって親は絶対であり、「虐待されるのは自分が悪い子だからだ」と考えがちである。虐待が子どもたちに与える心身への影響は計り知れない。いかにして、子どもたちを「虐待」から守るか。私たちに託された未来への宿題は難題である。

コラム2　腰部脊柱管狭窄症

　腰部脊柱管狭窄症は椎間板、加齢による黄色靱帯の肥厚や椎間関節の変性が原因となり、神経の通り道である脊柱管や椎間孔が狭小化することによって特有の症状を呈する「症候群」と考えられている。症候群とは、原因不明ながら共通の病態を示す患者が多い場合に、そのような症状の集まりに名をつけ扱いやすくしたものである。したがって、50歳頃より発症し、加齢とともに増加するもっともポピュラーな脊椎疾患であるにもかかわらず、腰部脊柱管狭窄症の明確な病態は現在のところ不明とされている。

　腰部脊柱管狭窄症は、神経の障害されている部位により馬尾型、神経根型、混合型に分類される。臨床症状もさまざまであるが、最も重要なものとして（神経性）間欠性跛行がある。間欠性跛行は、歩行などで腰や下肢に負荷をかけると次第に下肢の疼痛やしびれが出現し、しゃがんだり椅子に座るなどして少し休むと症状が軽減し、再び歩行が可能となる症状である。しかし、閉塞性動脈硬化症に代表される末梢動脈疾患（PAD; Peripheral Arterial Disease）によって起こる（血管性）間欠跛行との鑑別が重要である。典型的な例では、神経性の場合、歩行はつらいが自転車ならどこまでも走れるが、血管性では歩行と自転車両方で跛行がみられる。これは自転車に乗る姿勢が狭窄をゆるめる方向に働くためと考えられている。

　腰部脊柱管狭窄症の診断はMRIが有用とされるが、あくまで臨床症状や神経学的所見を合わせ総合的に判断することが重要である。

　腰部脊柱管狭窄症の治療では薬物療法、装具療法、運動療法や神経ブロックなどの保存療法が原則であるが、保存療法が無効な場合手術療法が選択される。手術療法では圧迫要素を取り除く除圧術や脊椎の不安定性を抑える脊椎固定術などが行われる。

　腰部脊柱管狭窄症は高齢者では頻度が高く、ADLに直結する疾患であり、介護認定申請の際に第2号被保険者認定の16特定疾病にも含まれており、高齢者の医療・介護において重要な疾患である。

第4章 高齢者と身体的変化

1
高齢者疾患の特徴は、
多くの臓器に疾患を有していること、
症状や経過が非定型的であること、
個人差が大きいこと、
治療薬による副作用が出やすいことなどである。

2
高齢者の場合、さまざまな原因によって
疾患の治癒を目指す医療だけでは
対応できないことが多く、
日常生活動作の維持や改善を目指すといった
生活機能を重視した介入が必要となる。

3
高齢者の有する疾患だけでなく、
身体的、精神心理的、家庭・社会的などの
生活機能障害を総合的に
評価（高齢者総合機能評価）し、
最適な医療とケアにつなげて、
健康寿命の延長を目指すことが重要である。

1. 加齢に伴う身体変化

A. 高齢者の定義

高齢者の定義
65歳以上。

一般的に、65歳以上の人を高齢者と呼ぶ。老年者、老人という呼び方もあるが、本来はよい意味の「老」という文字が高齢者の悪いイメージを想起させるとして、最近では高齢者と呼ぶことが多い[1]。65〜74歳までの前期高齢者と75歳以上の後期高齢者に分けられる。さらに90歳以上を超高齢者、100歳以は百寿者と呼ばれることもある。

B. 老化の定義と特徴

老化と加齢の違い

老化とは、成熟期以降、加齢とともに各臓器の機能あるいはそれらを統合する機能が低下し、個体の恒常性を維持することが不可能となり、ついには死に至る過程を指す[1]。老化の特徴として、普遍性、進行性、内在性、有害性が挙げられる。すなわち、老化は誰にでも例外なく起こり、進行性で、個体の機能低下をもたらすことにより個体の生存に対して有害に働き、その原因は主として個体に内在する。

一方、加齢とは、生後から時間経過とともに個体に起こる、よいことも悪いことも含めたすべての過程を指す[1]。

C. 老化のメカニズム

いくつか提唱されている老化学説[1]のうち、主な2つを挙げる。これらは相反するものではなく、遺伝因子と環境因子が互いに影響し合うと考えられている。

(1) フリーラジカル説（酸化ストレス説）

フリーラジカルによる非特異的な酸化反応が細胞機能を低下させる。活性酸素による細胞障害から臓器障害へ。

(2) プログラム説

寿命制御遺伝子により老化や寿命が規定される。固有の遺伝子を持つ動物種はそれぞれ個体寿命が決まっている。

D. 生理的老化と病的老化

　老化の過程は、生理的老化と病的老化に大別される。表4-1に示すように、生理的老化は加齢に伴う生理的な機能低下を指し、病的老化とは老化の過程が著しく加速され、病的状態を引き起こすものをいう[1]。生理的老化は程度の差はあるもののすべてのヒトに不可逆的に起こるが、病的老化は一部のヒトにしか起こらず、また治療によりある程度は可逆的である。

　生理的老化と病的老化は異なる（図4-1）が、その境界は曖昧で、どちらともいえない病態が存在することも事実である。そこで、臨床的には、顕著な臨床症状を呈さない場合を生理的老化、病的な臨床症状を呈するものを病的老化とするのが現実的な対応である。

> **生理的老化と病的老化**
> 生理的老化は程度の差はあるもののすべてのヒトに不可逆的に起こるが、病的老化は一部のヒトにしか起こらず、また治療によりある程度は可逆的。

表4-1　生理的老化と病的老化の特徴

	生理的老化	病的老化
発生頻度	すべての人に	一部の人に
進行	ゆるやか 不可逆的	早い 治療により可逆的
臨床的分類	健常高齢者	患者
対応	予防（生活習慣改善など）	疾患の治療

注）顕著な臨床症状を呈さない場合を生理的老化、病的な臨床症状を呈するものを病的老化として対応している．

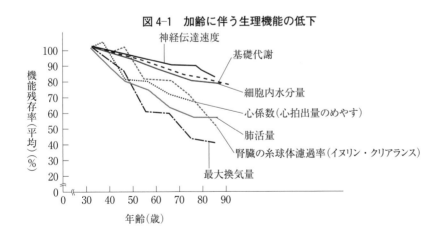

図4-1　加齢に伴う生理機能の低下

E. 身体諸臓器の加齢性変化

(1) 各臓器の萎縮（細胞数の減少）

量的変化→臓器の機能低下（心臓、前立腺は例外的に肥大する）、筋委縮→筋力低下→歩行障害、転倒。

(2) 間質組織（膠原線維など）の増加

質的変化→臓器の機能低下、動脈硬化→収縮期高血圧→臓器循環障害。

(3) 精神・心理の加齢性変化

- 神経細胞の減数、脳機能の低下→記銘力低下。
- 流動性知能の低下：問題解決や情報処理など新しい場面や変化に対応する能力は、加齢で低下しやすい[1]。
- 結晶性知能は保たれる：語彙、一般常識などが含まれ、経験が増すことで、加齢に伴ってむしろ上昇する。
- 環境の変化からうつ状態となりやすい：健康感・体力の喪失、疾患・障害の発症、配偶者・親友の死、経済基盤の喪失（生きる見通しの暗さ、生きがいの喪失）。

> **流動性知能**
> 問題解決や情報処理など。加齢で低下。
>
> **結晶性知能**
> 語彙、一般常識など。加齢に伴ってむしろ上昇。

F. 老年症候群とは

老年症候群は高齢者に多くみられ、医療だけでなく介護、看護が必要な症状や徴候の総称と定義される。症候群という名称が誤解を生みやすいため、高齢者に特有な病的状態という名称に変わりつつある。

- **3つの老年症候群**

①急性疾患関連：めまい、息切れ、頭痛、不眠、下痢、下血。
②慢性疾患関連：脱水、しびれ、浮腫、転倒、便秘、認知症、視力低下。
③廃用症候群関連：骨粗鬆症、嚥下障害、褥瘡、尿失禁。

> **脱水**
> 高齢者は、体内水分量（とくに細胞内液量）が減少、口渇感（のどの渇き）の低下、尿の濃縮能の低下などから、脱水を起こしやすい。

G. 廃用症候群

身体の不活動状態によって引き起こされる病的状態の総称。表4-2に示すように、筋委縮、筋力低下、関節拘縮、起立性低血圧など、全身にさまざまな病状を呈する。

> **廃用症候群**
> 身体の不活動状態によって引き起こされる。筋委縮、筋力低下、関節拘縮、起立性低血圧など。

H. 健康寿命と平均寿命

健康寿命とは、日常的に介護を必要としないで自立した生活ができる期

> **健康寿命と平均寿命**
> 日本人の平均寿命と健康寿命の間には約10年の差があるため、健康寿命を延ばすことが重視されるようになってきた。

間を指す。図4-2に示すように、日本人の平均寿命と健康寿命の間には約10年の差があるため、健康寿命を延ばすことが重視されるようになってきた。介護が必要となった原因を図4-3に示す。

表4-2　廃用性変化、廃用症候群

臓器	認められる変化	合併する症状・障害
運動器	骨格筋の萎縮	疼痛、運動障害
	関節の拘縮	ADL低下
	骨粗鬆症	骨折
	口腔機能低下	齲歯、歯周疾患
	咽喉頭機能低下	誤嚥、誤嚥性肺炎
神経系	起立性調節障害	めまい、失神
	知的活動低下	認知症
	心理的荒廃	意欲低下、うつ
循環器	心肺機能低下	息切れ、動悸
	静脈血栓症	肺梗塞
消化器	蠕動低下	食欲低下、便秘
泌尿器	括約筋障害	尿便失禁

図4-2　健康寿命と平均寿命

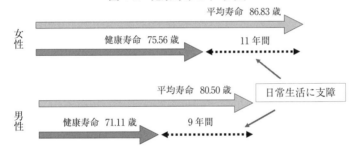

出典）厚生労働省「平成25年国民生活基礎調査、人口動態統計」.

図4-3　介護が必要となった原因の構成割合（平成25年）

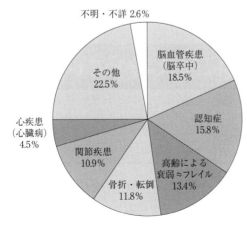

出典）厚生労働省「平成25年国民生活基礎調査の概況」より.

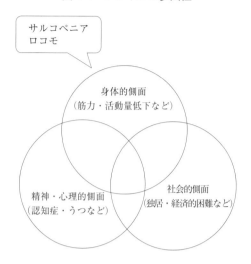

図4-4　フレイルの多面性

1. フレイル、サルコペニア

フレイル（虚弱）
加齢による心身の活力の低下。身体的、精神・心理的、社会的側面を含む。

　フレイル（虚弱 frailty）とは、加齢とともに、心身の活力（例えば筋力や認知機能等）が低下し、生活機能障害、要介護状態、そして死亡などの危険性が高くなった状態である。80歳以上の20～30％にみられる。フレイルは自立と要介護状態の中間に位置する状態で、適切な介入・支援により生活機能の維持向上が可能とされる。図4-4に示すように、フレイルは身体的側面だけでなく、精神・心理的側面、社会的側面を含む。
　身体的側面については、サルコペニア、ロコモティブシンドロームも提唱されており、フレイルの重要な要素と考えられる。サルコペニア（sarcopenia）は、加齢に伴う筋量・筋力・身体機能の低下である。ロコモティブシンドロームは運動器症候群ともいわれ、運動器の障害（加齢、廃用、疾患など）により要介護になるリスクの高い状態のことをいう。

サルコペニア
加齢に伴う筋量・筋力・身体機能の低下。

ロコモティブシンドローム
「ロコモ」と略して用いることが多い。運動器の障害（加齢、廃用、疾患など）により要介護になるリスクの高い状態。

2. 高齢者に多くみられる疾患

A. 高齢者疾患の特徴

　高齢者（65歳以上）、とくに後期高齢者（75歳以上）は、次のような特徴を有する。

①多くの臓器・組織に疾患を有している。
②症状・経過が非定型的である。
③薬物による副作用が出やすい。
④うつ状態が症状を修飾する。
⑤廃用性変化がみられる。
⑥個人差が大きい。

B. 高齢者総合機能評価（CGA）

　高齢者の場合、さまざまな原因によって疾患の治癒を目指す医療だけでは対応できないことが多く、日常生活動作の維持や改善を目指すといった生活機能を重視した介入が必要となる[1]。疾患の予防や介護予防の視点も重要である。このためには、高齢者の有する疾患だけでなく、身体的、精神心理的、家庭・社会的などの生活機能障害を総合的に評価し、最適な医療とケアにつなげることが重要である。

　高齢者総合機能評価（CGA）は、以下の内容が含まれる。
①日常生活動作（ADL）
　基本的ADL：移動、排泄、摂食、更衣、整容、入浴、階段昇降など。
　手段的ADL：外出、買物、家計、服薬管理、電話、料理など。
②精神心理機能：認知機能、抑うつ、意欲。
③社会経済因子：介護者・家族環境、居住状況、キーパーソンなど。
④その他：栄養、服薬状況、嚥下機能、視聴力など。

　さまざまな評価法が開発されているが、高齢者検診に基本チェックリスト（図4-5）が用いられている。

> 高齢者総合機能評価
> CGA; Comprehensive Geriatric Assessment
> 高齢者の疾患だけでなく、生活機能障害を総合的に評価し、最適な医療とケアにつなげる。

C. 脳血管障害

　脳血管障害（図4-6）は、脳卒中とも呼ばれる。2011（平成23）年の死因統計では、悪性新生物、心疾患に続いて、肺炎が増加して第3位になり、脳卒中は第4位に後退したが、死亡率や患者数は減少していない。さらに2010（平成22）年「国民生活基本調査の概況」によると、要介護5（寝たきり）の原因疾患の第1位が脳卒中（33.8％）である[2]。

　「脳卒中データバンク」による脳卒中の内訳では、脳梗塞（脳の血管がつまる）が約4分の3で最も頻度が高く、脳出血（脳の血管が破れる）は約15％、くも膜下出血（脳表面の血管が破れる、ほとんどが動脈瘤破裂）は6％強である。高血圧治療の進歩によって脳出血は大きく減少したが、

> 脳血管障害
> 要介護5（寝たきり）の原因疾患の第1位（33.8％）。

図 4-5　基本チェックリスト　　　　　　　　　(厚生労働省作成、平成 22 年)

		質　問　項　目	回　　答	
生活機能	1	バスや電車で 1 人で外出していますか	0. はい	1. いいえ
	2	日用品の買い物をしていますか	0. はい	1. いいえ
	3	預貯金の出し入れをしていますか	0. はい	1. いいえ
	4	友人の家を訪ねていますか	0. はい	1. いいえ
	5	家族や友人の相談にのっていますか	0. はい	1. いいえ
運動器	6	階段を手すりや壁をつたわらずに昇っていますか	0. はい	1. いいえ
	7	椅子に座った状態から何もつかまらずに立ち上がっていますか	0. はい	1. いいえ
	8	15 分位続けて歩いていますか(普段歩いていますか)	0. はい	1. いいえ
	9	この 1 年間に転んだことがありますか	1. はい	0. いいえ
	10	転倒に対する不安は大きいですか	1. はい	0. いいえ
栄養	11	6 か月間で 2〜3kg 以上の体重減少がありましたか	1. はい	0. いいえ
	12	身長(　　)cm 体重(　　)Kg BMI(体格指数)が 18.5 未満ですか ※BMI(体格指数)＝体重(kg)÷身長(m)÷身長(m)	1. はい	0. いいえ
口腔	13	半年前に比べて固いものが食べにくくなりましたか	1. はい	0. いいえ
	14	お茶や汁物等でむせることがありますか	1. はい	0. いいえ
	15	口の渇きが気になりますか	1. はい	0. いいえ
閉じこもり	16	週に 1 回以上は外出していますか	0. はい	1. いいえ
	17	昨年と比べて外出の回数が減っていますか	0. はい	1. いいえ
物忘れ	18	周りの人から「いつも同じ事を聞く」などの物忘れがあると言われますか	1. はい	0. いいえ
	19	自分で電話番号を調べて、電話をかけることをしていますか	0. はい	1. いいえ
	20	今日が何月何日か分らない時がありますか	1. はい	0. いいえ
こころ	21	(ここ 2 週間)毎日の生活に充実感がない	1. はい	0. いいえ
	22	(ここ 2 週間)これまで楽しんでやれていたことが楽しめなくなった	1. はい	0. いいえ
	23	(ここ 2 週間)以前は楽にできていたことが今ではおっくうに感じられる	1. はい	0. いいえ
	24	(ここ 2 週間)自分が役立つ人間だと思えない	1. はい	0. いいえ
	25	(ここ 2 週間)わけもなく疲れたような感じがする	1. はい	0. いいえ

注)≒高齢者総合機能評価(CGA)、フレイル判定法

図 4-6　脳血管障害の分類

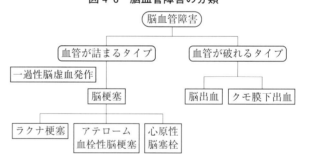

　ライフスタイルの欧米化、高齢化に伴って脳梗塞が増加傾向にある。

　脳梗塞は、大きく 3 つに分類される。

　①ラクナ梗塞：細い血管が詰まって起こる小梗塞。

　②アテローム血栓性脳梗塞：太い血管が動脈硬化を起こして狭くなったり詰まったりして起こる中梗塞。

　③心原性脳塞栓症：心房細動などにより心腔内に生じた血液の塊(血栓)が流れていき脳の太い血管が閉塞して起こる大梗塞。

　近年、ラクナ梗塞が減り、糖尿病や脂質異常症などの危険因子の増加からアテローム血栓性脳梗塞が増加し、高齢化に伴う心房細動の増加に伴い

心原性脳塞栓症も増加している(2)。

[1] 一過性脳虚血発作（TIA）

局所脳虚血により一過性に麻痺、感覚障害などの神経症状がみられるが、脳梗塞の発症を伴わないものである。TIA発症後に脳卒中を発症する危険度は高いので、早急に専門医を受診させることが安心である。

> 一過性脳虚血発作
> TIA; Transient Ischemic Attack

[2] 失語症

獲得された言語機能（聞く、話す、読む、書く、計算）が大脳にある言語中枢の障害によって消失ないし低下したもの。言語中枢の存在する半球を優位半球と呼ぶが、大部分は左半球に存在する。

① 運動失語（Broca失語）：自発言語が流暢でなく、発語は少ないが、言語の理解は比較的良好である。

② 感覚失語（Wernicke失語）：自発言語は流暢であるが、他人の言語の理解は不良である。

③ 全失語：運動失語と感覚失語の合併した状態。言語機能のすべての面が重度に障害される。

④ 健忘失語：物の名前が出てこない。

> 失語症
> 運動失語（Broca失語）、感覚失語（Wernicke失語）、全失語、健忘失語。

D. 認知症

認知症は、正常に発達した知的機能が後天的な脳の器質性障害によって持続性に低下し、日常生活や社会生活に支障をきたすようになった状態である。認知症は65歳以上の高齢者の15％、2012（平成24）年時点でも460万人にのぼることが厚労省研究班より推計され、今後も患者数の増加が見込まれる。

認知症は多様な原因で起こるが、その約6割を占めるアルツハイマー型認知症を中心に述べる。

> 認知症
> 正常に発達した知的機能が後天的な脳の器質性障害によって持続性に低下し、日常生活や社会生活に支障をきたすようになった状態。

[1] 病理・病態（図4-7）

アルツハイマー型認知症（AD；Alzheimer's disease）脳の病理変化として、アミロイドβによる老人斑とリン酸化タウ蛋白による神経原線維変化が特徴的である。これらの変化が15～20年をかけて脳に出現していき、神経細胞が変性、脱落して脳機能の低下が起こる。最初に、記憶や言語の理解を司る海馬、側頭葉に病変が起こるため、症状として記憶障害（もの忘れ）から始まり、時間の見当識障害（日付がわからなくなる）な

> アルツハイマー型認知症
> 認知症の6割を占める。記憶障害（もの忘れ）から始まり、時間の見当識障害（日付がわからなくなる）など日常生活に支障が出るようになる。

図4-7 病理組織学的変化、病理組織学的変性分布

老人斑（アミロイドβ）

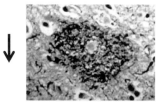

↓

神経原線維変化（リン酸化tau）

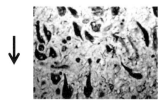

↓

神経細胞脱落 ⇒ 萎縮

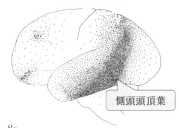

8a 側頭頭頂葉

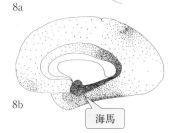

8b 海馬

ど日常生活に支障が出るようになる。次いで空間認識を司る頭頂葉、さらに遂行機能・意欲などを司る前頭葉へと進展する。遂行機能障害によって、仕事や社会生活、家事を円滑に遂行できなくなり、自立困難となり、要介護となっていく。病識は初期から低下する。

AD脳では、学習や記憶に重要な神経伝達物質であるアセチルコリンの減少が認知機能障害に関与している。アセチルコリンの分解を阻害するコリンエステラーゼ（ChE）阻害薬（ドネペジル、ガランタミン、リバスチグミン）は一時的な認知機能改善や、症状の進行を抑制する効果がある。

また、AD脳では学習や記憶に重要な他の神経伝達物質であるグルタミン酸が過剰であることが分かって、そのグルタミン酸の受容体を抑制する薬（NMDA受容体拮抗薬）であるメマンチンも使用される。

[2] 診断

認知症の診断では、最近の言動や日常生活の変化をよく知る身近な方からの問診がポイントとなる。発症からの経過と現在の症状に加えて、神経学的所見、神経心理検査、脳画像検査を併用して総合的に判断することが重要で、臨床診断の正診率が高まる。

MMSE（Mini-Mental State Examination）とHDS-R（長谷川式簡易知能評価スケール改訂版）が認知症のスクリーニング検査として広く使用される。MMSEは30点満点で23点以下が認知症の疑いである。HDS-Rは30点満点の20点以下で認知症が疑われる。

脳画像検査では、記憶障害に一致した海馬領域の萎縮（矢印）が特徴的で、頭部CTやMRIで評価される（図4-8）。PET・SPECT画像（画像

図 4-8　海馬病変

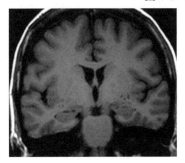
健常高齢者

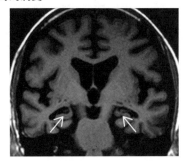
アルツハイマー病

統計解析法）は、AD に特徴的な側頭頭頂葉、後部帯状回を中心とした血流や代謝の低下パターンを検出できるので早期診断に有用である。

最近の研究成果から脳のアミロイド β 蓄積のマーカーとして髄液 A β 42 の低下とアミロイド（PET；Positron Emission Tomography）陽性、神経原線維変化による神経細胞変性・障害のマーカーとして髄液総タウやリン酸化タウ（保険適応）の増加が推奨される。これらは現時点では研究目的で、臨床でのルーチン使用は勧められない。

[3] AD 治療薬処方の目的

認知症の進行を遅らせることにより、基本的 ADL（入浴、衣服の着替え、トイレの使用など）の維持を図る。認知症に伴う興奮、妄想、徘徊、幻覚、うつなど認知症の行動・心理症状（BPSD；Behavioral and Psychological Symptoms of Dementia）には環境要因が影響する。このため介護者へ適切な対応の指導・支援や介護サービスの導入（デイサービスなど）により、患者を取り巻く生活環境を整備することが必要である。介護者の負担を軽減して本人・家族が在宅で穏やかに過ごせる期間を延長することを目標とする。

> 認知症の行動・心理症状（BPSD）
> 興奮、妄想、徘徊、幻覚、うつなどを BPSD と呼び、介護者にとっては深刻な問題となる。以前は、記憶障害、見当識障害などの中核症状に対して「周辺症状」と呼ばれた。

[4] 生理的もの忘れ、うつ病、せん妄との鑑別

高齢になると誰でも、もの忘れが気になる。加齢による生理的もの忘れと認知症のもの忘れの違いを表 4-3 に示す。

うつ病患者は、もの忘れを訴えることも多く、認知症と誤診される場合がある。両者の違いを表 4-4 に示す。

せん妄は幻視、妄想、興奮、不安を主症状とする急性錯乱状態である。せん妄は意識障害であるが、認知症と誤診されやすい。両者の違いを表 4-5 に示す。

表 4-3 生理的健忘と病的健忘（認知症）の鑑別点

	生理的健忘	病的健忘 （アルツハイマー型認知症）
物忘れの内容	一般的な知識など	自分の経験した出来事
物忘れの範囲	体験の一部	体験した全体
進行	進行、悪化しない	進行していく
日常生活	支障なし	支障あり
自覚	あり	なし（病識低下）
学習能力	維持されている	新しいことを覚えられない
日時の見当識	保たれている	障害されている
感情・意欲	保たれている	易怒性、意欲低下

表 4-4 うつ病と認知症の相違

	うつ病（仮性認知症）	認知症
発症様式	急性	緩徐で潜行性
経過と持続	比較的短期、動揺性	長期、進行性
自覚症状	存在する （能力の低下を慨嘆する）	欠如することが多い （能力の低下を隠す）
身体症状	摂食障害、睡眠障害	なし
脳画像	正常（機能性疾患）	異常（器質性疾患）

表 4-5 せん妄と認知症の相違

	せん妄	認知症
発症様式	急激（数時間〜数日）	潜在性（数ヵ月〜数年）
経過と持続	動揺性、短時日	慢性進行性、長時間
初期症状	注意集中困難、意識障害	記憶障害
注意力	障害される	通常正常である
覚醒水準	動揺する	正常
誘因	多い	少ない

[5] アルツハイマー病以外の主な認知症

主な認知症とアルツハイマー病との鑑別のポイントを以下に示す。

(1) 血管性認知症

脳血管障害による局所神経症候（片麻痺、歩行障害、排尿障害、偽性球麻痺、感情失禁など）を伴うことが多い。高齢者で脳血管障害を伴うアルツハイマー病を血管性認知症と誤りやすく注意が必要である。

(2) レビー小体型認知症

認知障害の変動、パーキンソニズム、繰り返す具体的な幻視、レム睡眠行動障害、うつ症状、転倒の病歴などがアルツハイマー病と鑑別するポイントである。脳血流SPECTでの後頭葉の血流低下、MIBG心筋シンチやドパミントランスポーターSPECTも鑑別に有用である。

血管性認知症
局所神経症候（片麻痺、歩行障害、排尿障害、偽性球麻痺、感情失禁など）を伴うことが多く、アルツハイマー病と鑑別するポイント。

レビー小体型認知症
パーキンソニズム、繰り返す具体的な幻視がアルツハイマー病と鑑別するポイント。

(3) 前頭側頭型認知症

従来のピック病を含む。性格変化と社会的行動の障害、常同行動が特徴的で、初期には空間的能力や記憶は比較的良好に保たれる点が、ADとの相違である。頭部CTやMRIで前頭葉から側頭葉の萎縮、脳血流SPECTで前頭葉から側頭葉の血流低下が特徴的である。

(4) 慢性硬膜下血腫（手術によって治る認知症）

慢性硬膜下血腫は、頭部への軽い打撲などで脳表面の静脈が傷つき、徐々に出血してできた血腫が脳を圧迫した結果、もの忘れ、自発性の低下、歩行障害などの症状が現れる。高齢者に多く、転倒による頭部打撲の数週から数ヵ月経ったあとに発症するので、打撲が原因と気づきにくく、見逃されるケースが少なくない。頭部CTなどの画像検査で鑑別できる。脳神経外科で血腫洗浄術を行うことで治せる。

(5) 正常圧水頭症（手術によって治る認知症）

脳脊髄液の吸収障害により脳室拡大を呈する水頭症は治療可能な認知症として重要であるが見逃されやすい。特発性と二次性に分類される。歩行障害、認知症、尿失禁の3徴が特徴である。腰椎穿刺による髄液排除を行って、症状の改善がみられたらシャント手術を検討する。

E. パーキンソン病

パーキンソン病は、中脳黒質ドパミンニューロンの変性・脱落による線条体（尾状核、被殻）のドパミン欠乏である。

[1] 症状

安静時振戦、筋強剛（筋固縮）、無動・寡動、姿勢反射障害などの症候が緩徐に進行する。高齢パーキンソン病患者では、初発症状に安静時のふるえは少なく、歩行障害が先行することが多い。重症度は、Yahr（ヤール）1～5が用いられる。

①安静時振戦：上肢に目立つ例が多く、通常は片側発症。
②筋強剛（筋固縮）：他動的な屈伸で抵抗があって、鉛管様固縮、歯車様固縮と呼ばれる。
③無動・寡動：動作の開始に時間がかかる、動作全体が緩慢となる。
④姿勢反射障害：立位の患者を押すと立ち直りができず、倒れそうになり突進してしまう。
⑤歩行障害：小刻み歩行、突進歩行、すくみ足。
⑥自律神経症状：便秘、起立性低血圧。

> パーキンソン病
> 安静時振戦、筋強剛（筋固縮）、無動・寡動、姿勢反射障害。高齢者では、初発症状に安静時のふるえは少なく、歩行障害が先行することが多い。

⑦精神症状：幻視、抑うつ、認知症。

［2］検査

同じくレビー小体が蓄積するレビー小体型認知症と同様に、MIBG心筋シンチやドパミントランスポーターSPECTが鑑別に有用である。

［3］パーキンソン症候群

血管性パーキンソン症候群（基底核の多発ラクナ梗塞や深部白質の虚血性変化による）と薬剤性パーキンソン症候群（制吐薬、抗うつ薬、抗精神病薬などによる）の頻度が多い。

［4］治療

パーキンソン病の病態は中脳黒質ドパミンニューロンの変性・脱落による線条体のドパミン欠乏である。高齢者では、欠乏したドパミンを補充するレボドパ投与が治療薬の中心で、リハビリテーションが運動機能維持に有効である。

F. 転倒

高齢者は転倒しやすいが、その要因を図4-9に示す。

図4-9　転倒要因

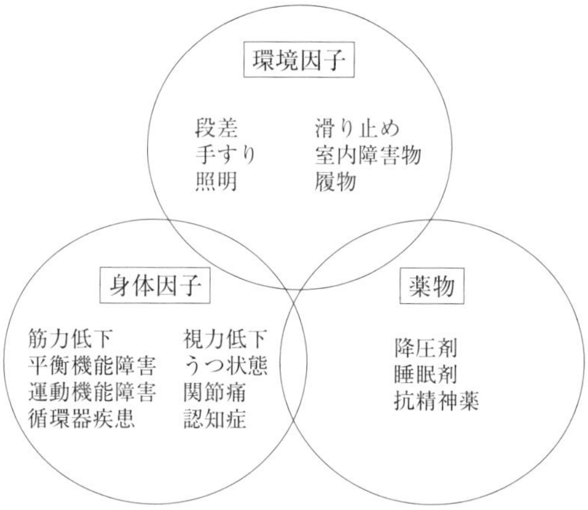

環境因子
段差　滑り止め
手すり　室内障害物
照明　履物

身体因子
筋力低下　視力低下
平衡機能障害　うつ状態
運動機能障害　関節痛
循環器疾患　認知症

薬物
降圧剤
睡眠剤
抗精神薬

G. 嚥下障害

高齢者では、嚥下障害に伴って発症する誤嚥性肺炎の頻度が高い。誤嚥性肺炎を発症しやすい病態は、表4-6に示す。

表 4-6　誤嚥性肺炎を発症しやすい病態

1. 意識障害	中枢神経疾患、鎮静剤の使用など
2. 嚥下能力の障害	脳血管障害、Parkinson 病、筋疾患
3. 消化器疾患	食道裂孔ヘルニア、逆流性食道炎、アカラジア、抗コリン薬の使用、胃切除後
4. 機械的要因	経鼻チューブ、気管内挿管、気管切開、人工呼吸器装着
5. 全身状態の低下や加齢	咳反射・気道清掃力・免疫力低下、口腔ケア不良、口呼吸（不顕性誤嚥）、長期臥床、嘔吐、腹水貯留

H. 褥瘡（いわゆる床ずれ）

身体に加わった外力は骨と皮膚表層の間の軟部組織の血流を低下、あるいは停止させる。この状況が一定時間持続されると組織は不可逆的な阻血性障害に陥り褥瘡となる[1]。

①好発部位：一般に骨の突出した仙骨部、大転子部、踵骨部、尾骨部など。

②発症危険因子：知覚低下、湿潤、可動性（体位を変える能力）の低下、栄養不良、皮膚の床ずれ。

③予防：好発部位への除圧とスキンケア、栄養を中心とした全身状態の改善。好発部位への除圧として、エアマットや座位クッション、標準 2 時間間隔の体位交換。日本では 2002 年の保険制度改正により褥瘡対策義務化が普及して入院患者褥瘡有病率の減少につながっている。

褥瘡の好発部位
一般に骨の突出した仙骨部、大転子部、踵骨部。

I. 尿失禁

日本において尿失禁を有する人は 2100 万人と推定される[1]。尿失禁は表 4-7 のように分類され、各々に対して治療・ケアが異なる。

尿失禁の分類
切迫性、腹圧性、溢流性、機能性尿失禁。

J. 白内障

レンズの役目をする水晶体の混濁により視力低下をきたす疾患で、加齢が原因で生じることが多く、80 歳以上の日本人では初期変化を含めるとほとんどの人が罹患する疾患である[1]。紫外線、喫煙、ステロイド全身投与などが代表的な危険因子として知られている。初期症状は羞明（まぶしさ）、夜間視力低下など。近年は手術療法が進歩し、眼鏡なしで近くも遠くもみえる多焦点眼内レンズも登場し、視機能障害が軽度でも QOL 改善の目的で手術を行うことが多くなっている[1]。

表 4-7　尿失禁の分類

1. 切迫性尿失禁
　　急に我慢できない強い尿意が生じ、トイレにたどり着く前に尿が漏れてしまう（過活動膀胱）
　　―膀胱の知覚亢進、中枢における尿意の情報処理障害
　　　排尿反射の抑制機能障害
2. 腹圧性尿失禁
　　咳、くしゃみ、運動時など腹圧時に尿漏れが生じる
　　―骨盤底筋・尿道括約筋の収縮障害
3. 溢流性尿失禁
　　膀胱が尿で充満し一番抵抗の弱い尿道から尿が漏れる
　　―前立腺肥大などの慢性尿道閉塞、排尿筋の収縮不全
4. 機能性尿失禁
　　認知症などにより、トイレの位置が分からない、運動障害によりトイレに行く間に漏れてしまう

K. 聴覚障害（難聴）

　40歳を過ぎると聴力低下が高音域から徐々に始まり、50歳代では3000Hz以上の周波数に著明な低下が現れる[1]。さらに年齢が進むと、高音域での聴力低下が一層著明（感音性難聴）になるとともに、低音域の聴力低下も進行する。聴覚障害に対して耳鼻科受診を勧め現状の聴力を評価し、他疾患の合併を否定することが重要である。

注）
(1) 日本老年医学会編『老年医学系統講義テキスト』西村書店，2013.
(2) 大庭建三『すぐに使える高齢者総合診療ノート―高齢者総合診療における，実臨床の書』日本医事新報社，2014.

「高齢者は75歳以上」、65〜74歳は准高齢者を学会が提言

　近年の高齢者の死亡率・受療率、身体的老化、歯の老化、心理的老化など、心身の老化現象の出現に関する種々のデータの経年的変化を検討した。その結果、現在の高齢者においては10〜20年前と比較して加齢に伴う身体・心理機能の変化の出現が5〜10年遅延しており「若返り」現象がみられている。特に、従来、高齢者とされてきた65歳以上の人でも、65〜74歳のいわゆる「前期高齢者」においては、心身の健康が保たれており、活発な社会活動が可能な人が大多数を占めている。また、各種の意識調査の結果によると、社会一般においても、従来の65歳以上を高齢者とすることに否定的な意見が強くなっており、内閣府の調査でも70歳以上、あるいは75歳以上を高齢者と考える意見が多い。「支えられるべき高齢者」に関する意識はさらに5歳程度、高齢となる。

　以上を踏まえ、本ワーキンググループとしては、主として心身の老化現象の出現のありようを根拠にして、75歳以上を高齢者の新たな定義とすることを提案する。65〜74歳の年齢を准高齢者と呼ぶことを提言する。

引用参考文献 ●日本老年学会・日本老年医学会　『「高齢者に関する定義検討ワーキンググループ」報告書』2017年3月．

第5章 リハビリテーション医療の概要

1
リハビリテーション、イコール機能回復訓練という誤った一般常識を改めて考え直し、リハビリテーションは全人間的復権であるということの意味を再確認する。

2
国際生活機能分類（ICF）の概念を理解し、障害者に適したサービスを提供できるようにしたい。

3
リハビリテーション医療はチーム医療であるといわれている。一般的な内科、整形外科などの他の臨床医療・医学科との違いを考え、チーム医療の意味および、重要性を解説する。これからのリハビリテーション医療に求められているものは何であるかについても、考察する。

4
リハビリテーション医療には、障害の予防という意味での予防医学的な側面も存在している。廃用症候群をはじめとする二次的障害を予防することが、個人のみならず社会に大きな利益をもたらすことを強調する。

1. リハビリテーション医療の理念

A. リハビリテーションの理念

リハビリテーション "rehabilitation" という言葉は、接頭語の "re" と "habilitation" が組み合わさって成り立っている。"re" は「再び、もう一度」を意味するが、"habilitation" の意味はさまざまに理解されている。ラテン語の "habilis"（扱いやすい、適した）が英語の "ability"（能力）に発展したことや、ラテン語の "habito"（住居）が英語の "habitate"（居住する、適合する）になったことが関連しているとされるが、これらの用語をつなぎ合わせて考えると解釈しやすい。すなわち、リハビリテーションとは、心（精神）や身体に障害をもった人が、もう一度能力を回復して社会生活に適合するための過程であり、社会復帰、社会参加への手助けを行うものである。

心身に障害をもつ人びとが社会復帰するためには、身体の問題に対処するだけでなく、心理的にも、社会的にも、職業的にも、経済的にも配慮が必要となる。したがって、リハビリテーションは医学・医療の分野に留まるだけではなく、社会福祉・保健に及ぶ広い概念を含んでいる。

B. 包括的（総合的）リハビリテーション

包括的リハビリテーションには、さまざまな意味が込められている。

1つは、リハビリテーションの効率を上げるために提唱されたもので、これは、医師のみならず、理学療法士（PT）、作業療法士（OT）、言語療法士（ST）、看護師、社会福祉士などがチームを作り、一体となって、急性期医療を受けている間でも可能なリハビリテーションから、計画的に行っていくものである。廃用症候群を含む二次障害予防の目的も含まれ、場合によっては原疾患に対する医療を受けている間でも社会リハビリテーションや職業訓練を受け、社会復帰の早期実現を目指す。

もう1つは、「健康には疾病予防のための保健があり、疾病には医療が、障害に対しては福祉がある。これらすべてを内包したリハビリテーションを包括的リハビリテーションと提唱する」という考え方で、日常生活動作（ADL）の改善と生活の質（QOL）の向上をめざすものである。リ

リハビリテーション
rehabilitation
リハビリテーションの "re" は、「元通りの状態に戻ること」と理解されやすいが、元の体に戻ることは無理なことが多い。「元の生活に戻ること」は追求すべき重要な目標であるが、全く同じ形での復帰は困難である。リハビリテーション医学の特質としての「人間らしく生きる権利の回復」とは、必ずしも同じ生活状態を回復することではなく、新しい、しかしこれまでと同様な意義ある人生を再建設することである。

社会復帰
障害に対する治療や福祉的な援助を受けた後で、職業に就いたり、家事を行ったりするなど、障害発症以前の生活に近い状態に戻ること。

社会参加
社会人としての積極的な活動が困難である場合でも、自宅から外出して趣味活動を促進したり、音楽会・映画・旅行などのレクリエーションに参加できるように配慮したりすること。

社会福祉
社会生活における弱者「貧困・障害・心理的障害など」に対して、国や地方自治体がサービスを提供して援助すること。

ハビリテーション医療は、疾病のみならず、障害者が抱えるさまざまな障害を解決することに主眼を置き、各障害に対し包括的に対応するという特徴を持つ。特に近年では、生活の質を大切にし、疾病によりもたらされる二次的な障害を積極的に予防しようとする傾向が強い。

2. リハビリテーション医療の対象

リハビリテーション医療の目的は、外傷や疾病により生じた能力障害を的確に評価し、それに対してアプローチを行い全人的に生活の質（QOL）の向上を目指すことにある。能力障害とは、機能障害によって患者個人の能力や活動性が低下した状態のことである。能力障害の代表としては、日常生活動作（ADL）障害が挙げられる。能力障害は、生活全般において直接的な影響を及ぼす。リハビリテーション医療とは、疾患や機能障害のみに焦点を当てるのではなく、能力障害を評価し、治療していく医療である（表5-1）。

生活の質
QOL; Quality of Life
日本語では生命の質、人生の質、生活の質と訳されるが、リハビリテーションの分野では生活の質と考えるのが適切で、高いQOLとは、障害者や高齢者に、より満足度の高い生活内容を保証することを意味している。

日常生活動作
ADL; Activities of Daily Living
一人の人間が独立して生活するために基本的に行う、毎日繰り返される共通の身体動作のこと。

表5-1　リハビリテーション医療で扱うことの多い疾患

臓器別の疾患群	代表疾患
①脳の障害に基づく疾患と外傷	脳卒中、外傷性脳損傷、脳腫瘍、脳変性疾患、脱髄疾患、脳炎、低酸素脳症、脳性麻痺、運動発達遅滞、言語発達遅滞
②脊髄の障害に基づく疾患と外傷	脊髄損傷、脊髄梗塞、脊髄変性症、脱髄性疾患、脊髄髄膜瘤（二分脊椎）
③末梢神経の障害に基づく疾患と外傷	多発神経炎、神経外傷
④骨・関節の障害に基づく疾患と外傷	関節リウマチ、変形性膝関節症、脊椎疾患、骨折、切断
⑤心血管系の疾患	急性心筋梗塞、閉塞性動脈硬化症、バージャー病
⑥呼吸器系の疾患	慢性閉塞性肺疾患、拘束性肺疾患
⑦高齢に基づく障害	肺炎に伴う廃用、胸部・腹部術後に伴う廃用
⑧悪性腫瘍に基づく障害	リンパ浮腫、病的骨折、神経障害、疼痛
⑨その他	

A. 障害の概要

　障害とは、体や内臓臓器の機能が一部または全部損なわれた状態のことをいう。近年、「害」の字が入っているのは害のある人や物と受け取られる可能性があるため好ましくないとして、公文書においても「障がい」という表現が用いられる傾向が顕著である。

　WHOの国際障害分類（1980〔昭和55〕年）によって、「障害」には医学・生物的レベルの障害（機能障害）、人間の能力や日常生活活動レベルの障害（能力障害）、そして社会的レベルの障害（社会的不利）という3つの次元があるとされた。一般的に障害の部位によって視覚障害、聴覚障害、平衡機能障害、肢体不自由、内部障害、発達障害、認知症、高次脳機能障害、精神障害に分類される。

視覚障害

[1] 視覚障害

　視覚障害とは、万国式視力表によって測った視力が一眼0.02以下、他眼の視力が0.6以下で、両眼の視力の和が0.2を超えるもの（視覚障害6級）をいう。屈折異常があるものについては、もっとも適当な矯正レンズを選び、矯正後の視力によって判断する。視野はゴールドマン視野計を用いる場合、周辺視野の測定には1/4の視標を用い、中心視野の測定には1/2の視標を用いる。両眼による視野の1/2以上が欠けているものは視覚障害5級に相当する。視力障害と視野障害が重複する場合は、重複障害認定の原則に基づき認定することとする。

[2] 聴覚障害・平衡機能障害・音声言語機能障害・咀嚼機能障害

　聴覚・平衡・音声言語・咀嚼機能は一括して障害判定を行う。聴力の測定はオージオメーターによる方法を主体とする。聴覚障害は両耳の聴力レベルが70デシベル以上のものをいう。平衡機能障害とは、閉眼で直線を歩行中10 m以内に転倒または著しくよろめいて方向を中断せざるを得ないものをいい、障害5級に該当する。音声機能または言語機能喪失は音声を全く発することができないか、発声しても言語機能を喪失したものをいい、3級に該当する。咀嚼機能については、唇顎口蓋裂の後遺症による機能障害をみとめた場合、あらかじめ都道府県知事の指定する歯科医師の診断書・意見書の提出を求めるものとする。4級に該当する。

肢体不自由

[3] 肢体不自由

　肢体不自由は機能の障害の程度をもって判定するものであるが、その判

定は強制されて行われた一時的能力であってはならない。たとえば、肢体不自由者が無理をすれば1 kmの距離は歩行できるが、そのために症状が悪化し、または疲労、疼痛などのため翌日は休業しなければならないようなものは1 km歩行可能者とはいえない。軽度の障害とは、日常生活に支障をきたすものを指す。機能の著しい障害とは、関節可動域が日常生活に支障をきたすものをいう。全廃とは、関節可動域が10度以内、筋力では徒手筋力テストで2以下に相当するものをいう。

[4] 内部障害

内部障害とは、身体障害者福祉法で定める障害のうち、心臓、腎臓、呼吸器、膀胱または直腸、小腸、ヒト免疫不全ウイルス（HIV）による免疫機能障害、肝機能障害の7項目の障害を指す。2010（平成22）年4月より、肝機能障害が追加された。

(1) 心臓機能障害

心電図で心房細動・粗動、期外収縮、STの低下が0.1 mV以上の所見、運動負荷心電図でST低下が0.1 mV以上の所見があるものをいう。ペースメーカー装着者や人工弁置換などを行った者。

(2) 腎臓機能障害

腎臓機能検査において、内因性クレアチニンクリアランス値が30 ml/分未満、または血清クレアチニン濃度が3.0 mg/dl以上であり、かつ、日常生活が著しく制限されるか、透析治療を必要とする者。腎臓移植後、抗免疫療法を必要とする期間も障害として認める。

(3) 呼吸器機能障害

予測肺活量1秒率（"指数"とも呼ばれる）とは最大吸気位から最大努力下呼出の最初の1秒間の呼気量の予測肺活量に対する百分率のことをいう。予測肺活量とは性別、年齢、身長の組み合わせで正常ならば当然であると予測される肺活量の値である。その指数が30を超え、40以下のものを障害者とみなす。呼吸機能検査は指数方式および動脈血ガス方式の両面から判定する。単一の検査による見落としを避け、公平性を保つ。

(4) 膀胱・直腸機能障害

疾病のため、消化管・膀胱などを切除し、術後の再建法として人工の排泄口をつくった場合、排泄口（代用膀胱や人工肛門）のことをストーマという。膀胱・直腸機能障害とはストーマをもつものや二分脊椎によるものをいう。膀胱摘出により代用膀胱を造設した場合、代用膀胱のみでは障害認定の対象とならない。ただし、臍部にある導管から自己導尿を行うなど、本来の尿道以外の部位から導尿していると障害と認められる。また、

内部障害
2011（平成23）年度生活のしづらさ実態調査（旧身体障害者実態調査）では、身体障害者326万3800人のうち、内部障害者は97万8000人で約30％を占めた。その内訳は、心臓機能障害者47万8200人、呼吸機能障害者6万9300人、腎臓機能障害者19万4600人、膀胱・直腸機能障害者10万6600人、小腸機能障害者7800人、HIVによる免疫機能障害者3400人、肝機能障害者5000人である。内部障害者は、一見健常者と同様に見られるため、他者の理解を得づらく、障害者用の駐車スペースを使用すると警備員に注意される、電車やバスの優先席に座ると冷ややかな目で見られるなどの経験が多いとされる。

心臓機能障害
①不整脈、②虚血性心疾患（狭心症・急性心筋梗塞）、③心筋症、などにより心臓本来の働きが障害され、このために日常生活が制限されるもの。

腎臓機能障害

呼吸器機能障害

膀胱・直腸機能障害
ストーマの造設がなくても直腸の手術や代用膀胱の使用により、高度な排尿機能の障害があるものや、先天性鎖肛に対する肛門形成術や、小腸吻合術に起因する高度な排便機能障害があるものも、膀胱・直腸機能障害として認定される（術後6ヵ月以降に認定）。

ストーマについても、潰瘍性大腸炎、大腸穿孔などの治療のために一時的に造設される人工肛門は、障害認定の対象とはならない。

(5) 小腸機能障害

小腸切除または小腸の疾患により永続的に小腸機能の著しい低下があり、かつ通常の経口による栄養摂取では栄養維持が困難となり、中心静脈栄養法または経腸栄養法で行う必要があるものをいう。

(6) ヒト免疫不全ウイルス（HIV）による免疫機能障害

13歳以上の場合、ヒト免疫不全ウイルスに感染し、1日1時間以上の安静を必要とするほどの強い倦怠感および易疲労が月に7日以上ある場合、または月に7日以上の不定の発熱（38℃以上）が2ヵ月以上続く、もしくは口腔内カンジダ症、赤痢アメーバ症、帯状疱疹、単純ヘルペスウイルス感染症（頻回に繰り返すもの）などの日和見感染症の既往がある者が該当する。

(7) 肝機能障害

疾病などにより、永続的に肝機能の著しい低下があるために、日常生活活動に支障が出るものを肝機能障害者と認定する。肝機能障害の重症度は、①肝性脳症、腹水、血清アルブミン値、プロトロンビン時間、血清総ビリルビン値を指標とした、Child-Pugh分類によるスコアリング（表5-2）、または②以下の項目（a.～j.）のうち、何項目があてはまるかにより判定する。

a. 血清総ビリルビン値が5.0mg/dl以上
b. 血中アンモニア濃度が150μg/dl以上
c. 血小板数が50,000/mm³以下
d. 原発性肝がん治療の既往
e. 特発性細菌性腹膜炎治療の既往
f. 胃食道静脈瘤治療の既往
g. 現在のB型肝炎またはC型肝炎ウイルスの持続的感染
h. 1日1時間以上の安静臥床を必要とするほどの強い倦怠感および易

表5-2 Child-Pugh分類

	1点	2点	3点
肝性脳症	なし	軽度	昏睡
腹水	なし	軽度	中等度
血清アルブミン値（g/dl）	3.5超	2.8～3.5	2.8未満
プロトロンビン時間（％）	70超	40～70	40未満
血清総ビリルビン値（mg/dl）	2.0未満	2.0～3.0	3.0超

各項目のポイントを加算しその合計点で分類する。

小腸機能障害

ヒト免疫不全ウイルス
HIV; Human Immunodeficiency Virus

免疫機能障害

肝機能障害の原因
肝炎ウイルスに起因するもの以外であっても、肝機能障害として認定されるが、アルコール性肝機能障害の場合は、断酒により肝機能障害の改善が見込まれることもあるため、一定期間（180日以上）断酒し、アルコールの影響を排除した状況での検査結果により、認定する。

肝性脳症
肝機能障害が高度に進行し肝不全状態になった時に出現する意識障害で、睡眠―覚醒リズムの逆転、多幸気分など軽度の意識障害から、重くなると昏睡、深昏睡になる場合もある。肝性脳症の参考事項として、羽ばたき振戦がある。肝性脳症の昏睡度は、犬山シンポジウム（1981〔昭和56〕年）により分類される。

腹水
超音波、体重の増減、穿刺による排出量等から、判断し、1～3ℓを軽度、3ℓ以上を中等度以上とする。

疲労感が月7日以上ある
i. 1日に2回以上の嘔吐、あるいは30分以上の嘔気が月7日以上ある
j. 有痛性筋けいれんが1日1回以上ある

　肝機能障害の重症度は、90日以上（180日以内）の間隔をおいた連続する2回の検査により評価する。肝臓移植を行った者については、抗免疫療法を継続実施している間は1級として認定される。

[5] 精神発達障害（従来の発達障害／Neurodevelopmental Disorders）

　発達期に発症する一群の疾患で、発達期早期（小中学校入学前）に症状が出現し、個人的、社会的な学業または職業における機能の障害を引き起こす発達の欠陥を特徴とする（DSM-5による定義）。

　分類は以下の通りである。

(1) 知的障害

　この中に、知的障害、全般性発達遅延、および特定不能の知的障害の3群を含む。

①知的障害：従来の精神遅滞であるが、遅滞という言葉が差別的な響きを持つことから、イギリスなどでは知的障害という言葉が使われてきていた。以前の精神遅滞の定義としては、知的障害と適応障害の両者が存在すること、知能指数の高低によって重度分類が行われてきた。DSM-5の知的障害では、適応障害の両者が存在する点は同じであるが、重症度評価の指標として、生活適応能力が重視され、単に知能指数（IQ）の分類ではなくなった。

②全般性発達遅延：諸領域で発達の遅延があるが、5歳未満で、臨床的に重症度の妥当性のある評価ができない場合に用いられるカテゴリーである。

③特定不能の知的障害：5歳以上の人が、失明や難聴などの身体的問題や行動的問題で、知的能力の評価が困難、不可能な場合に用いられるカテゴリーである。

(2) コミュニケーション症群／コミュニケーション障害群

　言語、会話、およびコミュニケーションの欠陥が含まれる。

①言語障害：これまでの表出型（理解は良いが、表出ができない）、表出受容型（理解も表出もできない）の区分がなくなり、一括して言語取得と言語使用の障害とされ、表出と理解の障害両方を包含した概念となった。

②語音障害：以前の音韻障害とほぼ同じであるが、発達期初期に発症することが明記された。小児期発症流暢症（吃音）。

精神発達障害
DSM-5で創設された項目。DSM-Ⅲ以来、通常、幼児期、小児期または青年期に初めて診断される障害という大項目に含まれていたが、DSM-5ではこの大項目が廃止され、精神発達障害が創設された。それ以外の疾患はさまざまな大カテゴリーの中に散らばって記載されることになった。

DSM-5
米国精神医学会の精神疾患の分類と診断の手引きの第5版（Diagnostic statistical manual of mental disorders 5th edition）。2013（平成25）年5月に、以前のDSM-Ⅳから19年ぶりに改訂された。

知的障害（DSM-5の分類）
DSM-5では、精神遅滞（Mental Retardation）は知的障害に呼称が変更され、IQでなく、具体的な生活行動によって重症度分類を行うようになった。

知能指数（IQ）
標準化された知能検査を用いて算出された精神年齢（知的年齢）を元に、次の式で計算される。
IQ＝（精神年齢／暦年齢）×100

行動的問題
運動機能障害、重度の問題行動、併発した精神疾患などを、行動的問題という。

③社会的（語用論的）コミュニケーション障害：言語やコミュニケーションの社会的な使用において基礎的な困難さがあることが特徴で、言語・非言語的コミュニケーションの社会的ルールを理解し従うことができない、聞き手や状況に合わせて言葉を変えることができない、会話や話術のルールを理解し従うことができないなどの症状を呈する。この症状は、言語構造や認知能力の低さでは説明できない。

(3) 自閉症スペクトラム（ASD; Autism Spectrum Disorder）

DSM-Ⅲ以来、自閉症を代表とする生来の社会性の発達障害を示すグループを、自閉症圏の発達障害がさまざまな広範な領域の発達の問題を引き起こすことから、広汎性発達障害（PDD; Pervasive Developmental Disorder）と呼んできた。DSM-Ⅳでは、PDDは、自閉性障害、レット障害、小児期崩壊性障害、アスペルガー障害、特定不能の広汎性発達障害（非定型自閉症）により、構成されていた。このうち、レット障害は、遺伝子異常によって起こることが判明したため、DSM-5では独立した診断名から外した。そしてレット障害以外の診断項目4つをすべて、自閉症スペクトラム（ASD; Autism Spectrum Disorder）とした。

DSM-5ではASDの診断基準（**表5-3**）を①社会的コミュニケーションおよび相互関係における持続的障害、および②限定された反復する様式の行動、興味、活動の2つの領域にまとめた。そして、②の下位項目に臨床上の特徴としてよく観察される知覚過敏性・鈍感性など知覚異常の項目が追加された。また、これらの症状が、幼児期を過ぎて初めて見出される可能性に関して言及しており、これまでの幼児期の症状を中核とした診断基

社会的（語用論的）コミュニケーション障害
DSM-5で新設されたコミュニケーション障害が、この症候群である。

自閉症スペクトラム
DSM-5における、児童青年期領域の疾患概念の大きな変更点の1つ。

アスペルガー障害
DSM-5では、「自閉症スペクトラム症」に含まれることになった。

レット障害
古典的レット症候群（RTT）は女児に発症する進行性神経疾患で、出生時から生後6ヵ月までは正常な精神運動発達を示すが7～24ヵ月で発症し、獲得していた手先の技能や言葉が急速に退行する。合目的な手の動きが消失し、手をもむような常同運動が出現する。その他に、自閉症的特徴、パニック様発作、歯ぎしり、発作性の無呼吸や過換気、失調歩行や失行、振戦や後天性小頭症などの症状が出現する。急速な退行の期間の後には、病勢は比較的安定した状態になる。X連鎖優性遺伝式で*MECP2*遺伝子変異が原因である。出世前診断が可能である。

表5-3 自閉症スペクトラムの診断基準

以下のA、B、C、Dを満たすこと
A. 社会的コミュニケーションおよび相互関係における持続的障害（以下の3点） 　1. 社会的、情緒的な相互関係の障害 　2. 他者と交流に用いられる言葉を介さないコミュニケーションの障害 　3. （年齢相応の対人）関係性の発達・維持の障害
B. 限定された反復する様式の行動、興味、活動（以下の2点以上で示される） 　1. 常道的で反復的な運動動作や物体の使用、あるいは話し方 　2. 同一性へのこだわり、日常動作への融通の利かない執着、言語・非言語上の儀式的な行動パターン 　3. 集中度や焦点付けが異常に強く限定・固定された興味 　4. 感覚入力に対する敏感性あるいは鈍感性、あるいは感覚に関する環境に対する普通以上の関心
C. 症状は発達早期の段階で必ず出現するが、後になって明らかになるものもある
D. 症状は社会や職業その他の重要な機能に重大な障害を引き起こしている

準から、どの年齢でも用いることが可能なものへと大きく変化した。

　治療としては、単なる治療ではなく、治療と教育を合わせた療育を幼児期より行う。療育は、それぞれの発達領域について発達段階を正確に評価し、短期間（数ヵ月）に到達可能な段階を目標として設定し、その発達に向けて家族と専門家が協力していく。そのためには、医療のみならず、福祉や教育と連携し、包括的かつ計画的に個々の患児の障害の程度に応じた療育を考える必要がある。

(4) 注意欠如・多動性障害（AD/HD）

　注意欠如・多動性障害の基本的特徴は、機能または発達を妨げるほどの、不注意と多動性―衝動性、またはそのいずれかの持続的な様式である。診断基準を表に示す（**表5-4**）が、DSM-5での基準での大きな変更点として、症状発現年齢が7歳以前から12歳に引き上げられたこと、17

療育
療育手法としては、TEACCH（Treatment and Education of Autistic and Related Communication-handicapped Children）と呼ばれるものが有名である。

注意欠如・多動性障害（AD/HD）
DSM-Ⅳまでは行動障害に分類されていたが、DSM-5では、精神発達障害に分類された。わが国では、AD/HDを発達障害モデルと考え、治療を行うことが慣例となっており、2005（平成17）年の発達障害支援法において、世界に先駆けてAD/HDを発達障害と認定している。

表5-4　AD/HDの診断基準

```
A1：以下の不注意症状が6つ（17歳以上では5つ）以上、6ヵ月以上持続
  a. 細やかな注意ができずケアレスミスを起こしやすい
  b. 注意を持続することが困難
  c. 話を聞けないように見える（うわの空、注意散漫）
  d. 指示に従えず、宿題などの課題ができない
  e. 課題や活動を整理することができない
  f. 精神的努力の持続を要する課題を嫌う
  g. 課題や活動に必要なものを、忘れがちである
  h. 外部からの刺激で、注意散漫となりやすい
  i. 日々の活動を忘れがち
A2：以下の多動／衝動性の症状が6つ（17歳以上では5つ）以上、6ヵ月以上持続
  a. 着席中、手足をそわそわ動かしたり、とんとん叩いたり、いすの上でもじもじする
  b. 着席すべき場面で（授業中の教室、仕事中の職場）、離席する
  c. 不適切な状況で、走り回ったりよじ登ったりする
  d. 静かに遊んだり余暇を過ごしたりすることができない
  e. じっとしていられない、突き動かされているように、エンジンで動かされているように、行動する
  f. しゃべりすぎる
  g. 質問を最後まで聞かずに、答え始めてしまう
  h. 順番を待つことが、困難である
  i. 他人の邪魔をしたり、割り込んだりする
B：不注意または多動性、衝動性の症状のいくつかが12歳までに発症
C：不注意または多動性、衝動性の症状のいくつかは、2つ以上の環境で存在（家庭、学校、職場……）
D：症状が社会、学業、職場の機能を損ねている明らかな証拠がある
E：不注意または多動性、衝動性の症状のいくつかは統合失調症や他の精神障害の経過中であることが、否定され、また他の精神疾患（気分障害、不安症、解離症、パーソナリティー障害、物質中毒または離脱）では、うまく説明できない
```

歳以上の場合では下位項目を5項目満たせばよいと、診断基準が緩和されたこと、重症度分類が導入されたことが挙げられる。

治療は、薬物療法として、精神刺激薬であり、ドーパミン再取り込み阻害作用を持つメチルフェニデートが有効で、その徐放剤を1日1回服用する。また、ノルアドレナリン再取り込み阻害薬である、アトモキセチンも有効である。精神療法、環境調整としては、学校で授業中教師以外からの刺激の量を減らす（多動児と教師の距離を近くするなど）。落ち着きなく叱られたり注意されたりすることが多いので、自己評価が下がりやすい。子どもの良いところを見つけ、家族や教師が十分にほめることが、自己評価を保つのに重要となる。症状は、早くて2、3歳頃から認められるが、顕著になるのは4、5歳頃から、小学校低学年である。多動については、発達に従い思春期までに明らかに改善することが多いが、衝動性は思春期も持続ししばしは問題となる。不注意は成人後も残存することが多い。メチルフェニデート、アトモキセチンとも、以前は18歳未満にしか処方が認められていなかったが、現在では、18歳未満で処方を開始して継続して服用が必要である場合は、18歳以後も処方が認められるようになった。

(5) 特異的学習障害

従来の学習障害で、読み、書き、算数の障害を区分するが、症状記載は学習習得段階に沿って詳細になった。読みの障害は単語の読みの正確さから始まって、読む速度、流暢さ、文章の理解度合いなどを評価すると規定された。書き表現の障害は、スペル、文法、句読点、文章の明確さや構成の正確さなどを評価する。算数障害は、数感覚、計算の正確さや流暢さ、数学的思考などが評価される。DSM-5では発達段階を考慮して症状評価ができるように改正された。

(6) 運動障害

従来の運動能力障害とチック障害をまとめたものである。

①発達性協調運動障害：従来とほぼ同じであるが、症状記載に関しては非常に具体的となり、その発症が発達期初期であることが明記された。

②常動的運動障害：反復し、駆り立てられるように見え、かつ外見上無目的な運動行動（手を震わせる、身体をゆする、頭を打ちつける、自分の身体を噛む、自分の身体を叩くなど）により、社会的、学業的活動が障害され、自傷を起こすこともある。

③トゥーレット障害：1年以上持続する多発性運動チックと音声チックを特徴とするが、両者は同時に存在しなくてもよく、症状は青年期に増悪し、成人期まで続く。重症例ではしばしば汚言を伴う。

重症度分類
軽度（mild）：症状がもたらす社会的、職業的機能への障害はわずかでしかない。
中等度（moderate）：軽度と重度の中間。
重度（severe）：症状が社会的職業的に著しい障害をもたらしている。

メチルフェニデート
副作用としては、食欲不振、悪心、腹痛、体重減少、成長遅延、頭痛などがある。

徐放剤
徐放剤とは成分が徐々に溶け出すように工夫された薬の総称。薬効が長期にわたって持続するため、服薬回数を減らせる、薬の血中濃度が緩やかに上がるため、副作用が少ないなどの特徴がある。

チック
チックとは、突発的、急速、反復性、非律動性の運動または、発声である。

発達性協調運動障害
不器用（物を落とす、物にぶつかる）、運動技能（物をつかむ、はさみや刃物を使う、書字、自転車に乗る、スポーツに参加する）の遂行における遅さと不正確さなど。

トゥーレット障害
チック障害の治療は、患児と患児を取り巻く環境の精神保健の改善を図ることが大切であるが、チック症状が強い場合や、トゥーレット症候群であれば薬物療法としてハロペリドールやピモジドが有効なことがある。

④持続性（慢性）運動または言語性チック障害：1種類または多彩な運動チック、または音声チックの存在が認められるが、両者ともに見られることはない。頻度の増減はあるが、1年以上は持続し、発症は18歳以前である。

⑤暫定的チック障害：18歳未満発症で、チックの持続期間が1年未満のものを指す。

(7) その他の精神発達障害

明確に神経発達疾患であるが、診断基準を満たさない例で、胎生期母体からのアルコール暴露症候群などが含まれる。

[6] 認知症

第4章2節D参照。

[7] 高次脳機能障害

本章3節B [2] 参照。

[8] 精神障害

第6章1節参照。

持続性（慢性）運動または言語性チック障害
チックは4歳前にはほとんど認められず、頻度が多いのは6～7歳である。多くのチックは子供の発達過程において一過性に出現し、治療することなく消失していく。トゥーレット障害や慢性チック障害は、思春期に最も症状が増悪するが、成人になるにつれて軽快することが多い。

暫定的チック障害
従来の一過性チック障害

認知症
➡ p.119

高次脳機能障害
➡ p.150

精神障害
➡ p.170

B. 障害の評価

リハビリテーション医学においては、病気の診断のみならず、その疾患からもたらされる各種の障害についても評価し対処しなければならない。

障害に対する国際的分類としては、世界保健機関（WHO）が1980（昭和55）年に「国際疾病分類（ICD）」の補助として発表した「WHO国際障害分類（ICIDH）」が用いられてきた。ICIDHは、疾病の終結を機能障害、能力低下、社会不利の3つの側面から定義し、それぞれの問題点を挙げて評価した（表5-5）。

しかし、ICIDHは、①障害の過程における社会的・物理的環境の位置づけが明確でない、②知的障害や精神障害分野などでの分類項目がよく整理されていない、③障害というマイナス面のみを評価し、本来プラス面を備えた健常な機能・能力が重視されず、偏った障害者観が生まれる、等の批判があった。

そこでWHOでは、1990年代よりICHDHの改定の検討が始まり、2001（平成13）年5月にその改訂版として「国際生活機能分類（ICF）」を採択した。

> 世界保健機関
> WHO; World Health Organization
>
> 国際疾病分類
> ICD; International Classification of Disease
>
> 国際障害分類
> ICIDH; International Classification of Impairments, Disability and Handicaps

表5-5　国際障害者分類に準処した問題リストの具体例

機能分類		能力低下	社会的不利
1. 痛み（部位）	20. 褥瘡（部位）	1. 歩行障害	1. 家族関係
2. 拘縮（部位）	21. 呼吸障害	2. ADL障害	2. 経済的問題
3. 筋力低下（部位）	22. 視覚障害	3. 運動負荷	3. 住居（改造など）
4. 片麻痺（左、右）	23. 聴覚障害	4. 自発性低下	4. 職業（復職、復学）
5. 骨折（部位）	24. 意識障害	5. 行動異常	5. 通勤、通学
6. 対麻痺	25. 痙攣発作	6. 義肢	6. 対人関係
7. 四肢麻痺	26. 発達遅滞	7. 装具	7. 教育（患者・家族）
8. 巧緻障害	27. 肥満	8. 自助具	8. 退院準備
9. 麻痺、運動障害	28. 膀胱障害	9. 障害の受容	9. 退院後のサポート
10. 痙直または痙縮（部位）	29. 直腸障害	10. その他	10. その他
11. 全身衰弱	30. 性機能障害		
12. 筋萎縮（部位）	31. 記憶障害		
13. 失語	32. 失認、失行		
14. 構音障害	33. 情動障害		
15. 不随意運動	34. 視空間失認		
16. 変形	35. 起立性低血圧		
17. 浮腫（部位）	36. 内科的問題		
18. 切断（部位）	37. 外科的問題		
19. 嚥下障害	38. その他		

出典）千野直一編『現代リハビリテーション医学（改訂第2版）』金原出版, 2004 より.

C. 国際生活機能分類（ICF）

これまでの「ICIDH」が身体機能の障害による生活機能の障害（社会的不利）を分類するという考えが中心であったのに対し、ICF はこれらの環境因子という観点を加え、たとえば、バリアフリーなどの環境を評価できるように構成されている。

ICF は ICD とともに WHO の国際分類ファミリーの中心をなしている。ICD は「疾病」を中心としてとらえる分類であるのに対し、ICF は「生活機能」をとらえている。両者は車の両輪として活用することで、「病気を治す」だけでなく、その人「全人的（精神面も身体面も含めて）」に幸せと感じられる状況が実現できる。また、ICD は「疾病があるかないか」という「質的判断」であるのに対し、ICF は生活機能について「問題があるかないか、あるとすればどの程度か」についての「量的把握」でもある点で基本的に異なっている。

ICF では、情報を2つの部門に整理した。第1部は生活機能と障害、第2部は背景因子である（**図 5-1、表 5-6**）。

国際生活機能分類
ICF; International Classification of Functioning, Disability and Health

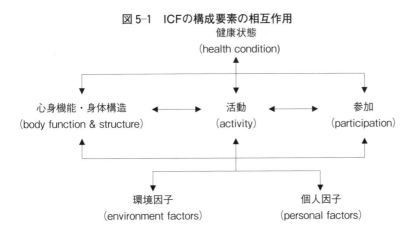

図 5-1　ICF の構成要素の相互作用

第1部では、生活機能と障害について①「心身機能・身体構造」、②「活動」、③「参加」の3つの次元で捉えている（**図 5-1**）。①の「心身機能（body functions）」とは、体の生理的機能を指す（**表 5-7**）。一方、「身体構造（body structures）」とは、臓器、体幹、手足の解剖学的な部分をいう（**表 5-8**）。②の「活動（activity）」とは、一人ひとりの人が自分の課題や行動を行うことを指す（**表 5-9**）。③「参加（participation）」とは、生活・人生の場面への関わりのことである（**表 5-9**）。

心身機能
身体構造
活動
参加

表 5-6　ICF の概念

	第1部:生活機能と障害		第2部:背景因子	
構成要素	心身機能 身体構造	活動・参加	環境因子	個人因子
領域	心身機能 身体構造	生活・人生領域 （課題、行為）	生活機能と障害への外的影響	生活機能と障害への内的影響
構成概念	心身機能の変化 （生理的） 身体構造の変化 （解剖学的）	能力 標準的環境における課題の遂行 実行状況 現在の環境における課題の遂行	物的環境や社会的環境、人びとの社会的な態度による環境の特徴がもつ促進的あるいは阻害的な影響力	個人的な特徴の影響力
肯定的側面	機能的・構造的統合性	活動・参加	促進因子	非該当
	生活機能			
否定的側面	機能障害 （構造障害を含む）	活動制限 参加制約	阻害因子	非該当
	障害			

表 5-7　心身機能（大分類）

1章　精神機能
2章　感覚機能と痛み
3章　音声とは発話機能
4章　心血管系・血液系・免疫系・呼吸系の機能
5章　消化器系・代謝系・内分泌系の機能
6章　排尿・性・生殖の機能
7章　神経筋骨格と運動に関連する機能
8章　皮膚および関連する構造の機能

表 5-8　身体構造（大分類）

1章　神経系の構造
2章　目・耳および関連部位の構造
3章　音声と発話に関わる構造
4章　心血管系・血液系・免疫系・呼吸系の機能
5章　消化器系・代謝系・内分泌系の機能
6章　尿路性器および生殖器系に関連した構造
7章　運動に関連した構造
8章　皮膚および関連部位の構造

健康状態
Health Condition

「健康状態」は疾患・外傷に限られたものではなく、妊娠・加齢・ストレス状態、その他いろいろなものを含む広い概念である。WHOによる健康の定義は「単に病気や虚弱でないだけでなく、肉体的にも、精神的にも、社会的にも完全に良好な状態である」。妊娠や加齢は「異常」ではないが、「生活機能」にいろいろな問題を起こしうる。

表 5-9　活動と参加

1 章　学習と知識の応用
2 章　一般的な課題と要求
3 章　コミュニケーション
4 章　運動・移動
5 章　セルフケア
6 章　家庭生活
7 章　対人関係
8 章　主要な生活領域（教育・仕事・経済）
9 章　コミュニティライフ・社会生活・市民生活

図 5-2　生活機能

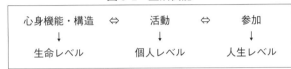

出典）大川弥生著『生活とは何か』東京大学出版社，2007 一部改編．

生活機能とは、人が生きていくときの3つの側面（心身機能・身体構造、活動、参加）を考慮するICFの中心概念である（図5-2）。

生活機能に大きく影響を与えるものとして、健康状態以外に「背景因子」があることが重要。第2部では「背景因子」を取り上げている。これには「環境因子」と「個人因子」の2つからなっている（表5-6）。

(1) 環境因子

環境因子は建物・道路・交通機関・自然環境のような物的な環境のみならず、家族・友人・仕事上の仲間など人的な環境、人びとの態度や社会意識としての環境（社会が生活機能の低下のある人をどう見るか、どう扱うか、など）、そして医療、保健、福祉、介護、教育などのサービス・制度・政策といった制度的な環境も環境因子としてとらえる。

「環境因子」が「生活機能」に対してプラスの影響をしているときは「促進因子」と呼び、マイナスの影響を与えているときは「阻害因子」と呼ぶ。

(2) 個人因子

その人固有の特徴をいう。年齢、性別、民族、生活歴（職業歴、学歴、家族歴など）、価値観、ライフスタイル、コーピング・ストラテジー（困難に対処し解決する方法）などを含む。医療でも福祉でも、また職業、教育、その他でも、患者、利用者、生徒等の個性や個別性を尊重しなければならないということが強調されている現在、重要な因子である。

生活機能

環境因子

促進因子
Facilitator

阻害因子
Barrier

個人因子

コーピング・ストラテジー
（困難に対処し解決する方法）

今後、ICFの活用により、

①障害や疾病を持った人やその家族、保健・医療・福祉などの幅広い分野の従事者が、障害や疾病の状態についての共通理解を持つことができる。

②さまざまな障害者に向けたサービスを提供できる施設や機関などで行われるサービスの計画や、評価、記録などのために実際的な手段を提供することができる。

③障害者に対するさまざまな調査や統計について比較検討する標準的な枠組みを提供することができる。

以上3点のことが期待されているが、一方では障害を正しく捉える用語が用いられていない、項目数が膨大で、実際には医療・福祉の現場で広く使用されるに至っていない等の難点もあり、今後さらなる改訂が期待される。

D. 世界保健機構能力低下評価尺度（WHODAS 2.0）

世界保健機構能力低下評価尺度
WHODAS 2.0; World Health Organization Disability Assessment Schedule 2.0

WHODAS 2.0とは、世界保健機構（WHO）が開発した、健康と障害について文化的影響を除いて測定する標準ツールで、18歳以上の成人の能力低下を評価するための36項目からなる評価尺度である。WHOが2001（平成13）年より採択しているICF（国際生活機能分類）の構成要素のうち、活動と参加について、簡便に生活機能を把握できる点が特徴である。評価する項目は、1.理解・コミュニケーション、2.自立、3.セルフケア、4.対人関係、5.日常生活の活動性、自宅および、学校・会社での活動、6.社会参加の6項目である（表5-10）。この尺度は自己記入式で、あらゆる医学的疾患を持つ患者に用いられるように開発されており、機能評価の継時的変化を追跡するためにも用いることもできる。ICFのいわば簡易版として、今後ひろく使用されるようになる可能性がある。

● 能力の評価方法

Barthel Index; BI
バーサルインデックス（またはバーセルインデックス）

機能的自立度評価法
FIM; Functional Independence Measure

EBM; Evidence Based Medicine
医学的根拠に基づいた医学。近年、治療法が正しいかどうかは科学的に証明することが重要といわれる。経験のみではなく、多数例についての研究を行い、統計的な有効性を実証することが求められている。

過去に報告されているADL評価法としては、Barthel Index（BI）、機能的自立度評価法（FIM）、Kartz index of ADL、Kenny Self-Care Evaluationなどがあるが、国際的によく用いられているのが、Barthel IndexとFIMである。Barthel Indexでは、食事・移乗・整容・トイレ動作・入浴・移動・階段昇降・更衣・排便・排尿の10項目を表5-11のような基準で採点する。100点を満点とし、全介助は0点とする。以前からよく用いられてきた評価法であり、簡便でEBMに数多く用いられている。一方、採点方式が自立・介助が必要（部分介助）・全介助と3段階のみで

あるため、介助量の変化を捉えにくいという欠点がある。

FIMはBarthel Indexの評価項目に加えて、認知面の評価を加えており、各項目を7段階で評価するため、細かい変化を捉えやすいという利点がある（図5-3）。

表5-10　WHODAS2.0

- 過去1ヵ月間の状況を思い出し、以下の36項目の障害の程度を診断する。
- 1〜5点でスコア化。障害の程度が大きいほど、高得点とする。
  1点：None（問題なくできる、もしくは、なし）
  2点：Mild（軽度）
  3点：Moderate（中等度）
  4点：Severe（重度）
  5点：Extreme or cannot do（もっとも重度、または、不可能）
- 合計点（最大180点）と平均点（最大5点）を算出する。

理解・コミュニケーション	計／30 平均／5				
D1.1	10分以上ひとつのことに集中できる。	1	2	3	4	5
D1.2	重要なことを覚えている。	1	2	3	4	5
D1.3	日常生活の中で、問題を解決できる。	1	2	3	4	5
D1.4	新たなことを学習できる。	1	2	3	4	5
D1.5	言われたことの内容が理解できる。	1	2	3	4	5
D1.6	会話ができる。	1	2	3	4	5
自立	計／25 平均／5				
D2.1	30分以上起立ができる。	1	2	3	4	5
D2.2	座った状態から起立できる。	1	2	3	4	5
D2.3	家の中で動くことができる。	1	2	3	4	5
D2.4	家から外出できる。	1	2	3	4	5
D2.5	長い距離（1km程度）を歩ける。	1	2	3	4	5
セルフケア	計／20 平均／5				
D3.1	身体を洗える。	1	2	3	4	5
D3.2	着替えができる。	1	2	3	4	5
D3.3	食事がとれる。	1	2	3	4	5
D3.4	数日間一人で過ごせる。	1	2	3	4	5
対人関係	計／25 平均／5				
D4.1	初対面の人に対応できる。	1	2	3	4	5
D4.2	交友関係を維持できる。	1	2	3	4	5
D4.3	親密な人と友好関係を維持できる。	1	2	3	4	5
D4.4	新たな友人を作れる。	1	2	3	4	5
D4.5	性的活動が営める。	1	2	3	4	5
日常生活—家族	計／25 平均／5				
D5.1	家族の負担に気を配れる。	1	2	3	4	5
D5.2	家庭内の重要な仕事ができる。	1	2	3	4	5
D5.3	家庭内のするべき仕事をすべてできる。	1	2	3	4	5
D5.4	家庭内のするべき仕事を期限内に終える。	1	2	3	4	5

	日常生活─学校／職場：就労、就学している場合。それ以外は、D6.1までスキップ 　計 ／20　平均 ／5					
D5.5	職場、学校で日常生活が送れる。	1	2	3	4	5
D5.6	職場、学校で重要な仕事ができる。	1	2	3	4	5
D5.7	職場、学校で必要な仕事がすべてできる。	1	2	3	4	5
D5.8	職場、学校で必要な仕事の期限が守れる。	1	2	3	4	5
	社会参加 　計 ／40　平均 ／5					
D6.1	集団活動（お祭り、宗教など）に参加できる。	1	2	3	4	5
D6.2	社会参加に対する、周囲の障害、妨害の程度。	1	2	3	4	5
D6.3	尊厳ある人生を送る上で、他人の態度や行動はどれくらい障害となるか。	1	2	3	4	5
D6.4	健康維持や、症状にどれくらいの時間を費やすか。	1	2	3	4	5
D6.5	健康状態によって感情はどれくらい影響されるか。	1	2	3	4	5
D6.6	自分または家族の財産を、どれくらい健康のために費やしてきたか。	1	2	3	4	5
D6.7	健康上の問題がどのくらい家族に困難を与えるか。	1	2	3	4	5
D6.8	安息や喜びのために自分自身で行ったことにより、どれくらい問題が生じるか。	1	2	3	4	5

表 5-11　Barthel Index

項目	点数	記述	基準
1. 食事	10	自立	皿やテーブルから自力で食物をとって、食べることができる、自助具を用いても良い。食事を妥当な時間内に終える。
	5	部分介助	何らかの介助・監視が必要（食物を切り刻む等）
2. 椅子とベッド間の移乗	15	自立	すべての動作が可能（車椅子を安全にベッドに近づける、ブレーキをかける、フットレストを持ち上げる。ベッドへ安全に移る。仰臥になる。ベッドの縁に腰かける。車椅子の位置を変える。以上の動作の逆）。
	10	最小限の介助	上記動作（1つ以上）最小限の介助または安全のための指示や監視が必要。
	5	移乗の介助	自力で臥位から起き上がって腰かけられるが、移乗に介助が必要。
3. 整容	5	自立	手と顔を洗う。整髪する。歯を磨く。髭をそる。（道具は何でもよいが、引き出しからの出納も含めて道具の操作・管理が介助なしにできる）。女性の場合は化粧も含む（ただし髪を編む、髪形を整えることは除く）。
4. トイレ動作	10	自立	トイレの出入り（腰かけ、離れを含む）。ボタンやファスナーの着脱と汚れないための準備、トイレット・ペーパーの使用、手すりの使用は可。トイレの代わりに差し込み便器を使う場合には便器の清浄管理ができる。
	5	部分介助	バランス不安定、衣服操作、トイレット・ペーパーの使用に介助が必要。
5. 入浴	5	自立	浴槽に入る、シャワーを使う、スポンジで洗う。このすべてがどんな方法でもよいが、他人の援助なしで可能。
6. 移動	15	自立	介助や監視なしに45 m以上歩ける。義肢・装具や杖・歩行器（車つきを除く）を使用してよい。装具使用の場合には立位や座位でロック操作が可能なこと。装着と取りはずしが可能なこと。
	10	部分介助	上記事項について、わずかの介助と監視があれば45 m以上歩ける。
	5	車いす使用	歩くことはできないが、自力で車いすの操作ができる。自力で45 m以上移動できる。
7. 階段昇降	10	自立	介助や監視なしに安全に階段の昇降ができる。手すり、杖の使用可。杖を持ったままの昇降も可能。
	5	部分介助	上記事項について、介助や監視が必要。

		10	自立	通常着けている衣類、靴、装具の着脱が行える。
8.	更衣	5	部分介助	上記事項について、介助を要するが、作業の半分以上は自分で行え、妥当な時間内に終了する。
9.	排便自制	10	自立	排便の自制が可能で失敗がない。脊髄損傷患者などの排便訓練後の座薬や浣腸の使用を含む。
		5	部分介助	座薬や浣腸の使用に介助を要したり、時々失敗したりする。
10.	排便自制	10	自立	昼夜とも排便自制が可能。脊髄損傷患者の場合、集尿バッグなどの装着・清掃管理が自立している。
		5	部分介助	時々失敗がある。トイレに行くことや尿器の準備が間に合わなかったり、集尿バッグの操作に介助が必要だったりする。

図5-3　ニューヨーク州立大学研究センターによるFIM（1990年版）

機能的自立度評価法
Functional Independence Measure（FIM）

レベル
- 7　完全自立（時間、安全性）
- 6　修正自立（補助具使用）
　　　　　　　　　　　　　　　　　介助者なし

部分介助
- 5　監視
- 4　最小介助（患者自身：75％以上）
- 3　中等度介助（50％以上）

完全介助
- 2　最大介助（25％以上）
- 1　全介助（25％未満）
　　　　　　　　　　　　　　　　　介助者あり

入院時　退院時　フォローアップ

セルフケア
- A. 食事　　箸、スプーンなど
- B. 整容
- C. 入浴
- D. 更衣（上半身）
- E. 更衣（下半身）
- F. トイレ動作

排泄コントロール
- G. 排尿
- H. 排便

移乗
- I. ベッド
- J. トイレ
- K. 風呂、シャワー　　風呂　シャワー

移動
- L. 歩行、車椅子　　歩行　車椅子
- M. 階段

コミュニケーション
- N. 理解　　聴覚　視覚
- O. 表出　　音声　非音声

社会的認知
- P. 社会的交流
- Q. 問題解決
- R. 記憶

合　計

注意：空欄は残さないこと。リスクのために検査不能の場合はレベル1とする。

Copyright 1990　　　Research Foundation of State University of New York

複製可　但し変更を禁ず

E. 治療計画

　障害の評価に基づいて個々の対象例に適したリハビリテーション・プログラムを作る。リハビリテーション医療チームで決めたプログラムのほとんどは医師の指示のもとで行われる。その内容は投薬、各種訓練、装具・義肢の装着などで、時には手術も行われる。訓練中は、2週間から1ヵ月ごとに中間評価を繰り返し、当初の目標に到達した段階でプログラムは終わり、対象者は次の段階に進む。

　リハビリテーション実施時の合意に必要な事項として、
　①障害評価の結果
　②実施方法・時間
　③実施期間
　④最終ゴール

等が挙げられる。これらの各条項をプログラムに記入し、チーム全員の合意を得て訓練を開始する。いくつかの訓練種目が同時に並行して実施される場合に、関係者が共通の目的意識を持って訓練を行わないと対象者が混乱する。

F. リハビリテーションの実施

　リハビリテーション医療の実施に当たっては、チームアプローチ、ゴールの設定、実施前、実施途中、最終などの評価判定を的確に行うことが基本である。

● チームアプローチ

　リハビリテーション医療では、疾患の治療に加え、身体や言語・認知機能などの身体的障害に対し、専門的アプローチが可能なリハビリテーション医師、看護師以外に、理学療法士（PT）、作業療法士（OT）、言語聴覚士（ST）、医療ソーシャルワーカー（MSW）、介護士、歯科医、歯科衛生士などの種々の職種が関わる。さらに、心理療法士（CP）、臨床工学士、義肢装具士（PO）などが参加する場合もある。

　チーム医療とは、ただ単に多くの専門職が一人の患者に対して個々の立場だけでアプローチするのではなく、各スタッフが互いに患者の情報を共有し、患者の状態に最適な目標に向かってアプローチすることをいう。そのためには、定期的にカンファレンスを行ってその決定事項に従ってアプローチする必要がある（図5-4）。

図5-4 リハビリテーション医療チームを形成する職種

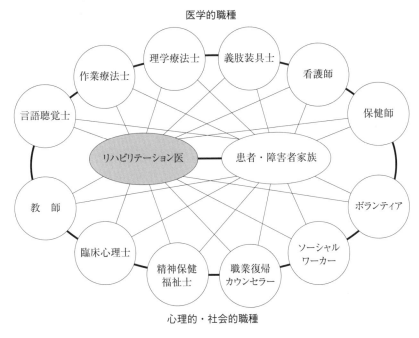

3. リハビリテーション医療関連職種

　医師、看護師、理学療法士、作業療法士、言語聴覚士、義肢装具士、臨床心理士、医療ソーシャルワーカー、精神保健福祉士などが挙げられる。

A. 医師

　リハビリテーション専門医とは、リハビリテーション医学・医療に精通している医師である。リハビリテーション専門医の役割としては、①疾病・障害の診断、②適切なリハビリテーション医療（訓練処方）の提供、③リハビリテーションチームのリーダー、④一般的内科管理、⑤訓練時のリスク管理、⑥障害受容のマネージメントなどが挙げられる。病気の治療そのものは各科専門医が担当することが多いので、担当専門医とリハビリテーション担当医との協調が大切になる。カンファレンスの開催によって治療ゴールと治療プログラムを決定し、適切な訓練処方を作成できるリハビリテーション科医師の増加が期待される。

> **リハビリテーション専門医**
> 米国では国家資格として専門医制度が規定されており、リハビリテーション専門医は1947（昭和22）年に制度化された。わが国では学会で専門医制度が制定されている。リハビリテーション専門医は日本リハビリテーション医学会が制定したもので1982（昭和57）年に始まった。

B. 看護師

　リハビリテーション領域の拡大に伴い、急性期のケアだけでなく、生活習慣病の予防から介護予防、維持期リハビリテーションまで、リハビリテーション看護に対するニーズは増大してきている。さらに、医療の高度化・専門化により、特に急性期リハビリテーションにおいて、看護師には高度な専門性が求められるようになってきている。リハビリテーション変革の時代の中で、看護師は対象を全人的・総合的に理解し、他職種と連携しながら、健康回復や自立を目標に質の高いケアを実施することが望ましい。

　リハビリテーション医療は、理学療法士（PT）、作業療法士（OT）、言語聴覚士（ST）だけが行うものと考えている人がいるかもしれないが各療法士の訓練時間は1日のうち多くても2時間程度であり、それ以外の時間は病棟ですごすことが多い。つまり、リハビリテーション医療において、病棟看護師は療法士と同等、またはそれ以上に重要な存在なのである。

　リハビリテーション看護師の役割として、褥瘡予防、排泄管理、嚥下管理、高次脳機能障害のアプローチ、障害受容のアプローチ、家族指導などが挙げられる。

[1] 褥瘡予防

　褥瘡は、栄養状態の悪化、感染症などを合併し、全身状態にも影響する。褥瘡は予防が大切で、2時間おきの体位交換や体圧分散寝具（エアーマット）の使用が基本である。脊髄損傷・脳性麻痺患者では、車椅子移乗時のプッシュアップ、臥床時の定期的な寝返り、鏡を用いての臀部の皮膚観察など、自己管理を教育し褥瘡を予防する。もし褥瘡ができてしまったら、早急に皮膚科や形成外科などの専門医や院内の褥瘡チームとともに治療を行う。

[2] 高次脳機能障害のアプローチ

　リハビリテーション医療でよく遭遇する高次脳機能障害は、半側視空間失認、病態失認、着衣失行、失語症、記憶障害などであり、麻痺と同様にADLの障害の原因となる。たとえば、左半側空間無視に対しては、左から声かけを行い、なるべく左側に注意を向けるようにする。

生活習慣病
食生活や運動習慣、休養、飲酒、喫煙などの生活習慣によって引き起こされる病気の総称。2型糖尿病、高血圧症、肥満、高脂血症、高尿酸血症、虚血性心疾患、慢性気管支炎、肺気腫、アルコール性肝障害、ある種の悪性腫瘍などが含まれる。近年、メタボリック症候群という名称に変更されつつある。

介護予防
疾患の早期発見・早期治療を促し、運動、バランスのよい食事をすることが予防に役立つ。
➡ p.163

褥瘡
床ずれのこと。骨が出っ張った部位などが長期間圧迫されるとその表面を包む皮膚と皮下組織の血流が悪くなり、そのために皮膚の発赤・潰瘍などを生じる。寝たきり高齢者では、仙骨部や踵部にできやすい。

高次脳機能障害
大脳皮質には一次野（視覚野、聴覚野、体性感覚野、運動野）と連合野がある。連合野の障害を高次脳機能障害という。一般的に局所損傷に基づく障害である失語症、失行症、失認症、失読、失書などと、広範囲損傷に基づく記憶障害、注意障害、社会的行動障害、全般的認知機能障害などに大別される。

ADL
➡ p.131

[3] 障害受容のアプローチ

　リハビリテーションを行う患者のほとんどは、脳卒中や脊髄損傷のように突然発症または受傷し、その後日常生活に支障となる障害が残ることが多い。そのため、患者や家族の精神的ショックは大きい。看護師は、患者や家族の精神状態を注意深く観察し、精神状態が訓練の支障になると考えられる場合には、担当医と相談し精神面のサポートを考える。自殺念慮やそれに近い発言には、細心の注意を払う。精神科受診歴の有無も確認し、受診歴がある場合には、前医からの情報を収集することも必要である。患者が主治医から機能予後の説明を受けたあとには、特に患者の精神状態をよく観察し、患者が話しかけてきたときには忙しくても十分に時間をとることが大切である。看護師を含む各病棟スタッフは、主治医が患者に説明した内容を把握し、同じ内容を伝えなければならない。患者を混乱させることなく、障害受容を進めるためにも、各スタッフから患者に伝わる情報は統一する必要がある。

[4] 病棟訓練

　リハビリテーション病棟は、訓練室と転帰先との中間の環境であり、療法士により獲得した能力を実際に身につける場所である。リハビリテーション訓練は、早期に量を多く行うほどADLの改善につながるといわれているが、日本の保険医療制度では、療法士が行う訓練は1日最大180分間しか認められていない。これだけではADLの大きな改善は見込めないため、病棟訓練をどのように構成するかがADL改善の鍵となる。病棟訓練は、医師、看護師、PT、OT、STなどのリハビリテーションスタッフで相談しながら定期的に計画を立てる。自身で訓練が可能な患者は自主訓練を行うように指導し、自主訓練ができない場合は看護師が訓練を援助する。病棟訓練は、立位や歩行訓練などの大きな動作のみを対象とするのではなく、日常生活すべてが訓練の対象である。病棟においては、これらの日常生活動作が繰り返し何度も自然に行われる。そのため、病棟の看護師は療法士よりもADL訓練を行う機会が多く、ADLの獲得には欠かせない存在である。

日常生活動作
食事動作、着衣動作、歯磨きや洗顔などの整容動作、入浴時の洗体動作（清拭）や浴槽への出入り、トイレにおける下着の上げ下げ、ベッドと車椅子の移乗動作など。

[5] 排泄管理

　脳卒中や脊髄損傷などの中枢神経障害では、排泄障害を起こすことが多い。排泄は、生きていくうえで欠かせないものであるが、デリケートな問題であるため、心理的配慮も必要である。排泄管理を適切に行えなければ、尿路感染や腸閉塞（ちょうへいそく）などの合併症を引き起こすことになる。日ごろから

リスクを十分に理解したうえで排泄管理を行う必要がある。

[6] 嚥下管理

嚥下障害の管理は、口腔ケア、経口摂取の方法、義歯の適合性の管理、誤嚥時の対応がポイントになる。

[7] 家族指導

家族指導は、入院生活で得た能力を退院後にも維持（できれば向上）できるように行う。障害に伴うリスク（運動障害では、転倒、嚥下障害では肺炎や窒息、神経因性膀胱では尿路感染など）を管理するためにも家族指導が重要となる。

> **神経因性膀胱**
> 膀胱や尿道の機能を調節している神経が障害されて、膀胱に尿を溜めたり、溜まった尿を出すことがうまくいかなくなった状態。

> **理学療法士**
> PT; Physical Therapist

C. 理学療法士

理学療法とは、「身体障害のあるものに対し、主としてその基本的動作能力の回復を図る為、治療体操その他の運動を行わせ、及び電気刺激、マッサージ、温熱その他の物理的手段を加えること」と定義されている（理学療法士及び作業療法士法）。言い換えると、理学療法とはさまざまな種類の運動を通じて患者の機能の回復をはかる運動療法と、電気や温熱などの外部エネルギーを加えることで痛みの軽減をはかる物理療法によって構成された治療法といえる。

[1] 運動療法

理学療法の中で中心的な役割を果たすものである。運動療法の内容は、障害の種類や治療目的によっていくつかに分類することができる。各項の概略は以下のとおりである。

(1) 関節可動域訓練（ROM訓練）
関節を動かさないことによって生じる拘縮の予防と、すでに生じた拘縮を改善するために行う訓練。

(2) 筋力増強訓練
長期の安静や神経麻痺による筋力低下を改善するために行う訓練。

(3) 持久力増強訓練
長期の安静による筋持久力低下を改善するために行う訓練。

(4) 神経生理学的アプローチ
運動発達や姿勢反射、中枢神経麻痺の回復過程などの原理を利用して運動麻痺の回復を促す治療法の総称。

> **関節可動域**
> ROM; range of motion
> 四肢・体幹を動かした時の関節の可動範囲のことをいう。各関節によって関節運動の方向とそれぞれの可動域が決まっており、運動機能評価の基本項目になっている。

> **持久力**
> 身体活動を長時間にわたって実行する能力のこと。骨格筋だけでなく呼吸器系や心血管系の影響を受ける。

> **姿勢反射**
> 末梢神経から脊髄、脳幹、大脳基底核などが関与する姿勢をコントロールする反射系のこと。

(5) 協調性訓練

小脳や固有感覚器の疾患のため、協調性のある運動が障害されたときに行う訓練。

(6) 起居動作訓練

寝返り、起き上がり、座位、移乗、立ち上がりなど患者の離床をはかるための基本的動作訓練。

(7) 歩行訓練

さまざまな原因で生じた歩行障害に対して歩行能力の改善を目的に行われる。理学療法士は、下肢装具や義肢の適応と種類、適合判定、使用法についても修習している必要がある。

(8) 治療体操

特定の症状の改善や疾病の治療を目的に考案された体操の総称。腰痛に対するウィリアムズ体操、肩関節に対するコッドマン体操、慢性閉塞性動脈硬化症に対するバージャー・アレン体操などが有名。

[2] 物理療法

物理的なエネルギーを利用した治療法の総称で、物理的なエネルギーとしては、温熱、寒冷、電気、水、光線、力などがよく利用されている。運動療法を行う際の補助療法として物理療法が併用される。それぞれの治療法ごとに、適応と禁忌がある。最も多く利用されているのは、疼痛緩和に対してである。

(1) 温熱療法

いくつかの熱の伝導方式によって生体に温熱を加える療法。温熱の伝導法として、直接的な接触で熱を伝える方法（ホットパックやパラフィン浴）や電磁波などのエネルギーを体内で熱に変換させる方法（極超短波や超音波）がよく使用されている。ホットパックやパラフィン浴は皮膚表面までしか加熱しないので表在性温熱と呼ばれ、極超短波や超音波は筋や関節などさらに深部まで加熱するため、深達性温熱とも呼ばれる。

温熱療法の作用としては、結合組織のコラーゲン線維の伸張性向上、疼痛閾値を高めることによる疼痛軽減、筋緊張軽減、局所血流増加などがある。

(2) 寒冷療法

体局所の温度を低下させることによって種々の効果を期待する治療法。氷片によるアイスマッサージ、冷却ゲルを封入したものを局所に当てるコールドパック、超低温治療装置を用いた冷却ガスの噴霧などの種類がある。寒冷療法の作用としては、冷却による血管収縮とその後の血管拡張、

固有感覚器
固有受容性感覚や深部感覚とも言われ、筋・関節の動きや位置などの感覚である。

極超短波の禁忌
発生する電磁波の影響でペースメーカーが誤作動を起こしたり、体内の金属部分が加熱されて熱傷を生じる危険性がある。これらは重大な医療事故につながることがあるので十分な注意が必要である。

コラーゲン線維
結合組織を構成する主要蛋白成分、組織の柔軟性や強度を保つ役割を持っている。

疼痛閾値
いろいろな刺激を痛みとして感じるレベルのこと。気分的な変動や体調にも影響される。「閾値が高くなる」とは痛みを感じにくくなること。

毛細血管透過性の低下、浮腫の軽減、疼痛の軽減、筋緊張の低下などがある。

(3) 電気刺激法（低周波治療）

電気刺激療法は、リハビリテーションの分野では1000Hz以下の電気刺激が従来用いられてきたので、低周波治療とも総称されている。作用としては、筋の収縮による筋萎縮防止、疼痛の軽減作用、筋緊張の抑制作用、機能の代償などがよく知られている。

(4) 水療法

水のさまざまな物理的性質を利用した治療法を水治療と総称する。水治療の歴史は非常に古く、日本では温泉と密接に結びついて発展してきた。作用としては、以下のものがある。

①温熱・寒冷作用

用いる水の温度設定により、温熱作用や寒冷作用を発揮させる。利点としては、全身に使用したり局所的に使用したりできることが挙げられる。

②浮力

浮力の作用によって、水中では下肢にかかる荷重量を減らすことができる。下肢術後に免荷が必要となる患者の運動療法に利用可能である。

> 免荷
> 骨に重力をかけないこと。荷重の反対語。

③静水圧

水中では深さに比例して水の圧力（静水圧）が体にかかる。浮腫の改善に有効である。循環系に対して徐脈還流量が増すことで右心負荷が増大するので注意を要す。

④動水圧

水中で運動する場合、水による抵抗が身体に加わるため、空中よりも大きな筋力を必要とする。筋力増強に利用できる。

⑤その他

精神的な作用として、爽快感が得られること、温泉などでは含有成分による化学作用などがある。

(5) 紫外線療法

紫外線は可視光線とエックス線との間の領域の電磁波で、波長によってA波、B波、C波に分けられる。治療法としては、以前よりリハビリテーション科のほかに、皮膚科でも用いられてきた。作用としては、紅斑作用、色素沈着、ビタミンD活性化、殺菌作用などがある。

(6) 牽引療法

脊椎の長軸に牽引力を加えることによって、脊椎周囲に由来する痛みや痺れ感を改善させる治療法である。作用としては、椎間板内圧の減少、椎間孔の開大、脊椎起立筋の伸張などがあるといわれている。

D. 作業療法士

　作業療法とは、「身体や精神に障害を持ったものに対して、応用動作能力や社会適応能力の回復をはかるため、工芸や手芸などの作業を行わせるもの」と定義されていた。その後急速に少子高齢化が進み、障害者が増加してきた。このような時代背景にあって、1985（昭和60）年に日本作業療法士協会は、「作業療法とは、身体または精神に障害のあるもの、またはそれが予想されるものに対してその主体的な生活の獲得を図るため、諸機能の回復、維持および開発を促す作業活動を用いて行う治療・訓練・指導及び援助をいう」と定義を拡充した。高齢者は障害を持つ可能性が高いため、保健・福祉などにも活動の範囲を広げ、工芸や手芸だけでなく、日常生活や余暇活動、社会参加まで幅広くアプローチできる療法でなければならない。この作業療法に従事する専門職が、作業療法士である。

　作業療法士は身体障害を扱う療法士と精神科作業療法士に分類される。身体障害を扱う作業療法士の役割は以下の4つに分けられる。

①基本動作能力の維持・向上。
②応用動作能力の維持・向上。
③社会適応能力の維持・向上。
④環境資源の調整と指導：住宅改修などの環境調整や自助具、装具などの作成と適応訓練、家族指導など。

● **作業療法士と理学療法士の違い**

　理学療法士は、基本能力（関節可動域の改善、筋力強化、歩行能力の獲得など）を目的にしているのに対して、作業療法はそうして改善した基本的能力を日常生活や社会生活（仕事や余暇）に生かすための応用能力や社会適応能力の向上を目的にしている。

E. 言語聴覚士

　音声機能、言語機能または聴覚に障害があるものについて、その機能向上を図るため、言語訓練その他の訓練、これに必要な検査および助言、指導その他の援助を行うことを業とするものを、言語聴覚療法士と定義している（言語聴覚士法）。さらに、同法に嚥下訓練、人工内耳（じんこうないじ）の調整、その他厚生労働省で定める行為については診療の補助行為として認めている。言い換えると言語聴覚療法士の扱う障害は、失語症を含めた高次脳機能障害・言語発達遅延・音声障害（発声障害）・構音障害・嚥下障害・聴覚障害など多岐にわたる。

作業療法士
OT; Occupational Therapist

応用動作能力
主に日常生活動作や歩行を自立して行う能力をいう。さらに生活関連動作や職業能力にまで拡大されているが、職業能力については職能訓練士や職業カウンセラーの領域と重複している。

基本動作能力
寝返り、起き上がり、四つ這い、座位保持、立位などの人間として基本的な動作ができること。理学療法においても治療対象となる重複分野である。

言語聴覚士
ST; Speech Therapist

音声
声帯の振動によって作り出される音のことで、この作業を発声という。声帯が動かなくなれば音は出なくなる。

構音
構音とは音声を言語に変えることで、咽頭、口腔、鼻腔、舌などの構音器官の形態や運動によって変化する。

義肢装具士
Prosthetist, Orthotist

F. 義肢装具士

義肢とは、切断事故などによって手足を失った人びとのために製作された人工の手足のことである。装具は、外傷や病気で失われた機能を補い、回復に導くために用いられる。装具には、短下肢装具、長下肢装具などがある。義肢装具士は、義肢装具の採型、採寸を行い適合させる職業である。義肢装具の装着法や使用法についての説明も行う。

臨床工学技士
Clinical Engineering Technologist

G. 臨床工学技士

臨床工学技士は、医療に関する国家資格の1つで、「医師の指示のもとに、生命維持管理装置の操作及び点検を行うことを業とするもの」と定められている。近年、医用工学の発展により、医療現場ではさまざまな医療機器が使用されるようになった。医師を補助するため、これらを専門に扱う技術者が業務を行うようになり、1987（昭和62）年、臨床工学技士法により国家資格として制定された。生命維持管理装置とは、人の呼吸、循環または代謝の機能の一部を代替し、または補助することが目的とされている装置で、具体的には、人工呼吸器、吸入療法機器、人工心肺装置、冠灌流装置、血液透析、血液濾過、血液濾過透析、血漿交換などである。

業務を行うものは、医療チームの一員として必要最小限の医学知識と、呼吸、血液循環、代謝など人の生命を維持管理する複雑な機器を操作、管理できる工学的知識をもつ。

臨床心理士
CP; Clinical Psychologist
文部科学省管轄の資格である。

H. 臨床心理士

臨床心理の知識や技術を用いて心理的な問題を取り扱う心の専門家のこと。1988（昭和63）年に日本臨床心理士資格認定協会が設立され、臨床心理士の資格認定が開始された。主に精神科や心療内科で心理療法（カウンセリング、認知行動療法、交流分析など）を行う。

医療社会福祉士
MSW; Medical Social Worker
厚生労働省管轄の資格である。

I. 医療社会福祉士（医療ソーシャルワーカー、MSW）

保健・医療機関におけるソーシャルワーカー（社会福祉士）。社会福祉士は社会福祉業務に関わる人の国家資格であり、1987（昭和62）年5月に制定された法律に基づいて位置づけられている。業務内容は、患者・家族の抱える経済的・心理的・社会的問題の解決、調整を援助し、社会復帰

の促進を図る役割を担う。今後、社会福祉士の果たす役割にかかる期待はますます大きくなるものと考えられる。

[1] MSWの業務

(1) 経済的問題の調整援助
①医療費、生活費に困った際に、保険・福祉関係諸制度を活用できるように援助する。

(2) 療養中の心理的・社会的問題の解決、調整援助
①受診や入院、在宅医療に伴う不安などの問題の解決を援助する。
②療養中の家業、育児、教育、職業などの問題解決を援助する。
③高齢者などの在宅ケア等、諸サービスの活用を援助する。
④家族関係や人間関係などの調整を援助する。

(3) 受診・受療の援助
①生活や疾病の状況に適切に対応した医療の受け方について援助する。
②診断・治療内容に関する不安に対して、その理解を援助する。
③入退院・入退所に関して、経済的・心理的・社会的観点から必要な情報を提供する。
④デイケアなどの指導を行う。

(4) 社会復帰援助
①転院のための医療機関や退院後の社会福祉施設などの選定を援助する。
②在宅ケア諸サービスの状況に応じたサービスの活用を援助する。
③住宅確保、改善などの問題を解決する。
④復職・復学を援助する。
⑤転院・在宅医療などに伴う不安などの問題の解決を援助する。
⑥社会復帰の円滑化を図り、心理的・社会的問題の解決を援助する。

J. 精神保健福祉士（精神ソーシャルワーカー、PSW）

精神保健福祉士
PSW; Psychiatric Social Worker

精神保健福祉士は、精神障害者を対象に社会福祉業務を行う国家資格である。単に病気を抱えた当事者としてではなく、精神的障害を抱えながらも地域で暮らす住民の一人として捉え、さまざまな保健、医療および福祉の援助技術を使いながら、相談援助活動をしていく専門職である。精神科ソーシャルワーカーという名称で1950年代より精神科医療機関を中心に医療チームの一員として導入された。社会福祉学を学問的基盤として、精神障害者の抱える生活問題や社会問題の解決のための援助や、社会参加に

向けての支援活動を通して、その人らしいライフスタイルの獲得を目標としている[1]。

[1] PSW の歴史

1905（明治38）年、アメリカ、ボストン市のマサチューセッツ総合病院において初めて PSW としての業務が始まった。その後、ボストン精神科病院、ニューヨークのベルビュー病院等でも活動が始められた。当時の PSW の主な業務は、障害者や家族などからの聞き取りにより、病気の社会的背景に関するデータを収集することであった。

日本における PSW の歴史は、1948（昭和23）年、国立国府台病院に精神科臨床チームの一員として「社会事業婦」が配置されたことにより始まった。さらに、1952（昭和27）年、国立精神衛生研究所に PSW が採用され、精神科医、臨床心理員および PSW からなる精神科チーム臨床の試みが日本で初めて導入された。その後、徐々に精神科医療機関を中心に PSW が採用されるようになり、当事者や家族に対して生活や経済的な問題について相談を受けるようになった。1964（昭和39）年には日本 PSW 協会が専門職団体として発足し、精神科医療の中に福祉専門職として地位を確立する基盤ができあがった。1997（平成9）年、精神保健福祉士法が成立、PSW の国家資格化が実現した。

[2] PSW のケースワーク業務

(1) 受診・入院援助

①本人、家族、または関係機関からの相談に応じる。

②疾病、障害、生活状況に応じた適切な医療を受けられるように援助する。

③生活歴、家庭状況、社会環境などの情報を把握し、問題と主訴を明らかにする。

④精神科受診をすることによって生じる本人や家族の不安・緊張を和らげ、安心感を提供する。

(2) 退院援助

①退院に向けて家族との調整を行う。

②退院後の生活に必要と思われるサービスの導入、住居の確保、経済的問題の調整を行うため関連機関との連携をとる。

③必要に応じて、転院する医療機関の紹介、社会福祉施設への入所、通所のための援助を行う。

(3) 療養上の問題調整

①本人が安心して療養生活を送れるように、入院生活に伴って生じる問題や心配、不安の除去のための援助を行う。

(4) 経済問題調整

①医療費、生活費に困っている当事者・家族に対して、各種福祉・保険制度を活用し解決できるよう援助する。

(5) 就労問題援助・住宅問題調整・教育問題調整

①就職・転職・復職に関する助言や、職業訓練等の諸制度の利用、社会復帰施設や作業所の利用についての援助を行う。

②住居の確保や維持などの住まいの問題について支援する。

③就学中の人や、これから就学する人については、相談に応じたり、学校関係各所との連絡調整を行ったりする。

(6) 家庭問題調整

①家族状況を把握し、治療全般に理解がなく、協力的でない家族に対して面接を実施する。

②本人と家族の間に問題があるときは、家族関係の調節をする。

(7) 日常生活援助

①金銭管理や交通機関の利用、身の回りのことなど基本的な生活技術が必要な人に対して、モデリングやロールプレイなどを取り入れた技能訓練を行う。

②障害の程度によっては代行を含んだ援助が必要な場合もある。

(8) 心理情緒的援助

①病気になり、障害を持つことで生まれる苦しみ、悩み、自己喪失の不安、孤独感などを傾聴し受け止めていく。

(9) 医療における人権擁護

①精神科医療機関を受診することには未だに社会の偏見や差別が存在しており、本人の人権が損なわれる可能性が一般に比べて高いと考えられる。

②当事者本人の人権を擁護するために努力する。

③医療内容や処遇に不服を訴える当事者に解決のための社会資源を紹介する。

[3] PSWのグループ業務

デイケア、アルコールミーティング、ソーシャルクラブ、家族会などが挙げられるが、そのようなグループの設置・育成に直接的に関わり、メンバーがグループ体験を通して成長がはかれるよう援助していく。

[4] PSWの地域活動業務

①当事者が地域社会で安定して生活していけるように、地域の関連機関・諸資源との調整、連携を図る。
②地域精神保健のネットワークを構築する。
③医療機関周辺の地域住民に対して、病院の医療活動への理解を求める活動をする。
④地域の受け皿作りのための体制作りを考えていく。

[5] PSWに求められるもの

精神保健福祉士に求められる専門性の中で何より重要なのは、専門知識や技術の裏付けとなる専門職としての原理である。理念や価値観にはさまざまなものがあるが、中でも「当事者の主体性の尊重」はすべての援助の基本となる。これは、どのような状況であろうと当事者の人生をかけがえのないものとして尊重し、援助者の考えや価値観を押しつけるのではなく、人生の決定者は障害者自身であるとしていく。PSWは職種の性質上、当事者と家族、あるいは当事者と地域・社会との対立や葛藤の中に立たされやすい。時には本人が了解していない状況で援助を始めなくてはならないこともある。PSWは、理念や価値観を専門性としてもち、それを自らの倫理として確立していくことが重要になる。さらに、高ストレス社会といわれる現代にあって、広く国民の精神保健保持に資するために、医療、保健、そして福祉にまたがる領域で活躍する精神保健福祉士の役割はますます重要になってきている。2017（平成29）年6月30日現在の登録者数は7万8006人にのぼるが、今後ますます活躍の場が広がり、ニーズも増えることが予想される[2]。

4. リハビリテーション医療の分類と今後の課題

医療におけるリハビリテーションは、急性期・回復期・維持期に分類される。特に急性期と回復期は機能の改善を目的として行われる。

A. 急性期リハビリテーション

急性期には、①新たな機能障害の予防、②すでに存在している機能障害

に対する早期からの対応の2点が重要で、特に重要なのは臥床に伴う健側の二次合併症（廃用症候群）の予防である。

　急性期リハビリテーションで予防可能なものには、廃用性筋萎縮、関節拘縮、深部静脈血栓症、褥瘡、誤嚥性肺炎がある。重度の疾患であれば当然とされてきた安静臥床に伴う二次合併症は、その後の積極的リハビリテーションをも阻害する。それを防ぐために早期からリハビリテーションとしての対応を行うことが重要で、発病初日から開始するのが理想である。

　急性期リハビリテーションは、疾患の進行、再発に注意しながら、厳重な安全管理のもとで行われる。負荷の低い良肢位保持、体位変換、他動的関節可動域（ROM）訓練から開始する。さらにいえば、急性期リハビリテーションは、入院初日から看護師による体位変換、良肢位保持、口腔内ケア、深部静脈血栓予防などから始まる。

[1] 早期離床と二次的障害の予防

　1964（昭和39）年、ヒルシュベルグは、「過度の安静による二次的障害」を廃用症候群として初めて報告した。過度の安静により単に筋萎縮や骨の萎縮をきたすのみならず、皮膚の萎縮や褥瘡、心拍出量の低下や起立性低血圧、誤嚥性肺炎や肺胞換気性障害、深部静脈血栓症、食欲低下、便秘、尿路結石や尿路感染症、抑うつ、認知症など局所的にも全身にわたっても、さまざまな障害が現れる。

[2] 廃用症候群の発生機序

　一番多く見られる契機は、高齢者が疾患や外傷によって安静臥床を余儀なくされた場合である。ベッド上での安静（ベッドレスト）による身体の不活発から、筋骨格系、心肺機能、精神機能などの機能低下をきたす。疾患・外傷→活動制限→不活発（不動）→廃用の進行というように悪循環にはまり、抜け出せなくなる。廃用は加齢因子の影響が大きいため、同じようにベッドレストが続いても若年でのリスクは低いが、高齢者では高くなる。よって、特に高齢者においては、廃用症候群の予防が重要になる。主な廃用症候群を表に示す（表5-12）。

[3] 廃用症候群の予防

　特に入院加療中の高齢者の廃用予防に、早期リハビリテーションが重要である。廃用症候群は、関節可動域の維持・改善、筋力維持・増強など局所的治療と、精神機能・心機能低下予防プログラムなど全身的治療の両面

廃用性筋萎縮
安静臥床によって、筋肉量は1日に3～5％減少する。元の状態に戻るには、約3倍の期間が必要であるといわれている。

関節拘縮
関節の動きが悪くなり可動域が減少すること。関節は動かさなければ皮膚、皮下組織、筋、腱、靭帯、関節包等の軟部組織の変化によって、固まって動きにくくなってしまう。これを、関節拘縮という。

褥瘡
→p.150

誤嚥
嚥下した際に誤って気管の中に唾液や食物が入りこむこと。神経障害が明らかでなくても、高齢者には多くみられる。

表 5-12 主な廃用症候群

中枢神経	異常感覚・運動活動の減少・自律神経の不安定性、感情と行動の異常、知的障害
筋肉	筋力低下・筋萎縮・持久力低下
骨格	骨粗しょう症・関節線維化（関節拘縮）と強直
心血管	心拍出量低下、心予備能力減少、起立性低血圧、静脈血栓症、リンパ浮腫
呼吸器	肺活量低下、最大換気量減少、換気血流比の不均一、咳嗽力の低下
内分泌・腎	利尿と細胞外液の増大、Na 利尿亢進、高 Ca 血症、腎結石症、尿失禁
消化器	便秘、便失禁、食欲低下、低栄養
皮膚	皮膚萎縮、褥瘡

を念頭に置いた上で、早期リハビリテーション・プログラムを組むことで予防可能となる。疾患の治療には安静が重要である場合が多いが、安静は最良ではなく、廃用症候群を引き起こす危険性がある。廃用症候群は生じてから治療するよりも、予防することが最良の方法である。

B. 回復期リハビリテーション

症状の安定した時期に、集中的に機能回復を目指す過程を回復期リハビリテーションという。一般的には、発症後2週間前後で急性期を脱し、離床して車椅子などに座れるようになれば、回復期リハビリテーションとして、理学療法、作業療法、場合によっては言語療法などの機能回復訓練を行う。

全身状態が安定すると、改善しうる障害と後遺症となる可能性のある障害がはっきりしてくる。回復期のリハビリテーションを始めるにあたって、機能予後に関する問題点と可能性を十分に検討し、社会復帰のために中長期的な観点からゴールを設定しなければならない。ゴールは、障害があっても、病前の生活と同じかまたはできるだけ近い生活を目標にする。訓練は日常生活動作能力の向上が中心となる。また場合によっては、手段的日常生活動作能力の向上のために訓練を行うこともある。

すべてのリハビリテーションは、社会復帰・社会参加のために行われるものである。そのため日常生活にいかに役立つか、患者の退院後の生活で果たす社会的役割についても考慮しながら行う。脳卒中の維持期リハビリテーションは、主に在宅や老人保健施設などの施設で行われる。かかりつけ医による診療や生活指導によって、身体的・精神的・社会的自立を目指す。そのために老人デイケア、訪問リハビリテーションサービス、訪問看護、機能訓練や訪問指導などのサービスを利用する。回復期のうちに退院

リハビリテーションのゴール
どの程度の機能改善まで入院治療を行うか、社会復帰に向けて配慮すべき点は何かをあらかじめ検討すること。

手段的日常生活動作
家族の誰かが行う動作や趣味活動。独居の場合には、すべて自立しなければならない。生活関連動作とほぼ同義である。

後の生活が円滑に行われるよう、関係関連施設との地域連携をとることが重要である。

● 回復期リハビリテーション病棟

2000（平成12）年4月の診療報酬改訂において、新たに医療保険制度の中に回復期リハビリテーションの病棟が誕生した。設置の目的は、亜急性期に相当する患者に充実したリハビリテーション医療サービスを提供することによって、急性期医療の短縮を実現し、医療費を削減することである。

C. 維持期リハビリテーション

機能の向上が予測されたレベルに達し、変化がない状態となれば社会生活が開始される。この時期を維持期と呼び、この時期に行う、住み慣れた地域（自宅、老人保健施設、長期療養型病床など）の中で、体力の維持や改善、生活環境整備、社会復帰、自立生活を支援するために行うリハビリテーションを維持期リハビリテーションという。社会福祉と保健の両方の側面からの働きかけが必要となる。医療面からは、障害の悪化と疾患の再燃を予防することが目的となる。維持期リハビリテーションは、医療から社会福祉・保健への橋渡し、あるいは併存の時期と考えられる。

近年、「介護予防」の概念が取り上げられ、障害者や高齢者が現在もっている障害がより高度な障害へと移行することを阻止しようとする考え方が広まりつつある。この概念は、保健に含まれているが、保健師による啓発活動に加えて、医療施設と福祉関係施設の協力がなければ遂行できない。

維持期リハビリテーションには以下のものが挙げられる。

(1) 職業的リハビリテーション

青壮年の障害者に、職業に関する援助を行うもの。障害者の復職や就職に関するもので、職業能力評価、職業指導、職業訓練、職業斡旋、保護雇用などが主な内容。障害者職業センターや、身体障害者職業訓練校、授産施設、福祉工場などの施設が重要な役割を負う。

(2) 社会的リハビリテーション

介護サービスやデイケアなどの各種サービス、住宅と地域の環境整備、テクノエイドの紹介、スポーツやレクリエーションをはじめとする社会参加への援助を行う。障害者にも健常者と同等に満足できる生活を保障すべきであるというノーマライゼーションの考え方が尊重されている。

(3) 教育的リハビリテーション

障害児の教育に関するもので、都道府県、市町村の教育委員会や学校と医療者の連携が重要となる。

維持期リハビリテーション
維持期のリハビリは医療保険によって外来のリハビリテーションの形で行われてきたが、徐々に介護保険を利用した保健・福祉へと移行しつつある。現状では介護保険を利用する施設には十分なリハビリテーションサービスが整備されていないという社会的問題がある。

介護予防
要介護状態に陥らないように予防的措置を加えること。支援の必要な高齢者や軽度の介助を必要とする障害者は、日々の運動を行わなければ要介護状態に陥る危険性が高い。特に老人は、特別な疾患がなくても、予防的な運動継続がない場合には、その機能の衰えが進行する。介護状態への進行は保健分野における重要な課題である。

保護雇用
障害のために、通常の一般雇用条件では雇用されない人びとのために、特別な条件の下で提供される雇用形態。

授産施設、福祉工場
授産施設は、身体障害や知的障害のために働く機会が得られない人びとに働く場を提供している福祉施設。多少の収入を得て、企業での就労の準備を行うことが目的。福祉工場は、環境の整った職場と住居を用意し、自立した生活のもとに働く喜びを通して社会参加させる福祉施設で、雇用を前提としている点が授産施設と異なる。

テクノエイド
障害を持っている人びとの自立を図るために生活支援工学技術を使って制作した福祉用具。

D. 地域リハビリテーション

　リハビリテーションは、医療・社会福祉・保健の3分野にまたがっているが、各々の専門分野が他の分野の内容を知らないことが少なくない。わが国では、そのことが障害者のQOL向上の妨げとなっている。医療・社会福祉・保健の連携を密にすることが重要な課題であり、地域リハビリテーションは大きな役割を担っている。

　1997（平成9）年に設定された「維持期におけるリハビリテーションのあり方に関する検討委員会」において、地域リハビリテーションの基本概念は以下のように整理された。

　すなわち、地域リハビリテーションとは、維持期リハビリテーションを包含する概念である。地域におけるリハビリテーションの発展、障害のあるすべての人びとの機会均等や社会統合を目指した戦略である。障害のある人自身、その家族、そして地域住民、さらに個々の保健医療、教育、職業、社会サービスなどが一体となって努力する中で行われる。

［1］地域リハビリテーションの活動指針

　①障害の発生を予防するとともに、あらゆるライフステージに対応して継続的に、個々の状態に応じた適切なリハビリテーションが提供できる支援システムを作っていくこと。

　②医療においては、廃用症候群の予防および機能改善のため、疾病や外傷が発生した急性期リハビリテーションサービスが提供されることが重要である。そのサービスは急性期から慢性期・維持期へと遅延なく効率よく継続される必要がある。このことを地域住民に情報提供するシステムを構築する。

　③機能や活動能力の改善が困難な人びとに対しても、できる限り社会参加を可能にし、人間らしく過ごせるよう、専門的サービスのみでなく地域住民をも含めた総合的な支援がなされる組織作りを行う。

　④一般の人びとが障害を負うことや歳をとることを自分自身の問題として捉えるよう啓発されることが重要である。

［2］地域リハビリテーション推進事業

　障害を持つ高齢者が寝たきり状態になることを予防するためには、それぞれの状態に応じた適切なリハビリテーションが提供されることが必要である。閉じこもり状態による心身機能の低下や寝たきり状態を予防し、住み慣れた地域において、生涯にわたり、生き生きとした生活を自立して送

ることができるよう、支援しなければならない。そのために、保健、医療、福祉の関係者、ボランティア等、地域における住民が参画して行う地域リハビリテーションが適切かつ円滑に提供される体制を整備する必要があり、すべての障害者のリハビリテーションを提供する場合にも利用されるものでなければならない。

　地域リハビリテーション支援体制推進事業は厚生労働省の指導によって、1998（平成10）年4月から2006（平成18）年3月まで、全国の都道府県で実施された。リハビリテーション協議会での検討に基づいて県支援センターが事業を率い、地域にあるリハビリテーション広域支援センターの活動を支援するものである。2006年4月からは各都道府県単位の事業となった。

　リハビリテーションの最終的な目標は、住み慣れた地域、親しい隣人のいる地域で過ごす、または社会復帰をすることにあり、患者のQOL向上を目指すものである。急性期・回復期・維持期の区別なく、一連のリハビリテーションが円滑に行えるようにすべきであり、訓練内容においても患者一人ひとりにあった、オーダーメイドな治療が必要となってくる。

> **県支援センター**
> 各都道府県に1ヵ所ずつ、代表的なリハビリテーション施設に設置されている。広域支援センター連絡会議を開催し、業務を決定する。また、県支援センターも県民のための情報提供を行うために公開講座や講演会を開催する。

注）
(1) 大野裕編『チーム医療のための最新精神医学ハンドブック』弘文堂，2006，pp.422-427．
(2) 小此木啓吾編『心の臨床家のための精神医学ハンドブック』創元社，2004，pp.550-551．

引用参考文献
- 平澤泰介編『リハビリテーション医療』金芳堂，2007．
- 上田敏監修『標準リハビリテーション医学（第3版）』医学書院，2013．
- 椿原彰夫編『PT・OT・ST・ナースを目指す人のためのリハビリテーション総論』診断と治療社，2007．
- 幡山久美子編『臨床に必要な保健医療福祉』弘文堂，2007．
- 『国際生活機能分類─国際障害者分類改訂版（日本語版）』厚生労働省ウェブサイト（http://www.mhlw.go.jp/houdou/2002/08/h0805-1.html）
- 東京都心身障害者福祉センター『身体障害者手帳診断書作成の手引』2002．
- 大川弥生『生活機能とは何か─ICF：国際生活機能分類の理解と活用』東京大学出版会，2007．
- 内山聖編『標準小児科学（第8版）』医学書院，2013．
- 肝臓機能障害認定基準：「身体障害認定基準の取扱い（身体障害認定要領）の一部改正について」平成21年12月24日付厚生労働省社会・援護局障害保健福祉部企画課長通知（障企発1224第1号）
- 日本精神医学会監修『DSM-5 精神疾患の診断・統計マニュアル』医学書院，2014．
- 森則夫・杉山登志郎・岩田泰秀編『臨床家のためのDSM-5虎の巻』日本評論社，2014．

理解を深めるための参考文献

- 上田敏『リハビリテーションの思想―人間復権の医療を求めて（第2版増補版）』医学書院，2006.

    日本のリハビリテーション医療・医学を築き、担ってきた著者が語る、現在のリハビリテーション思想の土台というべき書。著者の経験から、リハビリテーションの歴史も学ぶことができる。症例提示もあり、読みやすく、理解しやすい。

- 三好春樹・高口光子『リハビリテーションという幻想』雲母書房，2007.

    気鋭の理学療法士による対談を収めた本。対談の前に、二人が理学療法士の道を進んだ経緯が述べられている。介護の現場を熟知する著者らが、リハビリテーションとは何かを問う。

- 中井久夫『こんなとき私はどうしてきたか』医学書院，2007.

    精神科医である著者が、2005年6月から2006年10月まで、兵庫県の有馬病院で行われた「医師・看護師合同研修会」での講義内容をまとめたもの。長年第一線で、精神障害、特に統合失調症の患者に携わってきた著者ならではの経験がわかりやすい語り口で書かれている。精神障害者に携わる人には、職種、立場を問わず必読の書である。

- 野村豊子・北島英治・田中尚・福島廣子『ソーシャルワーク・入門』有斐閣アルマ，2000.

    多様化する社会福祉援助の場で、専門家として必要とされるソーシャルワーカーに必要な価値観、知識、技術とは何かについて丁寧に述べられている。ソーシャルワークの臨床・実践理論の紹介に主眼がおかれ、事例を通して、ソーシャルワーカーの仕事を、児童、高齢者、医療などのある特定な分野に限るのではなく、すべての分野に共通する基本を解説している。

コラム1 早期離床のきっかけ

「いったいなんで、こんなにみんな寝ているのだ！ みんなそんなに重症なのか？」これは、1965（昭和40）年に第3回汎太平洋リハビリテーション会議に来日したアメリカ・リハビリテーションの父の一人である、ジョージ・ディヴァー先生が日本の整形外科、内科病棟を見学したときの言葉である。今でこそ、わが国でも廃用症候群の予防のため、急性期リハビリテーションの重要性、早期離床の効能が常識になりつつあるが、1960年代の日本では安静臥床が主流で、病室ではほとんどの患者はベッドで寝ていることが当たり前であった。

早期離床（early ambulation、早期歩行）運動は、第二次世界大戦の末期、わずか数年のうちにアメリカの医療の面貌を一新させたと評される大運動で、アメリカの医学全般、特にリハビリテーション医学はこの「早期離床・早期歩行」運動なしには語れないとさえ言われるものである。

きっかけは、1938（昭和13）年、アメリカの一開業医ダニエル・J．ライトハウザー博士が治療した一人のちょっと変わった患者である。38歳の男性で虫垂炎の手術を受けたのだが、当時はアメリカでも術後最低1週間の安静臥床をするのが普通であったのに、この患者は仕事の都合でどうしてもすぐ家に帰りたいと言い張り、手術当日に退院してしまったのである。ところが経過は意外にも順調で、抜糸前にまったく通常の生活に戻ることができた。

この症例をきっかけに、ライトハウザー博士はすべての虫垂炎術後患者に離床と歩行運動を処方し、今までの術後安静第一主義に従っていたときと比べ、全身体力の回復も良く、術創の治癒も早かったという結果を発表した。そこに第二次世界大戦時の医療事情が重なり、大戦後アメリカ医療の基本姿勢が一変し、内科でも外科でも早期離床・早期歩行が原則になったのである。

引用参考文献 ●上田敏『リハビリテーションの思想─人間復権の医療を求めて（第2版増補版）』医学書院，2006．

このマーク、なーんだ？

　街では、さまざまなマークを見かける。その中に、障害者に関するマークがいくつかある。上記左のマークは、聴覚障害者標識で、聴覚障害であることを理由に免許に条件を付されている者が運転する車に表示するマークである。右は、身体障害者標識といい、肢体不自由であることを理由に免許に関する条件を付されている者が運転する車に表示するマークで、いずれもマークの表示については、義務となっている。危険防止のためやむをえない場合を除き、このマークをつけた車に幅寄せや割り込みを行った運転者は、道路交通法の規定により罰せられる。

障害者のための国際シンボルマーク

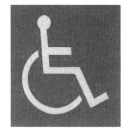

ハート・プラス マーク

　内閣府ウェブサイトの共生社会政策の項目の中に、障害者施策があり、そこから、障害者のマークを検索することができる。2014（平成26）年8月現在、内閣府ウェブサイトに表示されている障害者マークは、上記の2つを含めて、8種類ある。以前より良く見かける、障害者のための国際シンボルマーク（このマークは、すべての障害者を対象としており、車椅子を利用する障害者を限定し使用されるものではない）から、人工肛門・人工膀胱を造設している人（オストメイト）のための設備があることを示すマーク（オストメイトマーク）や、身体内部に障害がある人を表す、ハート・プラス マークなどがある。内部障害（心臓、呼吸機能、腎臓、膀胱・直腸、小腸、肝臓、免疫不全）は、外見より障害者であることがわかりにくく、さまざまな誤解を受けることがあるため、誤解を避けることを目的に作られたマークである。知名度はまだ低いが、このマークの着用を見かけた場合には、内部障害への配慮を心がけたい。

第6章 精神保健学

1 精神障害とは何かを解説し、心の病の罹患について考察する。

2 それぞれのライフステージにおける精神保健を解説する。

3 わが国における精神保健福祉に関連する法律の変遷と法改正にはどのような背景があったのか、精神保健福祉施策の展開を解説する。

1. 精神障害（精神疾患）の診断と対応

A. 精神科面接の基本

[1] 患者との信頼関係の構築

　医療場面に限らず、自分の話をする場合、その詳しさや深さは、相手への信頼感によって変わるものである。ましてや、精神症状やその発症契機などはきわめて個人的な領域のものなので、初めから躊躇なくすべてを話す患者はいない。したがって、まず、患者との信頼関係を築くことが面接の第一目標となる。そのためには、落ち着いて話せる部屋を用意し、患者のペースを尊重して話を進めていくことが大切である。

　そして、患者にしばらく自由に話をしてもらった後で、診断に必要な事柄を質問したり、確認したりしていく。特に、精神症状については、質問されて初めて、気がついたり、症状として認識したりすることが少なくない。

[2] 診断や治療のための面接

(1) 視診

　身なりが整っているか、不潔ではないか、奇異な服装や化粧をしていないかなど、患者の外見の情報から精神状態を推測できることがある。前屈姿勢、小刻み歩行、手指のふるえなどが観察されれば、抗精神病薬の副作用が発現しているのかもしれない。極期のうつ病患者や統合失調症患者の表情は特徴的である。面接中、絶えず手足を動かしていれば、不安焦燥が強いのかもしれない。このように、視診は診断に有用であり、治療の効果や副作用を観察する上でも重要である。観察した事象を自分の言葉で表現する習慣をつけておくと、診断に役立つ経験値が蓄積されるだろう。

(2) 診断や治療のために聴取すべき項目　（表6–1）

　多くの場合、症状を数えあげただけでは、治療に役立つ診断はできない。たとえば、発症契機は再発の契機になる可能性があり、患者特有のものであることが少なくない。患者の精神症状が身体疾患や服用している薬物によって誘発された可能性も考えねばならない。また、身体疾患や服用薬剤によっては、禁忌の抗精神病薬がある。

　血縁者に精神障害を有する者がいるかどうかの情報も重要である。一

見、抑うつ状態を呈している若年患者の経過を追っていくと、統合失調症を発症するケースがあるが、初めの時点で統合失調症の家族歴を知っていれば、より早期に介入できるかもしれない。

発達歴や生活歴の聴取では、親密な関係性を築く能力や、仕事や学業を継続する能力なども評価する。慢性的なストレス因はしばしば精神障害の維持因子として作用するので、現在の生活状況も重要な情報源となる。

表 6-1　診断や治療のために面接で聴取すべき項目

(1) 精神科現病歴（これまでの精神科治療歴も含む）
(2) 身体既往歴、常用薬の情報
(3) 精神医学的家族負因（血縁に精神障害患者や自殺者がいるか）
(4) 生活歴としての家族歴
(5) 発達歴と生活歴
(6) 教育歴と職歴
(7) 病前のパーソナリティ

B. 診断に必要な診察や検査

本人との面接から得られる情報以外に、家族や周囲の人たちからの情報も有用である。また、精神症状が身体疾患によるものである可能性を検査しておく必要があるため、身体的な診察も欠かせない。必要に応じて、血液検査、尿検査、心電図検査、脳波検査、脳画像検査などを実施する。

C. 主な精神障害の診断と対応

[1] 統合失調症

定義・概念

1ヵ月以上続く精神病症状（幻覚、妄想、まとまりのない思考や行動、緊張病症状）が認められ、陰性症状を伴った著しい社会・職業的機能低下が6ヵ月以上続く慢性の経過を示す。病識は欠如している。

主な症状

統合失調症の幻覚は幻聴が多く（小児の場合は幻視）、特に、「数人の人間が話し合っている声が聞こえる」会話形式の幻聴が特徴的である。命令する幻聴が認められる場合は、それに抵抗できずに他者への加害行為や自殺企図に及ぶことがあるので注意が必要である。妄想は、過度に自己に関係づけた被害妄想が多く、「監視されている、盗撮・盗聴されている」、「テレビの出演者が自分にだけメッセージを送ってきた」などと訴えることがある。思考障害では、思考奪取（「考えが抜きとられた」）、思考吹入（すいにゅう）

緊張病症状
意識障害がないにもかかわらず、外界に対して反応せず（昏迷）、何も言葉を発せず（無言）、動かず（無動）、あるいは奇異な姿勢をとったりする。意味不明の興奮状態を呈することもある。オウム返しや常同行動がみられることがある。

陽性症状と陰性症状
幻覚や妄想のように、健常者には認められない精神病症状を陽性症状（凸の意味で「陽性」という言葉を使用）と呼び、健常者に認められる自発性や感情の自然な変化などが欠如した症状を陰性症状（凹という意味で「陰性」という言葉を使用）と呼んでいる。

（「自分の考えでない考えが勝手に心の中に入りこんできた」）、思考伝播（「考えていることが口に出さないのに他者に伝わっている」）などがある。また、電波体験（「電波をかけられて、身体がしびれる」）、作為（させられ）体験（「自分の意思ではないのに身体が勝手に動く」）などの被影響体験が認められることがある。

陰性症状には、情動表出の減少（感情鈍麻）、意欲欠如（無為）、非社交性（自閉）などがある。陽性症状は統合失調症以外でも出現するが、陰性症状は統合失調症に特徴的である。

なお、認知機能の低下は発病初期から認められる。

> 認知機能
> 記憶、理解、判断、注意などの全般的な知的活動を支える大脳の働きのことである。認知機能の低下は職業・生活能力や対人関係機能の低下にもつながる。

[治療と対応]

急性期の治療は抗精神病薬を主体とした薬物療法や電気けいれん療法であるが、慢性期では薬物療法に加えて、認知行動療法、社会生活技能訓練 Social Skill Training（SST）、作業療法なども併用される。生活リズムを整えたり、認知機能の向上を図ったりすることを目標として、デイケアやナイトケアのようなリハビリテーションに通うことも有用である。

[要因]

何らかの遺伝要因が関与していると考えられるが、まだ明らかにはなっていない。周産期の微細な脳障害も影響する危険性が示唆されている。

[有病率]

生涯有病率は0.3〜0.7%であるが、人種間でばらつきがある。10代後半〜30代前半に好発する。女性では40歳以降に発症する晩発例が多い。

[経過と予後]

精神病性の症状は加齢により軽減する傾向がある。認知機能と陰性症状の程度が予後に影響する。5〜6%が自殺にて死亡する。

[併存障害]

半数以上にタバコ使用障害の併存が認められる。強迫性障害やパニック障害は統合失調症の発症に先立ってみられることがある。糖尿病や心疾患の頻度が一般人口より高く、平均余命も短い。

[2] 気分障害

(1) うつ病（表6-2）

[定義・概念]

診断には、少なくとも一日中続く抑うつ気分か、あるいは興味・喜びの喪失（今まで好きだったことをする気にならない、何をやっても楽しくないなど）のどちらかが2週間持続している必要がある。その他に、感情・気分の障害（不安焦燥、悲哀、絶望感など）、意欲の障害（やる気が出な

表6-2 うつ病の診断基準（DSM-5）

A. 以下の症状のうち、5つ（またはそれ以上）が同じ2週間の間に存在し、病前の機能からの変化をおこしている。これらの症状のうち少なくとも1つは（1）抑うつ気分、または（2）興味または喜びの喪失である。
注：明らかに他の医学的疾患に起因する症状は含まない。

(1) その人自身の言葉（例：悲しみ、空虚感、または絶望を感じる）か、他者の観察（例：涙を流しているように見える）によって示される、ほとんど一日中、ほとんど毎日の抑うつ気分
注：子どもや青年では易怒的な気分もありうる。
(2) ほとんど一日中、ほとんど毎日の、すべての、またはほとんどすべての活動における興味または喜びの著しい減退（その人の説明、または他者の観察によって示される）
(3) 食事療法をしていないのに、有意の体重減少、または体重増加（例：1ヵ月で体重の5％以上の変化）、またはほとんど毎日の食欲の減退または増加
注：子どもの場合、期待される体重増加がみられないことも考慮せよ。
(4) ほとんど毎日の不眠または過眠
(5) ほとんど毎日の精神運動焦燥または制止（他者によって観察可能で、ただ単に落ち着きがないとか、のろくなったという主観的感覚ではないもの）
(6) ほとんど毎日の疲労感、または気力の減退
(7) ほとんど毎日の無価値観、または過剰であるか不適切な罪責感（妄想的であることもある。単に自分をとがめること、または病気になったことに対する罪悪感ではない）
(8) 思考力や集中力の減退、または決断困難がほとんど毎日認められる（その人自身の言明による、または他者によって観察される）

い、億劫）、思考の障害（頭が働かない、判断力や集中力が低下する、悲観的になる、自信がなくなる、死にたいと思うなど）が認められる。極期には、真の意味での病識が欠如しているうつ病患者は少なくなく、自分の状態を「過労で疲れている」、「性格的に問題があるだけ」などと述べる。

季節性に気分の変動を示す場合もあり、その場合、北半球では秋～冬に抑うつ状態となり、春～夏にかけて回復するパターンを繰り返すことが多い。季節性うつ病は女性に多く、過食（炭水化物に対する渇望）、過眠、制止が前景となることが多い。

[主な症状]

上記の精神症状の他に、食欲の低下（または増加）、不眠（または過眠）、精神運動制止、種々の自律神経失調症状（めまい、ふらつき、頭痛などの身体痛、頻尿、他）などが認められる。症状の日内変動が認められる患者では、典型的には、朝が調子悪く、夕方になると元気が出てくるが、その逆もある。幻覚の出現はまれであるが、妄想は時に認められる。微小妄想（心気妄想・罪業妄想・貧困妄想）がよく知られている。制止症状が軽減した回復期に自殺の危険が高まるので注意が必要である。

精神運動制止
思考や動作が緩慢になったり、小声でゆっくりと話したり、寡黙となったりしている状態。

> 治療と対応

　治療には抗うつ薬による薬物療法、認知行動療法、対人関係療法、電気けいれん療法などがある。季節性うつ病では高照度光療法の有効性も報告されている。典型的なうつ病患者では「自分は怠け者だ」、「みんなの迷惑になっている」などと自責的になっているので、その場合、叱咤激励は患者を追い詰めることになるので禁忌である。

> 要因

　何らかの遺伝要因が関与していると考えられるが、まだ明らかにはなっていない。脳内のモノアミン伝達機能の低下が要因であるとする「モノアミン仮説」が有名だが、それだけでは説明は不十分である。

> 疫学

　本邦の生涯有病率は6〜8%であり、女性：男性は2：1程度の比率で、女性に多い。

> 経過と予後

　大半の患者は3〜12ヵ月で回復するが、慢性化するケースもある。50〜85%が再発を繰り返す。残存症状や再発頻度は再発の危険を高める。

> 併存障害

　慢性化している場合、不安障害、パーソナリティ障害、物質使用障害を併存している可能性が高い。

(2) 持続性抑うつ障害（気分変調症 Dysthymia）

　抑うつ気分がほとんど一日中続く日が1週間の大半を占め、それが2年以上続いているものをいう。パーソナリティ障害や物質関連障害を併存することが多い。

(3) 月経前不快気分障害（PMDD；Premenstrual Dysphoric Disorder）

　月経開始前7〜10日から、うつ病や不安障害に匹敵する強度の抑うつ気分や不安、易怒、過食などの精神障害に加え、乳房痛や頭痛などの身体症状が出現し、それらの症状が月経開始数日の間に速やかに消失する。治療薬として選択的セロトニン再取り込み阻害薬（SSRIs；Selective Serotonin Reuptake Inhibitors）の有効性が報告されている（本邦では未だ保険適応ではない）。

(4) 双極性障害（躁うつ病）

　(軽)躁病エピソードと抑うつエピソードを繰り返す気分障害である。

　躁病エピソードでは、持続的な気分の高揚、自尊心の肥大、易怒、判断力の低下、睡眠欲求の減少（睡眠の必要性を感じない、疲れない）、観念奔逸、浪費、多弁などが持続的に出現する。

　躁病エピソードの患者は社会的・職業的機能に多大な支障をきたすの

で、入院が必要になることが多いが、患者は病識が欠如しており、治療の必要性を感じていないことが少なくない。

双極性障害の治療では、抗うつ薬は躁転の危険があるので、気分安定薬を主剤とした薬物療法が行われる。

[3] 不安障害

(1) 社交不安障害（社交恐怖）

他者に注視される可能性がある社会場面に対する過度の不安と、回避行動を特徴とする。たとえば、患者は、人前でプレゼンテーションをする時に「赤面するのでは、声が震えるのでは、失敗するのでは」などと考えるあまり、学校や職場を休んでしまったりする。赤面、動悸、手や声のふるえなどの身体の反応が伴うことがある。

治療には選択的セロトニン再取り込み阻害薬による薬物療法や認知行動療法などがある。

(2) パニック障害

何の前触れもなく出現するパニック発作が繰り返され、また、そのようなパニック発作がまた起こるのではないかという予期不安を特徴とする。パニック発作は夜間睡眠中にも起こる。パニック発作では、息苦しさ、胸部苦悶感、手指のしびれ、気が遠くなる感じ、めまい、動悸、このまま死んでしまうのではないか、自殺してしまうのではないかという強い恐怖などが発作性に出現するもので、10分以内にピークに達し、30分ほどでおさまるものである。そのため、救急車で病院に到着する頃にはパニック発作は通常消失しており、身体的異常もみられない。パニック障害患者では、カフェイン、喫煙などによりパニック発作が誘発されやすい。

予期不安のあまり、発作が起こった場所（電車や職場など）や、すぐに逃げ出せない場所（映画館やエレベーターなど）などを回避する広場恐怖を併存することがある。

女性に多く、児童にはまれである。

治療には選択的セロトニン再取り込み阻害薬による薬物療法、認知行動療法などがある。

(3) 広場恐怖

電車や航空機のような公共交通機関の利用、人ごみ、囲まれた場所（店内や映画館）、家に一人でいることなどに対して過度に恐怖するあまり、その状況を回避する（その場所にいられない）。広場恐怖はパニック障害に併発することもあれば、単独で発症することもある。

[4] 強迫性障害

　繰り返し頭の中に浮かぶ思考や衝動（強迫観念）、あるいは強迫観念に基づいて過剰に繰り返される儀式的行為（強迫行為）に没頭することによって社会生活に支障をきたす。不潔に関する強迫観念のために、何時間も手を洗う洗浄強迫はその一例である。その不合理性（ばかばかしさ）を感じている患者もいれば、感じていない患者もいる。10〜20代に好発する。

　治療には選択的セロトニン再取り込み阻害薬による薬物療法、行動療法などがある。

[5] 身体症状症（Somatic Syndrome Disorder）

　診断的混乱が示唆されていた「身体表現性障害」に代わって、DSM-5から新たに導入された診断である。医学的に説明できるか否かにかかわらず、慢性的に身体症状の苦痛に過剰にとらわれ、強い不安を抱いている。従来の「疼痛性障害」もここに入る。また、従来の「心気症」の大部分も入るが、一部は「病気不安症」に分類される。

[6] 病気不安症（Illness Anxiety Disorder）

　身体症状はあってもごく軽度であるにもかかわらず、重篤な身体疾患にかかっているという不安やとらわれのために、受診行動を繰り返すか、あるいは回避する行動が慢性的に続いている。

[7] 変換症／転換性障害

　古典的には「ヒステリー」と呼ばれていた。医学的疾患が存在しないにもかかわらず、運動障害（麻痺、脱力、振戦）、感覚障害（手袋・ストッキング様感覚脱失）、失声、失立、失歩、管状視野、ヒステリー球などの中枢神経系の症状を訴える。

> ヒステリー球
> 喉に何か丸い球がつかえているという訴え。

[8] 解離性障害群

　解離とは、意識、記憶、同一性、情動、知覚、身体イメージ、運動制御、行動などの統合や連続性が破綻した病態である。解離性健忘、離人感・現実感消失障害、解離性同一性障害（多重人格）などに分類される。

[9] 心的外傷およびストレス因関連性障害

(1) 心的外傷後ストレス障害（PTSD；Posttraumatic Stress Disorder）

　危うく死にかけたり、重症を負ったり、性的な暴力を受けたりするような出来事に自らが遭遇したり、あるいは目撃したり聞いたりするような重

大なストレスの後、1ヵ月以上にわたり、その出来事に対する回避症状（苦痛のあまり関連する記憶、場所、物を避ける）、侵入症状（記憶が何度も甦る、フラッシュバック、悪夢）、解離、陰性の気分（ひきこもり、罪悪感や恐怖にさいなまれる、幸福を感じられない）、過覚醒（過度の警戒心、驚愕反応、不眠、イライラ、自己破壊的行動）が続く。成人の半数では発症後3ヵ月以内に回復するが、長期間続く者もいる。

(2) 急性ストレス反応

PTSDと同様の重大なストレスに暴露された直後から1ヵ月以内に、PTSDと同様の侵入症状、解離、陰性の気分、過覚醒が続くもので、1ヵ月以上続いた場合は診断はPTSDに移行する。

(3) 適応障害

はっきりと確認できるストレス因（例：仕事上の困難、引退、結婚問題、自然災害など）に反応して、種々の精神症状が発現するが、そのストレス因が消失してから6ヵ月以上続くことはない。ただし、慢性のストレス因では慢性の経過をたどることがある。

[10] 摂食障害

(1) 神経性やせ症（神経性無食欲症）

極度にカロリー摂取を制限し、体重減少をきたしているにもかかわらず、体重増加を過度に恐れて、それを防ぐための行動を続けている。体重や体型が自己評価に大きく影響し、また、極度のやせに陥っていることを深刻に受けとめられないのが特徴である。盗食、下剤の乱用、自己誘発性嘔吐、過剰な運動などがみられることがある。治療は認知行動療法、家族療法などがある。10代後半～30代前半に好発する。女性が男性の10倍多い。

(2) 神経性過食症（神経性大食症）

週1回以上、まとまった時間内（平均1.5～2時間）に過剰な量の食べ物を摂取する状態が続き、いったん食べ始めると自分では止められないという感覚をもつ。また、体重増加を防ぐために、下剤の乱用、自己誘発性嘔吐、過剰な運動などが認められる。治療は認知行動療法、家族療法などがある。10代後半～30代前半に好発する。女性が男性の10倍多い。

[11] 物質使用障害

物質（アルコール、幻覚薬、オピオイド、睡眠薬、抗不安薬など）摂取の制御障害（使用量を減らそうとしても失敗する、物質を渇望し、多くの時間を物質の獲得のために費やす）があり、そのために職業・対人関係上

で大きな支障を来し、身体的にも危険であることがわかっていてもやめられない病態を「物質使用障害」と呼ぶ。物質を長期にわたって大量に使用し、身体依存が形成された後、中断すると離脱症状が起こる。耐性や離脱症状は使用障害の必須条件ではなく、上記の制御障害を来たすような精神依存が存在することが条件である。

「中毒」は、物質の最近の使用により、急性に発現するものを呼ぶ。たとえば、アルコール中毒（酩酊）では、不安定歩行、呂律のまわらない会話、記憶力低下（ブラックアウト）などが出現する。

なお、ICD-10やDSM-5では「嗜癖」や「乱用」という用語は、定義が不明瞭であることと、否定的ニュアンスが含まれているという理由で、採用されなくなった。

治療は、自助グループ、集団認知行動療法、アルコール使用障害では嫌酒薬などの薬物療法があるが、いずれにしても数年以上の治療を要する。

[12] 性別違和（性同一性障害）

性別違和は①自分の性別と反対の性に対する強く持続的な同一感、②自分の性に対する持続的な不快感と不適切感、③臨床的に著しい苦痛もしくは社会的・職業的に大きな障害を有するという3点を兼ね備えたものと定義される。反対の性に対する同一感は「とらわれ」と呼べるほどであり、そのとらわれのために、彼らは内分泌的手法や性転換手術を選択することがある。診断には、性器や内分泌機能が正常であることを確認する必要がある。

[13] パーソナリティ障害

パーソナリティ障害とは、認知、感情（強さや不安定さ）、衝動のコントロール、対人関係のうち、少なくとも2つの領域で、その人が属する文化の平均的な像から著しく偏った持続的なパターンを示すものをいう。通常、パーソナリティは成人期までは大きな可変性をもって成熟していくと考えられるので、パーソナリティ障害の診断は成人期以降になって下される。人間のパーソナリティが千差万別である一方、パーソナリティ障害の分類が10足らずであるため、重複診断や、どれにもあてはまらない場合が少なくない。

治療において、薬物療法は補助的であり、長期にわたる心理療法やケースワークなどが必要となる。

(1) 妄想（猜疑）性パーソナリティ障害

他人の動機を悪意あるものと解釈するような疑い深さを特徴とする。男

性に多い。

(2) シゾイドパーソナリティ障害

冷淡で、他者と親密な関係をもちたいと思わず、他者の賞賛や批判に対しても無関心であり、孤独を好む。男性に多い。

(3) 統合失調型パーソナリティ障害

過剰な関係づけ、魔術的思考（第六感やテレパシーを信じる）、疑い深さが特徴であり、過度の対人緊張や恐怖のため、親密な関係を築けない。

(4) 反社会性パーソナリティ障害

他人の権利を侵害し、無視することに何の良心の呵責も感じない。このパターンは15歳以前に始まる。男性に多い。

(5) 境界性パーソナリティ障害（DSM-5）／情緒不安定性パーソナリティ障害（ICD-10）

思春期前後から顕著となる、不安定な感情、対人関係、自己像、ならびに衝動的で自分を傷つけるような行動が特徴であり、それが特に親しい間柄の人（親や恋人）との間で繰り返されるようになる。彼らは見捨てられる不安を常に抱き、それを避けるための策を講じるのをやめられない。また、「胸にぽっかり穴が開いたような」空虚感を慢性的に抱き、それを紛らわすために物質乱用や過食などの行為に走ることがある。彼らの多くは自殺や自傷行為を繰り返す。気分障害や物質関連障害などの併存が少なくない。女性に多い。

> 同一性の混乱（同一性障害）
> 自己に対して一貫したイメージを保つことが難しく、万能感を抱いたかと思うと、些細な契機によって一転、自分を無力な存在であるかのように感じるような、極端な自己像の間を変動する。

(6) 演技性パーソナリティ障害

過度に情動的で、人の注意を引こうとする。芝居がかった態度が特徴的で、自分が注目の的でないといられない。性差はない。

(7) 自己愛性パーソナリティ障害

賞賛されたい欲求が強く、特権意識が強い。共感性に乏しく、相手を不当に利用する。男性に多い。

(8) 回避性パーソナリティ障害

他者からの批判や拒絶を極度に恐れるあまり、社会的活動を避ける。不全感のために、自分から発言せず、ひきこもりがちである。

(9) 依存性パーソナリティ障害

面倒をみてもらいたい過剰な欲求があり、そのために従属的でしがみつく行動をとりやすい。その背景には「自分では何もできない、決められない」という強い劣等感がある。

(10) 強迫性パーソナリティ障害

秩序や計画に過剰にこだわり、頑固で融通がきかない。完璧主義である。強迫性障害患者で強迫性パーソナリティ障害を有する者はほとんどい

[14] 身体因性精神障害

　身体因性精神障害は、本邦では従来、器質性精神疾患、中毒性精神疾患、症状性精神疾患に分類されていたが、いずれの場合も、急性期は意識障害を主症状とし、それに幻覚、妄想、抑うつ、躁、不安焦燥の精神症状が加わることがある。慢性の経過では、認知症やパーソナリティ変化を来すことがある。

　症状性精神疾患の原因疾患としては、甲状腺機能障害、全身性エリテマトーデス（SLE）、クッシング症候群などがある。原因薬剤としては、ステロイド、インターフェロンなどが知られている。

[15] 認知症（神経認知障害）

　認知症とは、獲得された知的機能が後天的に脳器質性障害によって持続的に低下した病態で、認知機能障害（中核症状）に、BPSD（behavioral and psychological symptoms of dementia）と呼ばれる周辺症状が随伴する。

(1) アルツハイマー型認知症

> BPSD
> 陽性（凸）症状（焦燥・不穏・攻撃性・幻覚・妄想・暴力）と呼べるような問題行動と、陰性（凹）症状（無気力・無関心・自発性低下・うつ症状）と呼べるような活動性の低下がある。

[主な症状]

　記銘力低下（特に、直前のことを記憶できない）、見当識障害、自発性低下などで初発する。やがて、性格障害（頑固すぎる、自己中人的な言動を示す）、健忘失語（固有名詞や使用頻度の少ない単語から忘れ去られる）、失行（図形がかけない、着脱衣ができない、季節にそぐわない衣服を着こむなど）、視空間失認（迷子になる）、見当識障害などが出現する。後期になると、上記の症状がさらに進行するとともに、歩行困難、失禁などもみられるようになる。

[診断]

　早期から、脳 MRI で側頭葉内側部（特に海馬）の体積減少が認められるが、診断は生活機能障害を含めた臨床症状による。

[疫学]

　発症率は加齢とともに増加し、85歳以上では有病率は 50％ 前後となる。5〜10％にみられる家族性のものでは比較的若くして発症する。女性に多い。

[治療と対応]

　本邦で市販されている抗認知症薬はアセチルコリンエステラーゼ阻害作用を有する薬剤と NMDA 受容体活性を抑制することでグルタミン酸神経

系の機能障害を改善する作用を有する薬剤の2種類があるが、いずれも認知症の進行を抑制するだけで、回復は望めない。そのため、リハビリテーションが主となり、介護者のケアも重要な課題となる。

(2) 血管性認知症

一般的な認知症症状に加えて、脳血管疾患から生じる片麻痺などの神経症状や、抑うつ、感情失禁、夜間せん妄などが早期からみられる。脳血管疾患の再発に伴って、病状は階段状に増悪し、認知機能にはムラがあり、記憶障害に比して、理解力やパーソナリティは比較的保たれている（まだら認知症）。

> **感情失禁**
> 些細な刺激にもかかわらず、感情があふれ出るように表出され、コントロールがつかない状態をいう。脳器質性疾患で生じる。

(3) レビー小体型認知症

認知症患者の約20%を占め、アルツハイマー型認知症、血管性認知症と並んで、三大認知症に数えられる。その特徴は、進行性の認知症、認知機能の変動、生々しい幻視、パーキンソン症状である。初期には認知機能低下は目立たず、抑うつや妄想などの精神症状が前景になることが多いので、認知症と気づかれないことがある。

脳MRIでは海馬の萎縮は目立たない。MIBG心筋シンチでの取り込み低下が認められる。病理像で、大脳皮質、基底核、黒質など広範囲にレビー小体が認められる。

抗精神病薬の副作用が出現しやすいので、治療では注意を要する。

(4) 前頭側頭型認知症（FTD；fronto-temporal dementia）

前頭葉と側頭葉前方部の変性により、反社会的行動や「わが道を行く」ような問題行動が前景となる認知症である。病識がない。65歳以前で発症することが多く、進行は緩徐である。

[16] 小児期に明らかになる精神障害

(1) 注意欠如・多動性障害（AD/HD；Attention-Deficit/Hyperactivity Disorder）

AD/HDでは、不注意、多動、衝動性が2つ以上の状況（例．学校、自宅、病院）でみられ、発達や機能に支障をきたす障害で、12歳以前に発症する。多動や衝動性のみが顕著な例や、逆に不注意だけが認められる例もある。多動は青年期以降には目立たなくなることが多い。治療には、メチルフェニデートなどの薬物療法、行動療法などがある。

(2) 自閉症スペクトラム障害

自閉症スペクトラム障害（古典的な自閉症）は、発達早期からみられるような、複数の状況で社会的コミュニケーションおよび対人的相互反応における持続的な欠陥があり、行動・活動・興味の限定された活動様式を有

する。たとえば、おもちゃを一列に並べるような常同行動、儀式のような挨拶、同じ食べ物を食べることへの固執、動くものへの過度の関心・執着などがみられる。知的能力障害を伴うことが多い。

原因は特定されていないが、広範囲の発達障害による脳機能障害が想定されている。

なお、アスペルガー障害の診断名はDSM-5では採用されなくなり、「自閉症スペクトラム障害、言語の障害を伴わない」亜型に分類される。

社会的コミュニケーションの著しい欠陥以外は、自閉症スペクトラム障害の診断基準を満たさない場合は「社会的コミュニケーション障害」に分類する。

(3) 知的能力障害（DSM-5）／知的発達障害（ICD-10）（精神遅滞）

知的能力（発達）障害は、発達期に発症する、低いIQ値と適応機能の低下によって診断される。IQ値は、不安や抑うつなどの精神障害、注意力低下、検査に対する非協力的態度などによって低下するので、IQ値の解釈には臨床的判断を要する。特に、IQ70（正常下限）前後の解釈には注意を要する。

(4) 限局性学習障害（Specific Learning Disorder）

学校での特定の科目の成績が年齢やIQ値から期待されるより遥かに低く、学業だけではなく、生活機能にも支障をきたす障害である。読字、算数、書字表出などの障害がある。特異性発達障害の1つと考えられ、AD/HDなどの併存例も少なくない。

2. ライフサイクルにおける精神保健

A. 乳幼児・学童期における精神保健

乳幼児期の精神機能の発達は、身体機能や行動と相互に影響しあい、また、養育者などの周囲の働きかけによって促進される。「健やか親子21（第二次）（2015～2024年）」では、この時期に関して「育てにくさを感じる親に寄り添う支援」と「妊娠期からの児童虐待防止対策」などを重点課題としている。従来、育てにくさや虐待要因について親側の要因に注意が集まりがちだったが、乳幼児側の要因（気質、発達障害）や親子の相互作用などにも着目し、乳幼児期から学童期、思春期へと連続した視点によ

健やか親子21
母子の健康水準を向上させるための課題に対して、関係者、ならびに関係機関や団体が一丸となって取り組む、2001（平成13）年から始まった国民運動である。

る支援を目指している。

　学童期は家庭だけでなく、学校生活が心身機能の発達に影響を与える。児童は言語能力が未熟なため、ストレス因に対して不登校などの問題行動や身体化で反応することが多い。不適応の要因として発達障害や精神障害が認められる場合がある。児童の精神保健を維持・増進するための基盤づくり（一次予防）および早期発見・介入（二次予防）には、担任教師、養護教諭、校医、スクールカウンセラー、スクールソーシャルワーカーなどの多職種協働支援が効率的であり、場合によっては地域の精神保健センターや児童相談所との協力体制が必要なこともある。不登校状態の児童には、教育委員会が運営する教育支援センターや民間のフリースクールの利用も有益である。

B. 思春期（青年期）における精神保健

　思春期という術語は正確には身体機能の面で用いられ、第二次性徴の始まりから完了までの時期をいう。一方、従来、心理学的な意味における子どもから成人の狭間の時期という意味では青年期という術語が用いられてきた。青年期は心身ともに大きな変動を経験し、心理的な意味における親からの自立やアイデンティティの構築などが発達課題となる。また、この時期は統合失調症や摂食障害などが好発し、それまで見逃されてきた発達障害が診断されることがある。

　近年、20代のニート（NEET; not in education, employment or training）や自宅へのひきこもりが増えている。また、低給与で身分が不安定な労働者も増えており、貧困のために定住場所をもてずにインターネットカフェなどで寝泊まりする若者が社会問題となっている。

C. 成人期における精神保健

　成人期は30代から65歳までの長期間におよぶ。成人期前半はいわゆる働き盛り・再生産世代であり、それに伴い、就労や結婚、出産、育児にまつわるメンタルヘルスの維持・増進が課題となる。近年は晩婚化、非婚化が進んでおり、その中には本人が必ずしもそう望んでいるわけではなく、貧困や孤立などが障壁となっている場合がある。

　妊娠期は精神障害の発病や再発が多いことが知られている。また、産後うつ病は他の時期のうつ病に比して種々の理由で早期発見が難しく、時に母子心中や虐待などに発展することがある。就労を続ける女性が増える中

で、「保育園の待機児童」問題は少子化対策にとっても重要である。

成人期後半はいわゆる中年期で、人生の折り返し地点である。この時期には、職業・社会・家庭・自己の身体面など、さまざまな側面で変化（喪失）を経験し、それまでの自己像や家庭のあり方の見直しを迫られるようになる。この年代は男女共にうつ病が好発するが、自殺者はこの年代の、特に男性に多い。

D. 老年期における精神保健

世界保健機関
WHO; World Health Organization

世界保健機関（WHO）では65歳以上を老年期としているが、現在、老人と呼ぶのは相応しくないほど若々しい人たちも少なくなく、老年者は個人差が大きい。

わが国は、近い将来、高齢者が占める割合が3割に届きそうだといわれるような高齢化社会であり、高齢者の精神保健はますます重要課題となっている。高齢者を孤立させないように援助し、また、適切な心身のケアを受けられるような公的サービスの情報を提供していく試みが必要である。特に、高齢者に多いうつ病と認知症については一次・二次予防を推進することが重要である。

3. 職場における精神保健

A. 関連する法制度

労働環境に関する主要な法律には、労働基準法、労働安全衛生法、労働契約法がある。

労働基準法では、原則として1日8時間、1週間に40時間以上労働させてはならず、労働時間が6時間を超える場合には45分以上、8時間を超える場合には1時間以上の休憩を与えねばならないとしている。また、毎週1日以上の休日か、4週間に4日以上の休日を与えることと定めている。労働災害（労災）の認定基準は労働基準法に基づいている。

過重労働による健康障害防止のための総合対策
同対策では「労働時間等見直しガイドライン」に基づき、時間外・休日労働時間が月に100時間以上の労働者から申し出があった場合、事業者は医師による面接指導を実施することが義務づけられている。

労働安全衛生法では、「労働者の心の健康の保持増進のための指針」（以下、メンタルヘルス指針）や「過重労働による健康障害防止のための総合対策」が示されている。2014年に改正された同法により、ストレスチェ

ック制度が導入された。この制度により、2015年12月から、労働者50名以上の事業所では毎年1回、全労働者にストレスチェックを実施し、高ストレス者と判定された労働者から申し出があった場合には医師の面接指導を実施することが事業者に義務づけられた。また、ストレスチェックの結果を踏まえて職場環境の改善につなげる活動が努力義務となった。なお、ストレスチェックの実施を担当できるのは、医師と保健師に加えて、厚生労働大臣が定める研修を受けた看護師、精神保健福祉士である。

労働契約法では、事業者が労働者の心身に対する安全配慮義務を負うことが示されている。

B. 職場の精神保健活動

前述のメンタルヘルス指針では、精神保健対策を進めるにあたって、心の健康問題の特性を理解し、労働者の個人情報の保護に十分配慮し、人事労務管理との関係や家庭・個人生活などの職場以外の問題にも留意することをその前提としている。

その上で、4つの側面からのケア（セルフケア、ラインによるケア、産業保健スタッフによるケア、事業場外資源によるケア）を推進することを目指している。ここでいう「ライン」とは、指揮命令系統を意味し、「ラインによるケア」とは現場監督者（上司）によるケアを指している。

[1] 精神保健の維持・増進（一次予防）活動

一次予防の中心課題は、労働者自身がストレス因に気づき、適切な対処行動がとれるセルフケアの促進である。産業保健スタッフ（産業医、保健師、衛生管理者、人事労務管理者など）には、広報誌や研修会などを通じて労働者のセルフケアを援助することが望まれている。ストレスチェック制度は、このような一次予防活動を促進する目的で導入された。

労働者（部下）に日常的に接する現場監督者（上司）は、労働者が職場環境によって心身の健康が害されないように配慮し、相談に応じ、必要があれば産業保健スタッフにつなげることが求められている。特にその中でも、労働時間の管理は重要な事項である。

産業保健スタッフは、巡視や個人面談などを通して、職場環境を把握し、適宜、現場監督者に環境改善の助言や指導を行ったり、種々のハラスメント対策を行ったりすることも一次予防として重要である。

[2] 精神障害の早期発見と早期介入（二次予防）活動

現場監督者から労働者への声かけは二次予防においても重要である。現場監督者は、労働者の仕事ぶりや態度が普段と違うようあれば、個別に面談し、その結果、何らかの健康不全が疑われるようであれば、産業スタッフに相談し、専門の医療機関受診につなげることが求められている。

なお、事業場内に産業保健スタッフが不在の場合や、事業内での精神保健相談に強い抵抗を示す労働者に対して、事業場外の従業員支援プログラム（EAP）提供機関を利用することがある。

[3] 職場復帰支援と再発防止（三次予防）活動

職場復帰支援に関する活動は厚生労働省による「心の健康問題により休業した労働者の職場復帰支援の手引き」（以下、復職の手引き）に基づいて実施されている。復職の手引きは、「第1ステップ：病気休業の開始と休業中のケア」、「第2ステップ：主治医による職場復帰の判断」、「第3ステップ：職場復帰の可否の判断および職場復帰プランの作成」、「第4ステップ：最終的な職場復帰の決定」、「第5ステップ：職場復帰後のフォロー」の流れに沿って、職場の管理監督者や産業スタッフがどのように本人、主治医、家族と連携して活動すべきかが解説されている。

4. わが国の精神保健対策

A. 精神障害対策

精神医療対策は医療法と「精神保健及び精神障害者福祉に関する法律（精神保健福祉法）」に基づいて行われている。医療法は、医療体制や医療計画を規定したものである。

精神保健福祉法では、精神医療だけではなく、精神保健や福祉に関する事項も含まれている。たとえば、医療面では自立支援医療（精神科通院支援）制度を定めて外来治療費の援助を行い、福祉面では精神障害者福祉手帳を交付し、これを携帯すれば公共交通機関運賃の割引や施設の利用料金の割引、税制の優遇措置、生活保護の障害者加算が受けられるよう定めている。また、これらの審査・認定業務も含めて、地域住民の精神保健の維持・増進、精神障害予防の計画と実践、適切な精神医療の推進などを目的

従業員支援プログラム
EAP; Employee Assistance Program
医師、心理士、精神保健福祉士、産業衛生コンサルタントなどの専門家が労働者やその家族の相談に応じ、医療機関や相談機関を紹介するサービスを提供したり、研修会などを実施したりする。事業場内EAPと事業場外EAPがあるが、我が国では事業場外EAPが主流である。

とした精神保健福祉センターを各都道府県（指定都市を含む）に設置し、市町村や保健所と共に、福祉事務所や関連行政機関と連携して地域における相談指導体制を整えるべく努めねばならないとした。

ところで、同法では精神障害者を「統合失調症、精神作用物質による急性中毒又はその依存症、知的障害、精神病質、その他の精神疾患を有する者」と定義している。「その他の精神疾患」には、今日では主要な精神疾患であるうつ病、双極性障害、不安障害などがあるが、これらの疾患が「その他」としてひとまとめにされている所以は、わが国の精神疾患に関する法制度の歴史にある。

わが国で最初の精神疾患に関する法律は、1900（明治33）年の精神病者監護法である。これは、治安維持の目的で、精神病者の私宅監置を定めたもので、医療の視点はなかった。1919（大正8）年、精神病院法の制定によって、「精神病者に対する入院治療」という視点が初めて導入された。1950（昭和25）年の精神衛生法によって私宅監置が禁止され、病院での治療が原則とされたが、この時に対象とされたのは「精神病者（中毒性精神病者を含む）、精神薄弱者及び精神病質者」のみだった。宇都宮病院事件を契機に、1987（昭和62）年、精神衛生法が改正され、名称も精神保健法と改められ、精神障害者の社会復帰対策が打ち出されたが、前述の「その他の精神疾患」が精神障害者として対象とされるのは、1993（平成5）年の同法の改正を待たねばならなかった。

現在の精神保健福祉法は、1995（平成7）年に精神保健法を一部改正し、名称を改めたものである。同法に加えて、2005（平成17）年に障害者自立支援法が制定され、入院処遇中心から地域社会の中での生活を重視した精神医療へのシフトが図られるようになった。特に、全国で7万人あまり存在するという「受け入れ条件が整えば退院できる」長期入院患者を退院させるべく、グループホームなどの中間施設の設置、訪問看護やデイケアの普及などの施策を打ち出したが、2014（平成26）年までにその数は半分程度しか減少せず、未だ成果は不十分である。

B. 司法精神保健福祉対策

わが国では、これまで、犯罪をおかした精神障害者に対して、司法、精神医療、保健福祉のそれぞれの機関が個別に対応し、必ずしも円滑な連携がなされているとはいえなかった。そこで、各機関が連携して取り組むようなシステムを構築する目的で、2003（平成15）年、「心神喪失等の状態で重大な他害行為を行った者の医療及び観察等に関する法律（医療観察

精神医療審査会
精神保健福祉センター内に設置され、医療、法律、有識者5名から成る。精神科病院入院患者の人権が守られ、適切な医療が行われているかをチェックする機関である。具体的には医療保護入院や措置入院に関する書面審査と、退院および処遇改善請求の審査を行う。

宇都宮病院事件
1984（昭和59）年、宇都宮病院（精神科病院）の入院患者の告発により看護者が患者をリンチ殺人したことが発覚した事件で、その後の調査で、日常的な暴力による患者管理や強制労働、患者資産の流用、不当な長期入院などが明らかとなった。翌年には国際法律家委員会と国際医療従事者委員会の合同調査団が来日することとなり、わが国の精神医療の後進性に国際的な批判が集まった。この事件を契機として、患者の意思を尊重した任意入院制度や社会復帰対策などが盛り込まれた精神保健法が成立した。

精神保健福祉法

心神喪失等の状態で重大な他害行為を行った者の医療及び観察等に関する法律（医療観察法）

法)」が制定された。「重大な他害行為」とは、殺人、放火、強盗、傷害（軽微なものは除かれることあり）、強姦、強制わいせつ（未遂も含む）である。

医療観察法では、適切な処遇を決定するための審判制度が創設された。すなわち、重大な他害行為を行った者（以下、対象者）が心神喪失や心身耗弱を理由に不起訴あるいは執行猶予等に処された場合、検察官は地方裁判所に医療観察法による申し立てを行う。これが受理されると、地方裁判所は対象者に対して、精神障害の有無や医療観察法に基づく医療の必要性如何について判定することを目的として、鑑定医を任命し、鑑定入院（2〜3ヵ月）を命じる。あわせて、鑑定入院中には保護観察所の社会復帰調査官による生活環境調査のための面接も行われる。なお、鑑定入院中は並行して精神科治療も行えるが、対象者の処遇については精神保健福祉法に準ずるとされているだけで、行動制限や権利擁護などに関する取り決めは不明確なままである。

裁判官と精神保健審判員は、地方裁判所に提出された鑑定結果ならびに検察官や弁護士から提出された資料を検討し、合議の上で対象者の処遇（医療法による入院・通院・処遇修了）を決定する（当初審判）。この時、対象者の社会復帰に関する意見を述べる精神保健参与員を審判に関与させることができる。審判は、退院、通院開始、通院期間延長、再入院などの処遇の変更に際して随時行われる。

医療観察法における指定入院医療機関では多職種スタッフ（医師・看護師・精神保健福祉士・サイコロジスト・作業療法士など）によるチーム医療が行われており、一般精神医療に比して手厚く、対象者の社会復帰を目標として治療に取り組んでいる。

鑑定医
精神保健判定医（研修を受けて資格を有する医師）、またはこれと同等以上の学識を有する医師。地方厚生局が各自治体と協力して名簿を作成している。

精神保健審判員
精神保健判定医名簿から地方裁判所が選定する。地方裁判所の非常勤職員の立場で従事する。

精神保健参与員
研修を受けて資格を有する精神保健福祉士などから成り、地方裁判所の非常勤職員の立場で従事する。

C. 認知症対策

認知症患者は加齢により増加する傾向があるので、人口の高齢化が進むわが国では、認知症患者が急増している。2012（平成24）年には65歳以上の認知症患者が462万人（有病率15％）に達し、その数は2025（平成37）年には700万人になるのではと予想されている。そのため、認知症対策は喫緊の課題となっている。

2012年、厚生労働省は「認知症施策推進5か年計画（オレンジプラン）」をまとめた。その進捗状況を踏まえて、2018（平成30）年からは「新オレンジプラン」がスタートする。それによると、認知症患者の徘徊などに対応するための「見守りネットワーク」の構築、認知症カフェの設

新オレンジプラン

認知症カフェ
認知症患者や家族、地域の人たち、専門家が集う場で、交流を通して、情報を共有することや、認知症患者や家族の社会参画を目的としている。

置、認知症に関する知識と理解をもった認知症サポーターの養成、認知症地域支援推進員の増員など、患者や家族の生活を地域で支えるための介護サービスの構築がはかられている。また、計画には標準的な認知症治療の流れを提示した「認知症ケアパス」を作成し、認知症の早期診断が可能な認知症サポート医の養成研修を計画実施するなど、医療サービスの充実も盛り込まれている。若年性認知症についての施策が強化されている点も特徴である。

> 認知症ケアパス

D. 依存症対策

アルコールや薬物に対する依存、ギャンブルへの依存（病的賭博）などの依存症では、依存行動に時間の大半を使い、職業的、社会的、経済的に大きな支障をきたし、その影響は自身の心身にも及ぶことが少なくない。

わが国では、依存症の専門的な治療を受けられる医療機関は限られており、その整備や充実が課題となっている。厚生労働省では、精神保健福祉センターを中心とした地域支援体制の整備に着手しており、あわせて自助グループ・リハビリ施設の情報提供を行っている。

> 精神保健福祉センター

覚せい剤取締法違反者の再犯率は高く、刑務所出所直後の薬物再使用が多いことが問題となっている。その対策として、2016（平成28）年に「薬物使用等の罪を犯した者に対する一部の執行猶予に関する法律」が施行されることになった。これにより、一定期間、懲役刑に服した後、残りの期間を執行猶予として、保護観察所などにおける薬物再乱用防止プログラムに参加させることができるようになった。しかし、その後の地域での受け入れ体制は整備されているとはいえず、今後の課題である。

E. 自殺予防対策

わが国の自殺者数は、1990年代後半に景気の低迷などの社会状況などもあいまって急増している。1998（平成10）年には年間3万人を超えて、社会に大きな衝撃を与えた。そこで国は2006（平成18年）に自殺対策基本法を制定し、翌年に閣議決定された「自殺総合対策大綱」による自殺対策を推進してきた。すなわち、プリベンション（事前対応）、インターベンション（危機介入）、ポストベンション（事後対応）の3段階で自殺予防対策が立てられた。たとえば、自殺のサインに気づき、適切な対応ができるようなゲートキーパー（生命の門番）を養成するべく、医師だけではなく、教職員、保健師、看護師、ケアマネジャー、民生委員、児童委員、

> 自殺総合対策大綱

各種相談窓口担当者などに広く呼びかける運動を起こしている。

わが国では高齢者の自殺率が高く、高齢者の自殺者の80〜90％がうつ病や初期の認知症患者であったため、当初の自殺対策はうつ病対策に重点がおかれていた。しかし、アルコール・薬物依存も自殺の危険因であるという認識が、2008（平成20）年に一部改訂された「自殺総合対策大綱」の「自殺対策加速化プラン」に盛り込まれた。2012（平成24）年、自殺者数は3万人を割り、減少傾向を示すようになった。2016（平成28）年4月から、自殺予防対策は内閣府から厚生労働省に移管され、継続中である。

引用参考文献

- Daniel J. C. 著／張賢徳監訳『精神科面接マニュアル（第3版）』メディカルサイエンスインターナショナル，2013.
- World Health Organization 編／融道男・中根允文・小見山実・岡崎祐士・大久保善朗監訳『ICD-10 精神および行動の障害—臨床記述と診断ガイドライン（新訂版）』医学書院，2005.
- American Psychiatric Association 著／高橋三郎・大野裕監訳『DSM-5 精神疾患の診断・統計マニュアル』医学書院，2014.
- 山内俊雄・小島卓也・倉知正佳・鹿島晴雄編『専門医をめざす人の精神医学（第3版）』医学書院，2011.
- アレン・フランセス著／大野裕・中川敦夫・柳沢圭子訳『精神疾患診断のエッセンス—DSM-5の上手な使い方』金剛出版，2014.
- 厚生労働省「健やか親子21（第2次）」
  http://www.mhlw.go.jp/file/06-Seisakujouhou-11900000-Koyoukintoujidoukateikyoku/0000067539.pdf
- 厚生労働省・独立行政法人労働者健康福祉機構「職場における心の健康づくり—労働者の心の健康の保持増進のための指針」
  http://www.mhlw.go.jp/new-info/kobetu/roudou/gyousei/anzen/dl/101004-3.pdf
- 厚生労働省・中央労働災害防止協会「心の健康問題により休業した労働者の職場復帰支援の手引き（改訂）」
  http://www.mhlw.go.jp/new-info/kobetu/roudou/gyousei/anzen/dl/101004-1.pdf
- 上島国利・立山萬里・三村將編『精神医学テキスト—精神障害の理解と治療のために（改訂第4版）』南江堂，2017.
- 上島国利・上別府圭子・平島奈津子編『知っておきたい精神医学の基礎知識—サイコロジストとメディカルスタッフのために（第2版）』誠信書房，2013.
- 厚生労働省「認知症施策推進総合戦略〜認知症高齢者等にやさしい地域づくりに向けて〜（新オレンジプラン）について」
  http://www.mhlw.go.jp/stf/houdou/0000072246.html
- 厚生労働省「依存症対策」
  http://www.mhlw.go.jp/stf/seisakunitsuite/bunya/0000070789.html
- 厚生労働省「自殺総合対策大綱」
  http://www.mhlw.go.jp/file/06-Seisakujouhou-12200000-Shakaiengokyokushougaihokenfukushibu/0000172329.pdf

長期化するひきこもりと、その支援

　「ひきこもり」は精神医学的診断名ではない。厚生労働省による「ひきこもりの評価・支援に関するガイドライン」によると、ひきこもりの定義は「様々な要因の結果として社会的参加（義務教育を含む就学、非常勤職を含む就労、家庭外での交遊など）を回避し、原則的には6ヵ月以上にわたって概ね家庭にとどまり続けている状態（他者と交わらない形での外出をしていてもよい）を示す現象概念」である。すなわち、「社会的に引きこもっている」現象を指す用語である。これにならえば、不登校もひきこもりとして捉えられる。さらに、定義には「統合失調症の陽性症状あるいは陰性症状に基づくひきこもり状態とは一線を画した非精神病性の現象」とあるが、実際には診断確定前の統合失調症患者が紛れている可能性も示唆されている。

　ひきこもり者には、発達障害やパーソナリティ障害、うつ病や摂食障害などに引き続いて二次的にひきこもりとなる群と、ひきこもり自体が特徴である一次的ひきこもり群がある。

　2016（平成28）年の内閣府の調査によると、ひきこもり者の数は全国で54万人あまりにのぼると推計された。無作為抽出された15～39歳の男女の1.57％がひきこもりの定義に合致し、過去にひきこもり経験がある者も5％いた。ひきこもり経験者がそこから脱した契機は「同じような人たちに会った」、「アルバイトを始めた」など、家族外の社会と接点をもつことが重要であることが示唆された。この調査で7年以上にわたりひきこもっている者は34.7％で、開始年齢が20～24歳である者が最多の34.7％いた。就労経験者は73％いたが、そのうちの35.1％が非正規就労だった。

　ひきこもりは、本人ばかりでなく、親もその事実を家族外で相談することをためらうことが少なくなく、親子ともども社会から孤立し、問題が長期化してしまうリスクが高い。そこで、国は2000（平成21）年から、ひきこもり地域支援センターを都道府県と指定都市に設置し、地域に相談できる窓口をつくることによって適切な支援につなげたい考えである。また、親が高齢化し、「ひきこもっているわが子が自分の死後どうなるのか」という不安の受け皿として、民間レベルで「資産運用や生活」についての相談に応じる取り組みがみられている。

国家試験過去問題のエッセンス

本文で採り上げていない内容も盛り込みました。合わせて覚えてください。

A. 発達

[1] 身体の標準的な成長・発達
①胎児の肺は妊娠7週から形成され始まり、妊娠24〜26週には構造が完成する。心臓は妊娠3週末には形成し、4週には拍動を開始する。
②出生時の体重は約3kgで、出生後4ヵ月で約2倍になる。1歳で約3倍の9kgになる。
③出生時の身長は約50cm、1歳では出生時の1.5倍の75cm、2倍になるのは4歳前後である。12歳で3倍の150cmになる。
④乳歯の生え始めは生後3〜9ヵ月で、生えそろうと20本になる。すべての乳歯が生えそろう時期は2歳6ヵ月ごろ。
⑤脳の重量は、4〜6歳で成人のおよそ90%を超える。
⑥リンパ系の器官は、小児期に最も発達する。20歳に成人並に縮小する。
⑦生殖器系の器官は、思春期までほとんど発育はみられず、思春期になって急速に発達する。

[2] 乳幼児期にみられる標準的な発達
①あやすと笑うようになるのは2ヵ月、追視も同時期よりみられる。
②首がすわるのが3〜4ヵ月、寝返りが6〜7ヵ月、座位は7〜8ヵ月、つかまり立ちは9〜10ヵ月、1人歩きは12ヵ月。
③意味のある単語を言い始めるのは1〜1歳半。
④2語文を言い始めるのは2歳。自分の名前を言えるようになるのは3歳。
⑤集団遊びの決まりごとを守れるようになるのは学童期。

[3] 人体の器官の構造と機能
①嚥下時には、喉頭蓋は喉頭口を塞ぎ、声門も閉じる。これによって誤嚥を防止している。
②大脳の後頭葉は、視覚の中枢である。聴覚は側頭葉にある。
③小腸は、腸絨毛によって栄養素を効率よく吸収している。大腸では栄養素の消化吸収はほとんど行われず、小腸から送られてくる内容物から電解質や水分などを吸収して糞便を作り、肛門から排泄する。

④通常、呼吸回数は脳幹が血中の二酸化炭素濃度を感知することによって調節している。酸素の濃度ではない。
⑤血管、消化管、気管支には、平滑筋が分布している。
⑥心臓から末梢に向かって血液を送り出す血管を動脈といい、末梢から血液を心臓に戻すのは静脈という。
⑦免疫系には液性免疫と細胞性免疫があり、T細胞が関係するのは細胞性免疫である。
⑧自律神経系には交感神経と副交感神経があり、この２つの神経は必要に応じてどちらかの働きを強め、臓器や器官を自動的に調整し、バランスを保つ。
⑨膵臓のランゲルハンス島にあるβ細胞は、インスリンを分泌する。α細胞はグルカゴンを分泌する。インスリンは血糖値を下げる作用があるが、グルカゴンは血糖値を上げる作用がある。
⑩吸気時には、横隔膜と肋間筋が収縮する。

B. 高齢者

[1] 加齢に伴う生理機能の変化

①体重に占める水分の割合は減少する。總水分量と筋肉量は減少し、相対的に体脂肪量は増加する。
②収縮期血圧と拡張期血圧の差は縮小する。
③聴力は60歳を超えて衰え始める。高周波音域から低下する。
④加齢により、肺容量が減少する。70歳代で肺活量は44％減少する。
⑤「流動性知能」とは新しいものを学習したり覚えたりするような、経験の影響を受けることが少ない。60歳以降、急速に低下する。一方、「結晶性知能」は一般的知識や判断力、理解力などで過去に習得した知識や経験をもとにして日常生活の状況に対処する能力をいう。この能力は60歳ごろまでに上昇し、その後は緩やかに低下する。
⑥皮膚の乾燥は、褥瘡の発症リスクとなる。
⑦フレイル（虚弱）は、加齢とともに心身の活力（運動機能や認知機能など）が低下している状況をいう。
⑧老人の難聴は感音性難聴で、高い音から聞こえにくくなる。
⑨廃用症候群は安静や寝たきりなどで体を使わないことによって、骨・筋肉・関節などが萎縮・拘縮する状態である。変形性膝関節症は軟骨がすりへり、半月板が傷み、関節の滑膜に炎症がおきている状態である。廃用症候群ではない。

⑩記憶障害では、長期記憶よりも短期記憶が低下する。
⑪加齢に伴う疾患の増加は、病的老化の原因になる。
⑫生理的老化の特徴は非可逆的、普遍的、有害的と進行的である。
⑬老化は環境因子に影響されるが、遺伝因子にも影響される。
⑭老化が進むとともに、生理機能低下度の個人差は増加する。
⑮肺や腎臓は、老化による生理機能低下が顕著な器官である。
⑯加齢に伴い、体重から体脂肪量を差し引いた除脂肪体重が減少する。
⑰中重度の要介護高齢者では、低栄養をきたしやすい。
⑱加齢によっても、嚥下機能は低下しやすいので、誤嚥を起こしやすい。
⑲高齢者では、多臓器にわたって発生する重複がんが増加する。
⑳高齢者の血圧は、収縮期血圧は上昇し、拡張期血圧はやや低下する。
㉑小児の気管支喘息では、アレルギー型（アトピー型）が多い。一方、高齢者の喘息は感染型が多いのが特徴。加齢とともに免疫力が低下するため、感染症にかかりやすい。また、肺気腫との合併もみられる。
㉒老人性（加齢性）白内障の症状は眩しく感じる、ものがぼやける、明るいところで見えにくい、片目でものが二重に見えるなどである。視野狭窄や眼痛を生じるのは緑内障である。
㉓高齢者の胃では胃酸が少なく、消化吸収が悪くなり、食欲不振・便秘を起こしやすい。

C. 認知症

[1] レビー小体型認知症

①日本人の小阪憲司先生によって提唱された疾患である。
②レビー小体は主に中脳の黒質に蓄積しやすいので、パーキンソン症状が見られやすい。
③臨床診断に用いる中核的特徴にパーキンソン症状がある。
④幻覚症状の中では幻視が最も多い。認知障害が出現する前に、幻視や誤認がみられやすい。その原因は後頭葉の視覚野に障害をきたすためとされている。
⑤前頭側頭型認知症（ピック病）とは異なる認知症である。

[2] 認知症全般

①アルツハイマー型認知症の進行を遅らせるには、主に薬物治療を行う。
②レビー小体型認知症では、パーキンソン症状をよく合併する。
③脳血管性認知症は、生活習慣病（糖尿病、脂質異常症、高血圧等）が原

因となっていることが多い。
④正常圧水頭症による認知症は、外科手術で回復することがある。
⑤認知症に伴う譫妄（せんもう）は、昼間よりも暗くなる夜間の方が多い。
⑥感情失禁が特徴的な症状を呈しやすいのは血管性認知症である。
⑦脳血管性認知症では、まだら認知症が特徴的な症状である。
⑧ピック病では、人格変化は生じやすい。病前は几帳面な人でも、発病するとだらしなくなる。
⑨クロイツフェルト・ヤコブ病では、異常プリオン蛋白が原因で、狂牛病に罹患した牛の経口摂取または、感染者の血液、硬膜移植により感染する。

D. 解剖

[1] 心臓の正常解剖
①冠状動脈は大動脈起始部より分岐する。
②右心房と右心室の間の弁を三尖弁という。左側が僧帽弁。
③上大静脈と下大静脈は右心房に開口する。
④肺静脈の中の血液は肺で新鮮な酸素を受け取るので、動脈血となる。
⑤冠静脈洞は右心房に開口する。

[2] 人体の部位と疾病、病態
①吐血とは、食道から口腔を経て血液を排出することで、食道、胃、十二指腸など上部消化管から出血した場合にみられる。一方、痰に血液が混じるのが血痰、咳とともに血液を喀出することを喀血という。
②大腿骨骨折は、寝たきりを引き起こしやすい。上腕骨骨折は寝たきりにならない。
③片麻痺とは、左右どちらか半身に起こる麻痺である。対麻痺は両側下肢の麻痺をいう。
④踵骨部の褥瘡は仰臥位で起こる。仰臥位で起きやすいのは仙骨部、肩甲骨部。側臥位で大転子部に起きやすい。予防には体圧の除圧、清潔保持、栄養改善がある。
⑤喉頭蓋の障害である咽頭筋・喉頭筋麻痺は、誤飲を引き起こす。

[3] 人体の構造・機能
①ヘモグロビンは酸素の運搬にかかわる。

②アルブミンは感染の防御にかかわる。
③平滑筋は消化器や血管などの内部器官を作り、不随意的に収縮する。骨格筋（横紋筋）は随意筋である。
④気管は食道の前方に位置する。
⑤横隔膜は呼吸にかかわる。肺にはそれ自体で膨らむ力はない。吸気の時肺が膨らむのは、胸郭を形成する肋骨と横隔膜が収縮することによって起こる。

E. 感染症

［1］感染症

①疥癬の他者への感染を予防するために、患者の着衣やシーツの殺虫剤処理または熱処理（50℃、10分）を行う。医療従事者、介護者は鱗屑から感染する可能性があるため、ディスポーザブル手袋やガウンの着用が必須である。

②結核は、患者の喀痰で空気中に浮遊する病原菌を吸入することで感染する。結核菌は熱や紫外線、乾燥、酸、アルカリ、消毒薬に対して抵抗力が強い。オートクレーブ（121℃、30分）による滅菌がもっとも望ましい。消毒薬はアルコール、次亜塩素酸ナトリウム、ポビドンヨードが有効である。

③ヒト免疫不全ウィルス（HIV）は、水や食べ物を通して感染することはない。汚染した血液の輸血、性交、胎盤・産道や母乳によって伝播する。

④デング熱は、蚊を介して感染する。高熱・発熱・関節痛・出血を認める。4類感染症であり、予防のためのワクチンはない。

⑤C型肝炎ウィルスの感染予防には、ワクチンが開発されていない。インターフェロンとリバビリンの併用療法が行われている。血液を介して感染する。母子感染や性交はB型肝炎ほど多くはない。

［2］食中毒

①ノロウィルスに汚染された衣服の消毒には、次亜塩素酸ナトリウム消毒に30～60分つけるのが有効である。嘔吐物は使い捨ての手袋を使用し、ビニール袋に入れて、周囲の床に次亜塩素酸ナトリウムを染み込ませたペーパータオルで覆う。処理した人は手洗いをして、他の人に感染しないように注意を要する。

②腸管出血性大腸菌O-157の感染予防には、食品の加熱処理が有効であ

③腸管出血性大腸菌 O-157 は、ベロ毒素を産生する。
④食品添加物（着色料、人工甘味料、残留農薬）などの化学物質が食中毒の原因になることがある。
⑤アニサキス症は、食中毒を起こす寄生虫である。幼虫が魚類（さば、鮭、スルメイカ、タラなど）に寄生し、それらの魚を生で食べた際に、幼虫がヒトの胃や腸壁に侵入し、食後8時間以内に激しい腹痛、吐き気、嘔吐、蕁麻疹などの症状をおこす。冷凍処理（−20℃、24時間以上）または加熱（60℃、1分）で予防できる。
⑥食中毒の原因として、これまで最も多いのは細菌であったが、近年ノロウィルスによるものも増えている。細菌性食中毒は毒素型と感染型に分けられる。毒素型は食品中で増殖した細菌から産出された毒素を、食品とともに摂取することによって発症する。黄色ブドウ球菌、セレウス菌、ボツリヌス菌がある。一方、感染型は食品中で毒素を産生することなく、菌が食品や水とともに胃を通過し腸管に到達し、そこで産生された毒素や、菌の腸管組織内に侵入すると発症する。代表的なものに病原性大腸菌、腸炎ビブリオ、サルモネラ菌、カンピロバクターなどがある。

F. 疾病

[1] 生活習慣病

①発症に生活習慣の関与が強いのは、1型糖尿病よりも2型糖尿病である。1型糖尿病は病因別に、①自己免疫性、②特発性に分類される。急性に発症するのでインスリン療法が必要とする。
②アルコール摂取量は、メタボリックシンドロームの診断基準に含まれていない。
③生活習慣病の発症に、遺伝要因は関与している場合がある。たとえば、2型糖尿病、家族性高コレステロール血症などは遺伝が関与している。
④喫煙は、膀胱がんの危険因子の1つである。
⑤身体活動レベルの増大は、生活習慣病の発症リスクを下げる。生活習慣病の治療はカロリーの適正摂取と脂肪燃焼を促す目的の運動療法が基本となっている。

[2] 糖尿病

①診断には、尿糖の所見を必要としない。2016（平成28）年の「糖尿病

診療ガイドライン」によると血糖値とHbA1c検査を必須としているが、尿糖検査は含まれていない。
②糖尿病の初期は自覚症状が少ない。採血による血糖値とHbA1c値が診断基準となっている。
③現在、糖尿病性腎症は透析導入に至る原疾患の第1位である。
④1型糖尿病では、インスリン療法と食事療法を併用する。基本は食事療法から始める。急性発症1型糖尿病では、高血糖症状出現後3ヵ月以内にケトーシスやケトアシドーシスに陥り、ただちにインスリン療法を必要とする。
⑤2型糖尿病では、インスリン療法を行う場合がある。高血糖性昏睡、重度の肝障害・腎障害を合併し、食事療法でコントロールが不十分なとき、重症感染症、外傷、中等度以上の外科手術、糖尿病合併妊婦などの場合はインスリン療法の適応となる。

[3] 多発性脳梗塞

①血管性型認知症に特異的な病態である。認知機能が影響を受けやすいのは視床、海馬、帯状回の脳梗塞。
②内包、基底核の脳梗塞では、仮性球麻痺（嚥下障害、構語障害）、パーキンソン症候群を合併しやすい。
③両側大脳皮質の脳梗塞では、情動失禁を認めやすい。
④振戦せん妄が認められることもある。

[4] 人体の部位と病変

①変形性関節症が頻発する部位は、膝関節である。
②手をついて転倒した場合に起こる骨折は手関節に多い。骨粗鬆症で骨折しやすい部位は大腿骨つけ根、上腕骨のつけ根、背骨である。
③側臥位では、腸骨・大腿骨の大転子部に褥瘡ができる。座位の時は仙骨、坐骨にできやすい。仰向けで寝ていると後頭骨にできやすい。
④対麻痺とは、左右両側の下肢の麻痺である。
⑤脳死とは、脳幹を含む脳機能の不可逆的な停止をいう。脳死の判定には、深昏睡、瞳孔の固定、脳幹反射の消失、平坦脳波、自発呼吸の消失の5項目が必要。上記の条件を満たした後、6時間経過を見て、変化がないことを確認する。

[5] 誤嚥性肺炎

筋萎縮性側索硬化症（ALS）は脊髄、脳幹や大脳皮質の運動ニューロン

のみが選択的に障害され、重篤な筋萎縮と筋力低下を起こし、進行が速く、発病5年以内に呼吸筋麻痺を起こす病気である。球麻痺（嚥下困難、構音障害など）があり、誤嚥性肺炎を併発しやすい。また四肢の筋萎縮と筋力低下が著明で寝たきりの状態である。眼球は動かすことができ、眼球運動でコミュニケーションをとる。経口摂取をしなくても、球麻痺のため、誤嚥性肺炎を再発しやすい。運動系のみが選択的に障害され、感覚障害は出現しない。また、直腸・膀胱機能はよく保たれている。「特定疾病」に入っているので、介護保険の給付を受けられる。

[6] 失語症

脳卒中の後、片麻痺が残るとともに失語症もよく後遺症としてみられる。「運動性（ブローカ）失語」の場合、発語が乏しくなり、「あー、うー」程度の言葉を発するのみとなった。発語しようとするときは、懸命でもどかしい表情になり、言いたいことがあるようにみえる。言葉の了解はよいようで、他者の指示に従って行動することができる。感覚性（ウェルニッケ）失語の場合は自発言語流暢で、他人の言葉を理解できない。運動性および感覚性失語の両方とも合併した場合を「全失語」をいう。構音障害は球麻痺によくみられるように呂律がうまく回らず、正しい発音ができない状態をいう。健忘性失語は人の言うことを理解したり、話すことの障害は少ないものの、適切な言葉を思い出したり、品物の名前を言ったりすることが難しい場合を言う。失名詞失語とも言われる。

G. 精神疾患

[1] 精神疾患の診断・統計マニュアル（DSM-5）

①作成したのはアメリカ精神医学会である。世界保健機関（WHO）が作成したのはICD-10（国際疾病分類）である。
②精神障害を内在化要因と外在化要因によって疾患をグループ分けしている。たとえば、内在化グループは顕著な不安、抑うつおよび身体症状を伴う障害を含む。外在化グループは顕著な衝動、秩序破壊的行為および物質使用の症状を伴う障害を含み、以前のような「心因性」分類は使われない。
③身体疾患の診断基準を掲載していない。精神疾患の理解や管理に重要な身体疾患を診断名の次に記載する。身体疾患の要因を掲載しているのはICD-10である。
④多軸診断システムを用いていない。重要な心理社会的および状況的要因

（かつてのⅣ軸）と能力障害（かつてのⅤ軸）は別個に記載される。
⑤操作的診断基準によって診断する。

[2]「躁病エピソード」
①気分が異常かつ持続的に高揚し、開放的または易怒的。
②自尊心の肥大、または誇大。
③睡眠欲求の減少（3時間眠っただけで十分な休息が取れたと感じる）。
④観念奔逸。
⑤注意散漫。
⑥目標指向性活動の増加、または精神運動焦燥。
⑦困った結果につながる可能性が高い活動に熱中する。

[3] 統合失調症
①妄想や幻覚は、陽性症状である。陰性症状は情動表出の減少、意欲欠如。
②まとまりのない会話あるいは発語は、症状の1つである。
③症状は発症から1ヵ月間ほど持続する。
④仕事、対人関係、自己管理などの面での機能が病前より著しく低下する。
⑤症状の原因が、乱用薬物の摂取によるものではない。

[4] 発達障害
①学習障害（LD）は、単に学習機会不足または不適切な教育の結果ではなく、遺伝的要因が考えられる。したがって、学習困難は持続的であり、一時的なものではない。
②注意欠如・多動性障害（AD/HD）の治療には、薬物（アトモキセチン）が有効である。
③自閉症（自閉性障害）の症状は、幼児期早期（生後2年）に出現する。
④自閉症（自閉性障害）の多くは、精神遅滞（知能障害）や言語の障害もあわせ持っている。
⑤自閉症（自閉性障害）の原因は、親の養育とは無関係で、両親の高年齢、低出生時体重、またはバルプロ酸の胎児への暴露が関与などが疑われている。

[5] うつ病エピソード
①不眠または睡眠過剰。

②活動における興味、喜びの著しい減退。
③精神運動焦燥。
④疲労感、または気力の減退。
⑤無価値感、過剰あるいは不適切な罪責感。
⑥思考力や集中力の減退。
⑦食欲低下などの身体症状を認める。
⑧病状の重いときは、叱咤激励することを禁止する。
⑨回復期に入ると自殺の危険性が増加するので、注意を要する。
⑩重症のうつ病には、通電療法（電気けいれん療法）を用いることがある。
⑪几帳面で真面目な性格の人は、そうでない人に比べてうつ病になる可能性は大きい。
⑫出来事についての反復的な苦痛な夢→心的外傷後ストレス障害。
⑬緊張病性の行動→緊張病。
⑭強迫観念または強迫行為→強迫性障害。

[6] 精神障害

①広場恐怖は、広い場所（例：駐車場、市場、橋）または囲まれた場所（店、劇場、映画館）にいることを恐れる。
②社交恐怖（社会不安障害）は、多数の出来事について過剰な不安と心配が持続している。
③解離性障害では、同一人物に2つ以上のパーソナリティが存在している。
④気分変調性障害では、軽度のうつ状態が持続している。
⑤境界性パーソナリティ障害は、対人関係、自己像、感情などの不安定性および著しい衝動性を示す。

H. リハビリテーション

[1] 国際障害分類（ICIDH）

　障害を生活の質、社会環境の観点から、①機能障害、②能力障害、③社会的不利の3つに分類した。つまり、疾病などによって生じた機能障害は、生活上の能力低下や社会的不利を伴う。それぞれの内容は次の通りである。
①機能障害
　心身の機能または構造の一時的または永続的な喪失や異常を意味する。

肢体不自由や視覚、聴覚などが正常に機能しない状態をいう。

②能力障害（低下）

機能障害に起因する能力の何らかの制限や欠如を意味する。食事、排泄、衣服の着脱などの身辺動作や、コミュニケーションがうまくできない状態をいう。

③社会的不利

年齢、性別、社会、文化的観点から見て個人の生活上の不利益が生じていることを意味する。多くの人々に保障される生活水準、社会活動への参加や社会的評価などが保障されない状態をいう。

[2] 国際生活機能分類（ICF）

表1　国際生活機能分類（ICF）と国際障害分類（ICIDH）

	国際生活機能分類（ICF）	国際障害分類（ICIDH）
対象	すべての人	障害のある人
分類	生活機能の全般を分類し、それに背景因子を加えた	生活機能上の障害を分類した
考え方	目標指向的、「医学モデル」+「社会モデル」=「統合モデル」	問題指向的、「医学モデル」

(1) 生活機能の3つのレベル

①心身機能・構造（生物レベル）

生命の維持に直接つながるもので「心身機能」と「身体構造」に分けられる。

心身機能：手足の動き、視覚・聴覚、内臓、精神などの機能面。

身体構造：指の関節、胃・腸、皮膚などの構造面。

②活動（生活レベル）

一連の動作からなる目的を持った個人が遂行する生活行動であり、日常生活動作以外にも職業的動作、余暇活動も含まれる。文化的な生活、社会生活に必要な活動すべてを含む。

③参加（人生レベル）

家庭内での役割を含め、社会的な役割を持って、それを果たすこと。

(2) ICFに関する問題に対して重要なキーポイント

①対象は、障害を持つ・持たざるにかかわらず、すべての人を対象とした生活機能、生きることの全体を表すものである。

②障害を社会環境から切り離さず、社会が作り出した問題という視点で活動・参加をみるとき、個人の状況、生活環境、相互関係といった要素をみることで理解することが可能である。

③活動とは、課題や行為の個人による遂行のことである。
④障害を機能障害、能力低下、社会的不利に分類したのが国際障害分類である。
⑤ICFは世界保健機関（WHO）により採択され、国際的に用いられている。
⑥機能障害とは、身体機能や身体構造の喪失・異常のことである。
⑦参加とは、生活・人生場面へのかかわりのことである。
⑧背景因子は、環境因子と個人因子である。
⑨生活機能の構成要素は心身機能・構造、活動と参加である。
⑩国際障害分類（ICIDH）は、病気やその他の健康状態を病因論的な枠組みに立って分類したものである。
⑪国際生活機能分類（ICF）は健常者も障害者も区別なく、個別性はあっても「健康状態」という1つの概念の元に捉えられる。
⑫機能障害、能力障害、社会的不利のように、「障害」を分類したものは国際障害分類であり、国際生活機能分類（ICF）ではない。
⑬「健康状態」に含まれる心身機能・身体構造、活動・参加に関与する因子として、「遺伝因子」は含まれない。
⑭「環境因子」で「障害」を考えるとき、「物的環境」は福祉用具の利用など、「人的環境」は家族や友人など、「社会的環境」は制度やサービスなどを指す。
⑮心身の機能または構造の一時的または永続的に喪失や異常の場合を「障害」と呼んでいる。

[3] 障害

①外傷性損傷は、高次脳機能障害の原因の1つである。
②失行は、リハビリテーションの対象になる。
③周産期障害では、知的障害を起こすことがある。
④咀嚼や嚥下機能の障害は、身体障害者福祉法による内部障害に含まれず、聴覚障害・平行機能障害・音声言語機能障害・咀嚼機能障害に含まれる。内部障害には心臓機能障害、腎臓機能障害、呼吸器機能障害、膀胱・直腸機能障害、小腸機能障害、ヒト免疫不全ウィルスによる免疫機能障害、肝機能障害が含まれる。
⑤平衡機能障害における起立や歩行の障害は、具体的には小脳の梗塞や出血、外傷や薬物などによるもので、下肢の筋力低下が原因ではない。

[4] リハビリテーション

①健全な身体部位も、リハビリテーションの対象となる。「健康には疾病予防のための保健があり、疾病には医療が、障害に対しては福祉がある」というのは包括的リハビリテーションの考え方である。

②作業療法士、理学療法士、言語療法士、看護師、社会福祉士がチームを作り、医学的リハビリテーションを施行する。

③包括的リハビリテーションには、疾病の治療(薬物療法)が含まれる。リハビリテーション医療は疾病の治療のみならず、二次的な障害も積極的に予防する。

④精神科デイケアには、統合失調症の患者の陰性症状の改善、社会機能の回復に有効であり、リハビリテーションの対象となる。

⑤内部障害は、運動療法、物理療法などにより機能が改善されるので、リハビリテーションの対象となる。

⑥温熱療法などの物理療法は、作業療法に含まれない。作業療法は、身体または精神に障害のあるもの、またそれが予想されるものに対して、その主体的な生活の獲得を図るため、諸機能の回復、維持および開発を促す作業活動を用いて行う治療・訓練・指導および援助をいう。

⑦作業療法は、身体または精神に障害のあるものに対して行われる。

⑧廃用症候群を予防し、早期のADL向上と社会復帰を図るため、十分なリスク管理のもと、脳血管障害発症後のできるだけ早期に理学療法を行う。

⑨リハビリテーションは社会復帰を目標としているので、教育や職業などの分野も含まれる。

⑩包括的リハビリテーション医学では、障害の予防や再発防止を行う。

⑪高齢者では骨格筋量が減少しやすくサルコペニアに陥りやすいので、ADLの低下を予防するため骨折後早期にリハビリテーションを行う。

サルコペニア:筋量と筋力の進行性かつ全身性の減少に特徴づけられる症候群で、身体機能障害、QOL低下、死のリスクを伴うものと定義されている。

⑫高齢者の生活不活発病(廃用症候群)などで生活機能の低下が予測される場合は、生活機能に障害がなくてもリハビリテーションを行う。

⑬リハビリテーションの目的は生活機能の回復および疾病再発の予防にあるので、心臓、腎臓、ヒト免疫不全ウィルスなどの内部障害も対象に含まれる。

⑭近年の包括的リハビリテーションの概念には、ADLの改善と生活の質の向上を目指すものであるので、薬物療法、食事療法も含まれる。

I. 健康

[1] 日本における健康施策

①「健康日本21（第二次）」には、アルコール摂取に関する項目が含まれている。1日あたりの純アルコール摂取量は男性40g、女性20g以上の者の割合の減少を目標としている。また、タバコに関しては喫煙率の減少を目標としている。

②8020運動は、3歳児で齲歯のない者の割合が80％以上を目標としている。

③歯周疾患検診は、健康増進法に基づき実施されている。もともとは老人保健法に属していたが、老人保健法の廃止に伴い健康増進法に移行した。同時に移行したものに、骨粗鬆症検診、肝炎ウィルス検診がある。

④特定健康診査とは、日本人の死亡原因の約6割を占める生活習慣病の予防のために、40〜74歳までの方を対象に、メタボリックシンドロームに着目して行う検査である。腹腔内脂肪の蓄積（ウェスト周囲）、高血圧、中性脂肪、コレステロール、血糖値の測定が含まれる。

⑤特定保健指導とは、特定健診の結果、生活習慣病のリスクが高い方に対して行われる。予防のための専門スタッフ（保健師、管理栄養士）が、生活習慣を見直すサポートをする。

[2] 健康

①健康寿命とは、介護を受け、病気で寝たきりになったりせずに自立して生活できる期間をいう。

②WHO憲章では、「健康とは、身体的、精神的、社会的、に完全に良好な状態をいう」と定義された。「スピリチュアル」は含まれていない。

③集団の健康を図る指標に罹患率、有病率、死亡率、致命率が用いられる。

④プライマリ・ヘルス・ケアの理念は、一次医療（プライマリ・ケア）による治療で健康を改善すべきではなく、身近にあって、何でも相談に乗ってくれる総合的な医療を特徴とする。病気によっては、専門的・高度医療を受けられるように大学病院などを紹介し連携をとる。プライマリ・ケアの5つの理念は近接性、包括性、協調性、継続性、責任性である。

⑤「健康日本21（第二次）」の基本的な方針は、「高齢者の死亡率を減少させること」よりも「健康寿命の延伸を実現する」ことにある。

[3]「健康づくりのための運動指針2006」

①この運動指針は、生活習慣病予防のための指針である。

②身体活動量は、活動の強度を意味するメッツ（METs）を用いて、「メッツ×時」で表す。

③身体活動量は、「運動」の強度と時間で決定される。

④健康づくりのための身体活動量の目標は、強度3メッツ以上の身体活動を23メッツ・時／週としている（例：歩行を毎日60分）。

⑤体力の維持・向上を目的として計画的・意図的に実施するものを「身体活動」という。

国家試験対策用語集

● 解説文中の太字は国家試験で出題された箇所です。

悪性新生物
悪性腫瘍とほぼ同義語。血液および骨髄の白血病、多発性骨髄腫、胃がん、肺がん、皮膚がんなどがある。さまざまながんの原因に喫煙がある。

汗
汗の成分の大部分は水で、その他は**電解質のNaCl（塩化ナトリウム）、尿素、乳酸**である。この配分は一定ではなく、大量の汗をかくと水分とともに塩分を失うことになる。

アドレナリン
〔英 adrenaline〕
ドイツ語ではエピネフリンという。副腎髄質で生合成されるカテコールアミンの一種。血管平滑筋を収縮させて血圧上昇、他に心臓収縮力の増大・心拍数の増加などを生じる。

アルツハイマー型認知症
初老期に発症することが多いアルツハイマー病と老年期に発症することの多いアルツハイマー型老年認知症（著明な大脳萎縮が特徴）の総称。

アルブミン
〔albumin〕
水に可溶性で加熱により凝固する蛋白質に与えられた総称。血清アルブミンと卵アルブミンが知られている。血清アルブミンの減少はネフローゼ、腎炎、肝硬変などでみられる。

胃液
消化液の1つで胃壁から分泌される。1日に1.5～2.5ℓ分泌される。pHは1.0～2.5くらいで蛋白分解酵素として働く。

胃潰瘍
胃壁にできる組織欠損による潰瘍性病変である。程度がⅠ～Ⅳまでに分類される。Ⅰはびらん、Ⅳは漿膜まで達した状態を指す。

eGFR
糸球体濾過量の推定値を示すもの。血清クレアチニン、年齢、性別から算出される。基準値が60.0ml/min/1.73m^2以上である。

意識混濁
意識（自分自身や外界の状態を認識し、これらの情報を統合して用いることに関連した精神活動）障害の1つで単純な意識障害に分類される。わが国では意識混濁の5段階の分類がある。

萎縮
臓器や組織が正常に発育、分化した後、縮小し、減ずること。いったん発育・分化していないものは萎縮とはいわない。筋肉、心筋、肝臓、腎臓などで起こる。

一次予防／二次予防
〔primary prevention, secondary prevention〕
一次予防は疾病の発生そのものを予防することであり、二次予防は早期発見・早期治療することにあたる。さらに三次予防もあり、これは疾病から社会復帰するための行為にあたり、リハビリテーションがこれに含まれる。

一過性脳虚血発作
〔TIA; transient ischemic attack〕

脳血管内の血流が一時的に途絶え、片麻痺、失語症などの脳局所症状が出現し、通常24時間以内に回復する病態をいう。脳虚血性疾患の前駆症状として知られている。

一酸化炭素中毒
CO中毒ともいう。一酸化炭素は無色・無臭の気体で、炭素または炭素化合物が不完全燃焼する際に生じる。血中ヘモグロビンと酸素との結合力が約300倍で体内に運ばれ、易疲労、頭痛、めまい、意識障害などの中毒症状を生じる。また、**大脳辺縁系が障害され記憶障害が起こる。**

EBM
〔evidence based medicine〕
根拠に基づいた医療のこと。患者へ適切な医療を提供するために科学的根拠に基づいて治療を選択し、実践するための方法論のこと。

胃瘻
多くは経管栄養法の一種として知られている。胃瘻増設術を受けて胃壁から胃へ栄養チューブを挿入する瘻孔のこと。経口栄養摂取が困難な場合などにこのチューブを通して栄養摂取を行う。

院内感染
入院中の患者に新たに感染した感染症のすべてを指す。患者間、患者と医療者間の感染経路があり、その予防策として手洗い、うがい、ガウンテクニックが励行される。主な院内感染は、インフルエンザ、O-157、疥癬、MRSA、結核などである。

インフルエンザ
〔influenza〕
インフルエンザウイルス（A型、B型、C型）の感染によって生じる感染症の1つ。飛沫によって感染する。高熱、倦怠感、筋肉痛、頭痛などの症状が現れる。高齢者や抵抗力の低下している人が感染すると重症化することもある。**A型は特に伝播性が高く、大流行を引き起こす。**その流行を予測し、ワクチンを接種して感染予防に努めることも可能。　⇨院内感染

うつ病
原因は、内因性および心因性と考えられており、**女性に多い。**抑うつ気分、意欲低下が見られ、身体症状として睡眠障害（多くは過眠傾向）、食欲不振などの症状が現れる。大うつ病になると罪責感、興味、喜びの著しい減退、死について考えるような自殺念慮などが生じる。薬物療法も長期に及ぶことがほとんどで**励まさないかかわりが基本である。**　⇨抗うつ薬、大うつ病

エアウェイ
〔airway〕
自発呼吸の停止時に気道確保を図るために経口で用いる医療補助器具。

エイズ
〔AIDS; acquired immunodeficiency syndrome〕
後天性免疫不全症候群のこと。ヒト免疫不全ウイルス（HIV; human immunodeficiency virus）による感染症。主に**性行為により感染する。**平均潜伏期間は10年といわれる。発症するとカポジ肉腫、カリニ肺炎などを併発しやすく、エイズ脳症へ進行する場合は認知症の症状が認められる。　⇨内部障害

腋窩体温
体温測定部位で腋窩（わきの下）での測定の体温を指す。体温測定部位として一般的で、成人期の正常値は36.0〜37.0度未満である。高齢者は、この正常値よりやや低い傾向である。

壊死
組織の死をいう。細胞の集合としての組織の壊死としては、心筋梗塞がある。

STD
〔sexually transmitted diseases〕
性感染症のこと。性行為またはこれに類似した性行為によって感染する疾患の総称。梅毒、淋病、エイズ、肝炎などがある。

MRSA
〔methicillin-resistant Staphylococcus aureus〕

メチシリン耐性黄色ブドウ球菌のこと。人の鼻腔、咽頭、皮膚などに常在している。健康人の場合は問題ないが易感染状態の患者が感染した場合は治療が困難である。　⇨院内感染

嚥下障害
飲食物が口から入り、口腔・咽頭・食道を通過して胃に達するまでの一連の過程を嚥下といい、この過程で何らかの異常があることを嚥下障害という。**脳血管疾患や神経・筋肉の変性疾患が主な原因である**。脳血管疾患が延髄レベルの障害は、**嚥下障害および構音障害が生じやすく、「球麻痺」と呼ばれる**。一方、延髄上位の障害では「仮性球麻痺」という。嚥下障害は飲食物の誤嚥により**肺炎を引き起こしやすい**。

炎症
炎症は、組織の有害刺激に対応する局所性反応である。炎症の四徴候として発熱、熱感、腫脹、疼痛がある。これに機能障害をあわせて五徴候と呼ぶ。

延髄
脳幹にあり、脊髄のすぐ上方に位置する。生命維持に重要な嘔吐・嚥下・呼吸および循環・消化の中枢がある。延髄の下端では、**錐体路（随意運動の伝導路）が交叉している**。　⇨錐体外路

O-157
病原性大腸菌の1つで腸管出血性大腸菌 O157:H7 のことをいい、感染力が強く、**ベロ毒素を産生し、激しい腹痛と血便を主症状とする感染症疾患である**。**加熱不十分な食品から感染し、死亡することもある**。下痢止めを使用するとベロ毒素が排出されないため使用は控える。　⇨院内感染

黄疸
肝臓で生成されるビリルビンが血中に増加した状態である。全身の皮膚・粘膜が黄色調を呈するほか、尿・唾液中にもビリルビンを認める。肝疾患の症状としてみられる。

嘔吐
胃内容物を食道と口腔を経由して強制的に排出させる運動をいう。延髄にある嘔吐中枢の刺激によって起こる。

オキシトシン
〔oxytocin〕
下垂体後葉で貯められている子宮収縮作用をもつホルモンのこと。

悪心
吐気のこと。消化器系疾患に限らず、精神疾患、中枢神経疾患、中毒、血圧低下などでも症状としてみられる。

外傷後ストレス障害（PTSD）
〔post-traumatic stress disorder〕
心的外傷後ストレス障害のこと。多くは事故、災害、虐待などの衝撃的な心的ストレスの後に引き起こされるさまざまなストレス障害をいう。この心的ストレスをトラウマと呼んでいる。

疥癬
ひぜんダニ（疥癬虫）の寄生による皮膚接触による**感染症**。指間、下腹部、大腿部などの皮膚の比較的柔らかい部分に疥癬トンネルをつくる。かゆみが強い。感染予防として、寝具・衣類の交換や洗濯物の熱処理がある。　⇨院内感染

海馬
大脳辺縁系にあり、新しい記憶は海馬の中で整理され、その後、大脳皮質に移される。海馬の機能が低下すると、新しいことが覚えられなくなる。

潰瘍性大腸炎
原因不明で大腸、特に直腸の粘膜と粘膜下層を侵し、びらんや潰瘍を形成する。若年から高齢者まで発症するがピークは男性20～24歳、女性25～29歳である。　⇨特定疾患

覚醒剤
覚醒作用をもつ化合物。アンフェタミンとメタンフェタミンが代表例で取締りの対象となる。精神興奮作用と中枢・末梢交感神経刺激作用を有する。

喀血
呼吸器の気管・気管支・肺からの出血が喀出する現象をいう。喀痰に血液成分が混入しているものを血痰、ほとんどが血液成分のものを喀血という。肺結核の症状として知られている。

合併症
疾患が進行している途中にその本質部分ではない疾患の症状が現れることをいう。糖尿病の三大合併症は、糖尿病性腎症・網膜症・神経障害である。

カルシウム拮抗剤
狭心症の治療薬、降圧剤、不整脈の薬などとして用いられ、心筋や血管平滑筋細胞へのカルシウムの流入を抑制する薬剤。

がん ➡ 悪性新生物

肝炎
肝臓のびまん性の炎症疾患のこと。急性と慢性に分類され、原因もウイルス性、薬物、アルコール性、自己免疫性などがある。A型、B型、C型、E型などがある。**A型は、経口感染**で劇症型、**B型は血液感染、性行為感染**、A型とB型はワクチンが確立している。**C型は血液感染し、慢性化しやすく、ワクチンが開発されているが実用化まで至っていない。** ⇨院内感染

環境因子
国際生活機能分類（ICF）で示された背景因子の1つ。人びとが生活し、人生を送っている物的な環境や社会的環境、人びとの社会的な態度による環境を構成する因子のこと。 ⇨国際生活機能分類

間欠性跛行
歩行時に下肢に痛みが生じ歩行を続けることができなくなり、しばらく休憩をとると痛みが和らぎ、歩行可能となる状態を繰り返すこと。下肢の血行障害や閉塞性動脈炎などに起き、腰部脊柱管狭窄症の症状である。 ⇨脊椎管狭窄症

肝硬変
何らかの原因で肝細胞に壊死が起こり、結果、肝臓が硬化し、肝機能が破綻をきたした状態。原因は、ウイルス性肝炎（C型肝炎など）、アルコール性肝障害、自己免疫性肝炎などがある。症状に倦怠感、搔痒感（かゆみ）、食欲不振、黄疸、体重減少、意識障害などがある。

幹細胞
骨髄にある造血組織の中で、血球産生の元になっている細胞。すべての血球に共通する細胞である。リンパ系では、リンパ球系幹細胞を経てB細胞とT細胞に分化する。 ⇨B細胞

カンジタ症
真菌の一種による感染症。健康人の皮膚、口腔などに生息しているが、抗生剤の連用や抵抗力の低下時に増殖して病原性を発揮する。

冠状動脈（冠動脈）
心筋へ血流を送る栄養動脈のことで、**大動脈起始部より分岐する**。狭心症はこの血管系の狭窄により心筋への血流が一時的に不足したもので、心筋梗塞はこの血管系の閉塞によって心筋壊死が生じたもの。ともに虚血性心疾患である。 ⇨狭心症、心筋梗塞、虚血性心疾患

感染症
ウイルス、クラミジア、リケッチア、細菌、真菌、スピロヘータ、原虫、寄生虫などの微生物が人体に侵入し、結果、病気を発症すること。

感染予防
感染症にかからないようにうがい、手洗い、ガウンテクニックなどで感染経路を遮断すること。

観念失行
道具などを使いたいという考え（観念）を手などの機能に問題がないのにもかかわらず、行動にできない（失行）状態。脳梗塞やアルツハイマー型認知症の症状の1つである。

顔面蒼白
健康な状態の顔色とは異なり、顔色が青白くみえる状態。貧血、低血圧時、ショック状態などでみられる。また、チアノーゼが顔面に生じている状態でもある。

気管カニューレ
上気道疾患などで呼吸困難の場合、気管切開が行われる。この気管切開部に挿入する医療補助具のこと。

気管支炎
気管支に生じる急性または慢性の炎症性病変である。かぜやインフルエンザ、特に麻疹、百日咳などの細菌感染によって起こる。

気管支喘息
種々の刺激に対して気管支平滑筋の収縮と気道粘膜の浮腫や粘液の分泌により、呼吸困難や喘鳴が生じる。呼吸困難時は、起座位をとれるよう介助するとよい。

逆流性食道炎
胃液が食道内へ逆流し、食道粘膜の炎症が起こること。食直後の臥床や寝たきりに起因することがある。また、最近、咽頭炎の原因の1つとして重要視されている。

狭心症
心筋の一過性の虚血状態で生じる胸痛などを主徴とする症候群。主に心筋を養っている血管系の冠状動脈の狭窄が原因である。ニトログリセリンの内服薬（舌下剤）が有効である。　⇒冠状動脈

強迫性障害
自分にとって無意味ないし、不合理と判断される思考や衝動、あるいは行動が支配的となって制御できなくなり、行動を繰り返してしまう疾患。強い不安感や苦痛を症状とする。

虚血性心疾患
心筋を養っている血管系である冠状動脈からの血流が不足し、心筋が酸素・栄養不足に至った状態。これに狭心症や心筋梗塞などが含まれる。

起立性低血圧症候群
起立時や頭部を上げることによって脳への血流が減りやすくなり、血圧調整が悪い場合に血圧が下がる。この結果、立ちくらみ、めまい、吐き気、意識障害などの症状を生じる。寝たきりの高齢者に起こりやすく、廃用症候群の症状の1つ。

筋萎縮性側索硬化症
〔ALS; amyotrophic lateral sclerosis〕
原因は不明で運動ニューロンの選択的変性により、筋力低下と筋萎縮が全身にひろがり、きわめて進行が早く3～5年で呼吸筋麻痺が起こり、死に至る疾患。進行中、舌の萎縮、構音障害、嚥下障害および呼吸障害などの延髄の障害による球麻痺症状が出現する。知的能力は障害されない。　⇒特定疾患、特定疾病

クモ膜下出血
脳を保護する膜には、硬膜・クモ膜・軟膜があり、そのクモ膜下腔に出血した状態。原因は、脳動脈瘤破裂や外傷がある。出血時には、激しい頭痛が現れる。合併症に再出血、正常圧水頭症、尿崩症などがある。

クリッピング
多くの場合、破裂性動脈瘤の再破裂を防止する治療法として、動脈瘤頸部を金属性クリップで遮断する治療法をいう。

クレアチニンクリアランス
〔creatnine clearance〕
一般的に用いられる腎臓機能検査の1つ。年齢・性別・体重を加味し、腎臓の尿を生成する機能を値にして腎機能を知る検査である。

クレチン症
先天性甲状腺機能低下症のこと。胎児期から乳児期より甲状腺機能が低下し甲状腺ホルモン欠乏の諸症状が現れる。無気力、浮腫、貧血、発育不良、知能障害などが症状である。

クロイツフェルト・ヤコブ病
異常プリオンが原因と言われ、中枢神経系の変性疾患である。認知症を主症状として、アルツハイマー型認知症に症状が似ている。

経管栄養法
経口・経鼻などからチューブを消化管へ通し、管を通じて栄養を摂取する栄養法。胃瘻、空腸栄養法も含まれる。　⇨胃瘻

痙攣
不随意かつ発作性の全身または、身体一部の筋群の収縮で、あくまで症状をいう。硬直性と間代性に分けられ、脳出血、脳炎、脳挫傷、脳腫瘍などが原因である。

下血
肛門より血液が排出されること。消化器系の下部から出血したものが肛門から排出される状態で、肛門部に近い出血ほど新鮮色である。痔、大腸がんなどの症状である。

下剤
腸管を直接または、間接的に刺激し、排便を容易にする薬剤。

血圧
心臓から拍出する血液が動脈管壁におよぼす圧力をいう。自律神経や腎臓から排出されるホルモンなどで調整されている。主に動脈硬化が原因で加齢とともに高くなる傾向がある。　⇨高血圧

結核
結核菌による感染症のこと。**飛沫感染**により身体へ進入し、主に呼吸器、消化管へ感染する。**結核予防ワクチンのBCG接種により、予防可能**。肺結核は、胸部レントゲン所見に肺の空洞化や石灰化などがみられる。　⇨院内感染

血色素
ヘモグロビンのこと。血液成分中の赤血球に含まれ、肺に取り込まれた酸素と結合して身体の隅々へ酸素を運び、二酸化炭素を受け取り対外へ排泄する役割を果たす。貧血の検査項目である。

血小板
赤血球、白血球と共に血液成分である。止血や血液凝固のために必須不可欠な役割をもつ。

血栓
血管内で血液が凝固したもの。**心疾患の心房細動が心房内で血栓を生じさせやすく、脳梗塞、心筋梗塞、肺塞栓などの原因になる。**　⇨心房細動

血糖値
血液中のグルコースの濃度をいう。糖尿病の診断・検査で用いる値で、基準値は食前で70～110 mg/dlくらい、食後1時間程がピークだが140 mg/dlを超えることはない。　⇨糖尿病

血友病
血漿中にある**血液凝固因子の欠乏により、血液凝固時間が遅延し出血が生じる疾患**。治療に血液製剤が使用され、輸入血液製剤の使用によってHIV感染の原因になった疾患である。

幻覚
現実でないことを現実と疑わず、存在するものとして知覚する知覚障害の1つ。幻視、幻聴、幻嗅、幻味などがあり、統合失調症、アルコール中毒などの症状である。陽性症状の1つ。**統合失調症には、あまり幻視はみられない。**　⇨統合失調症

健康寿命
健康上の問題で日常生活が制限されることなく生活できる期間。「健康寿命の延伸」は健康日本21の中心課題である。

健康づくりのための運動指針2006
2006（平成18）年に厚生労働省が生活習慣病予防を目的に策定した。体力の基準値であり、**運動の強さをメッツという単位で示している**。メッツは安静時に対して何倍かを表す。たとえば普通歩行は3メッツである。その後「健康づくりのための身体活動基準2013」へ改定された。改定内容は「運動基準」

から「身体活動基準」に名称を改め、従来の糖尿病・循環器疾病などに加え、がんやロコモティブシンドローム、認知症が含まれると明確化した。
⇨ロコモティブシンドローム

健康日本21（21世紀における国民健康づくり運動）

1978（昭和53）年の第一次から、1988（昭和63）年の第二次に続く、第三次の国民健康づくり対策のこと。従来の疾患の早期発見や治療と予防、健康づくりの環境整備の二、三次予防より、一次予防である生活習慣病の予防と、改善を重視した取り組みが具体的な目標に掲げられた。

健康の定義

WHO（世界保健機関）憲章の前文には「**身体的、精神的ならびに社会的にも完全に良好な状態であり、単に病気や虚弱でないことにとどまるものではない**。到達しうる最高水準の健康を享受することはすべての人類の基本的権利の1つである」とある。日本国憲法25条には「すべて国民は、健康で文化的な最低限度の生活を営む権利を有する」とある。

原始反射

特殊な刺激によって誘発される自発運動の一部と考えられており、**生下時から多種類認められる**。当然見られる反射がない場合は脳機能障害が疑われ、**多くは生後6〜7ヵ月ごろに消失**する。

倦怠感

易疲労感、だるさをいう。多くは、その原因が労作や運動という一般的な事柄でなく、原因不明であったり、慢性疲労症候群、うつ病などの疾患による病的なものを指す。

降圧剤

病的に高い血圧を下降させる治療に用いる薬剤。

抗うつ薬

うつ病の症状である抑うつ気分、意欲低下、不眠などの症状の治療に用いる薬。**内服治療は長期におよぶことが多く、3ヵ月は経過をみることが通常である**。 ⇨うつ病

合計特殊出生率

その年次の女性の各年齢（15〜49歳）別出生率を合計したもの（その年の出生率）で、昭和40年代は、第二次ベビーブーム期を含め、ほぼ2.1台で推移していた。昭和50年に2.00を下回ってから低下傾向が続いていたが、平成18年には6年ぶりに上昇し、平成27年は1.45となった。

高血圧

多くを占める原因不明の**本態性高血圧**と、原因が明らかで**腎疾患、大動脈狭窄症などによる二次性高血圧**に分類される。値は、**最高血圧＝収縮期血圧**と**最低血圧＝拡張期血圧**で表され、基準値はWHO/ISO（国際高血圧学会）に規定がある。血圧上昇の原因は、加齢、肥満、脂質異常症（高脂血症）、動脈硬化などがある。高血圧の合併症に**虚血性心疾患、脳卒中などの脳血管疾患、腎機能障害**がある。

高脂血症 ➡ 脂質異常症

拘縮

関節周囲にある軟部組織の必要以上の安静により、関節の可動域が狭まり、一定の肢位で固定された状態をいう。極度の安静や麻痺によって自動運動が困難になることで生じる。 ⇨廃用症候群

甲状腺機能亢進症

甲状腺ホルモンの生成・分泌の亢進のため、血中の甲状腺ホルモンが増加し、そのため甲状腺ホルモン過剰症状がみられる状態。わが国では、バセドウ病が最も多く、発汗、動悸、眼球突出などの症状が現れる。

甲状腺ホルモン

甲状腺で合成されるホルモン活性物質でT_4（サイロキシン）、T_3（トリヨードサイロニン）がある。各組織の正常な発育に不可欠、過剰であれば甲状腺機能亢進症の諸症状を生じる。

抗精神病薬

主に精神疾患である統合失調症や躁病などの治療に用いられる薬剤の総称。長期間にわたる薬物療法に

用いられることが多い。**高用量より低用量、多剤併用より単剤投与のほうが副作用や生活障害が出にくい。** ⇨統合失調症

こうれいしゅっさん
高齢出産
満35歳以上で初めて分娩することをいう。一般的に妊娠中から分娩時・後にリスクが高く、要注意である。また、児側も先天性疾患や周産期死亡率が高くなる。最近では個体差が大きいため、産科で高齢出産という言葉は使われなくなった。

こきゅうこんなん
呼吸困難
呼吸に際して不快感・苦痛を感じること。呼吸器疾患のほかにも心疾患や**神経系の疾患（筋萎縮性側索硬化症など）**の症状としても現れる。 ⇨在宅酸素療法

こくさいせいかつきのうぶんるい
国際生活機能分類
〔ICF; International Classification of Functioning, Disability and Health〕
WHO（世界保健機関）より1980（昭和55）年に発表された国際障害分類（ICIDH）が改定され2001（平成13）年に発表されたもの。**障害を「心身機能・身体構造障害」「活動制限」「参加制約」の3次元で把握し、背景因子に個人因子に加え、環境因子**という観点が分類されている。 ⇨環境因子

こつずい
骨髄
骨の内部にあり、**造血（血液細胞を作り出す）機能**をもつ組織のこと。

こっせつ
骨折
骨組織が外力によって、部分ないしは、完全に断たれた状態をいう。外力の働きによる分類では、剥離骨折や屈曲骨折、圧迫骨折があり、高齢者は骨粗鬆症と相まって脊椎圧迫骨折、転倒による大腿部頸部骨折などが多い。

こつそしょうしょう
骨粗鬆症
骨代謝により、骨密度や骨量が病的に低下した状態。ホルモンの関係上、特に閉経後の女性、高齢者に多い。特定疾病の1つ。 ⇨特定疾病

コレステロール
ステロイドに分類される有機化合物の一種。血管内に蓄積すると高脂血症や血管狭窄の原因となり、高血圧、心疾患、脳疾患などを引き起こす。その70％は肝臓でつくられている。

こんすい
昏睡
意識障害の中で最も重篤で外界の刺激による反応が全くない状態。

さいせいふりょうせいひんけつ
再生不良性貧血
かつては、死亡率の高い疾患だったが、発症後、早期に免疫抑制療法や骨髄移植が行われるようになり、約7割が輸血不要となるまで改善し、**9割の患者が長期生存するようになった。**

ざいたくさんそりょうほう
在宅酸素療法
慢性呼吸不全疾患などの場合に在宅にて酸素療法（酸素濃縮器、酸素ボンベなど）を行うこと。呼吸困難を軽減する効果がある。適応は空気呼吸下で動脈血酸素分圧（PaO_2）55 Torr以下のもの、睡眠時または運動負荷時に著しい低酸素症を呈し動脈血酸素分圧60 Torr以下のものとされる。身体障害（内部障害）認定の対象である。 ⇨動脈血酸素分圧（PaO_2）

さいぼうせいめんえき
細胞性免疫
B細胞により産生される抗体が関与しない獲得免疫の1つである。 ⇨B細胞

サイロキシン（チロキシン）
甲状腺から分泌されるホルモンの一種。甲状腺機能低下症の治療薬として使用される。

ざこつしんけいつう
坐骨神経痛
坐骨神経は、骨盤腔内・外から下肢まで広範囲に分布しており、この神経領域に疼痛が現れ起立や歩行が困難になる。椎間板ヘルニア、変形性脊椎症、坐骨神経炎などが主な原因である。

サーズ
SARS
〔severe acute respiratory syndrome〕

重症急性呼吸器症候群のこと。新種のコロナウイルスによる感染症で2002（平成14）年に中国で流行した。飛沫・空気感染で隔離が望ましいとされている。高熱、咳嗽、呼吸困難などが症状で死亡率も高い。

サリドマイド児
サリドマイド（鎮痛薬）を妊娠初期に服用した母から生まれた奇形児のこと。四肢、主に上肢の発育不全や欠損の奇形が現れた。

サルコイドーシス
原因不明の肉芽を認める疾患でリンパ節、心臓、肺、骨、下垂体などに発生する。

サルモネラ菌
腸内細菌に属し、グラム陰性桿菌である。この菌に汚染された食物を摂取すると8〜48時間後に発熱、頭痛、腹痛、下痢、嘔吐などの症状が現れ、食中毒になる。

3歳児健診
満3歳児から4歳に満たない幼児を対象に、厚生労働省令に基づいて行われる健康診断で、健康状態や成長・発達をみる。母子保健法12条に1歳6ヵ月健診とともに定められている。体重が出生時の約2倍になるのは、**生後3ヵ月頃**である。**2歳で2語文**を言い始める。

三尖弁
心臓の右心房と右心室の間にある弁（三枚の弁）である。　⇨僧帽弁

死因
2015（平成27）年の死因順位は、65〜79歳までの**高齢者では1位が悪性新生物、2位が心疾患**である。**高齢者は肺炎が上位になる。**　⇨肺炎、心疾患

色盲
健常者とは、違った色相と識別される色同士を同じ色と混同する色覚異常をいう。一色型色盲（全色盲）と二色型色盲に分けられる。

脂質異常症
以前には高脂血症と呼ばれていたが、2007（平成19）年に脂質異常症と改名された。血液中の血清コレステロールとトリグリセリド値の双方または一方が増加した病態。自覚症状に乏しく、血液検査で発見されることがほとんどで、生活習慣病の1つである。**心筋梗塞、脳梗塞、高血圧などの危険因子である。**

失語症
主に脳血管疾患によって言語機能中枢が損傷されることで、言語機能の「聞く」「話す」「読む」「書く」という機能が障害された状態。**左大脳半球**にあるウエルニッケ領野の損傷を**感覚性（ウエルニッケ）失語**、ブローカ領野の損傷を**運動性（ブローカ）失語**という。感覚性失語は、言葉の理解が乏しく発語が流暢なことが特徴で、**運動性失語は、言葉の理解面は良好も発話量が少ないのが特徴。左大脳半球の損傷なので右半身麻痺の者に失語症を伴う**ことが多い。他にも発声が障害される**構音障害**などがある。

ジフテリア
〔diphtheria〕
ジフテリア菌の感染によって起こる疾患。2種に分類できるが咽頭、喉頭、鼻粘膜に病巣がみられる咽頭ジフテリアが最も多い。小児がかかりやすく、潜伏期間は1〜4日で発熱、咳、呼吸困難がみられる。

脂肪肝
肝臓に脂肪が蓄積された状態。その**原因は、栄養・アルコールの摂り過ぎ、薬物の長期服用**などがある。

死亡率
その年の人口1000人当たりの死亡数を表す数値で保健水準を知る1つの指標である。

シャント
主に切り替えや短絡を意味し、医学的に①血液が本来、通るべき血管と別ルートを流れる状態、②脳内

髄液を身体の別の場所に管で短絡させて吸収させようとするもの、などを意味する。①は腎臓機能障害の血液透析療法などに適応。　⇨人工透析

周産期死亡
妊娠22週以後の死産と生後1週未満の早期新生児死亡を合わせたものをいう。この数値を出生1000に対する比率で表したものを周産期死亡率という。

重症心身障害児
重度の知的障害と、重度の肢体不自由が重複した児童のこと。分娩障害、低出生体重児、脳炎、感染症、ダウン症、事故などの原因による。

腫瘍マーカー
悪性腫瘍から高い特異性をもって産生される物質のこと。正常細胞や良性疾患ではほとんどつくられない物質であるため、その数値が診断のほか、治療などの経過や予後の判定の一助となる。

小腸瘻
小腸に瘻孔のある状態を指すが、多くは栄養を経口摂取できない人が管を通して栄養をとる空腸瘻のことをいう。

消毒
身体にとっての病原体を直接、死滅させること。非病原性菌は残存している。一方、滅菌とはすべての微生物を殺菌または除去することをいう。

小脳
小脳疾患は原因により異なるが**運動失調（よろよろした大股歩き）が典型症状**である。原因は先天奇形、後天性障害などがある。**麻痺症状を生じることはほとんどない。**

静脈瘤
静脈還流のうっ滞により、静脈が拡張・蛇行した状態。下肢に起こりやすい。**脱水の症状ではない。**

上腕骨頸部骨折
転倒時、手をついたことで上腕骨頸部（肩の部分）を骨折すること。大腿骨頸部骨折、脊椎骨折についでの好発部位。

食事療法
疾患の改善にむけ、食事上の対策が必要になり、治療の1つとして食生活・栄養改善を取り入れること。高血圧、心疾患、腎臓病、糖尿病、肥満、痛風などが食事療法を行う代表的な疾患である。**腎疾患では低蛋白・高カロリー食が食事療法の基本である。**

褥瘡（褥創）
床ずれのこと。長期臥床による圧迫によって皮膚から骨に循環障害を起こし、組織が壊死した状態。長期臥床に加え、栄養低下、**皮膚の湿潤や摩擦なども原因である。好発部位は仰臥位で仙骨部、肩甲骨部、踵部など、側臥位で大転子部などがある。**予防には、体圧の除圧・減圧、栄養改善、清潔の保持などがある。発赤を発見後、30分除圧し、発赤が消失しなければ褥瘡の初期と考える。褥瘡の対応としてマッサージ、円座の使用は禁忌である。また、臥位では1～2時間ごと、座位では20～30分ごとの除圧を行う必要がある。　⇨廃用症候群

食中毒
汚染された食品を摂取し、急性の中毒症状、急性の感染症状を発現するもの。**細菌性（腸管出血性大腸菌O-157、腸炎ビブリオ、黄色ブドウ球菌など）、自然毒、化学物質**が原因である。　⇨O-157

自律神経
神経は、中枢神経と末梢神経に分けられ、末梢神経のうちで内臓、血管、心筋などを支配するのが自律神経である。自律神経は交感神経、副交感神経の拮抗によって種々の機能を調整している。

心筋梗塞
心筋を養う冠状動脈の閉塞等で心筋が壊死する状態。発症時は、激しい胸痛（30分程度～数日）を伴うことが多いが、高齢者は激しい痛みもなく、吐気や胸やけ程度の症状しか自覚がないことがある。これを無痛性発作という。ニトログリセリンの内服は有効でない。危険因子に脂質異常症(高脂血症)、肥満、喫煙、糖尿病などがある。　⇨冠状動脈

人工肛門
多くは大腸がんが原因で、その治療として便の排泄口を人工的に腹部に増設したもの。一時的なものと永久のものがある。人工排泄口をストーマという。身体障害者の内部障害の膀胱または直腸機能障害の対象となる。また、**脊髄損傷で膀胱直腸障害になれば対象となる**。　⇨ストーマ

進行性筋ジストロフィー症
遺伝性の筋疾患で進行性の筋萎縮を主症状とする。遺伝形式や臨床症状などで病形がデュシェンヌ型、肢帯型、顔面肩甲上腕型、眼筋咽頭型、末梢型（遠位型）などに分類される。デュシェンヌ型が過半数を占める。この**デュシェンヌ型は伴性劣性遺伝で基本的には男性に発病する。加齢に伴う疾患ではない**。　⇨特定疾患

人工透析
腎不全などの疾患により、腎臓機能が低下し、人工的に水分と血中の化合物や老廃物を排出する療法である。**血液透析と持続携行式腹膜透析（CAPD）がある。血液透析療法は手首にシャント術を施行後に行われる**。わが国では**多くが血液透析療法を行っている。持続携行式腹膜透析は在宅でも行える**。身体障害（内部障害）認定の対象となる。　⇨シャント

人工尿路
膀胱がんなどが原因で尿の排泄口を人工的に腹部などへ増設したもの。人工排泄口のストーマの一種。身体障害者の内部障害の膀胱または直腸機能障害の対象となる。膀胱がんの危険因子に**喫煙がある**。
⇨ストーマ

人工ペースメーカー
不整脈などをもつ人に、人工的に電気刺激を与えることで心拍動を起こさせる装置のこと。**重篤な徐脈性不整脈の治療として確立されている。対象疾患は、洞機能不全症候群**などである。外部の電波で影響を受けるため生活に多少の制限がかかる。身体障害（内部障害）認定の対象になる。　⇨不整脈

心疾患
心臓の疾患のこと。虚血性心疾患（冠状動脈の狭窄または閉塞）の狭心症、心筋梗塞、不整脈、先天性心奇形、その他（心筋炎など）がある。　⇨死因

新生児
生後28日未満の乳児をいう。その中の生後1週間を早期新生児という。この時期は、母体から外界に対応するダイナミックな変化が起こっているため、生命・健康維持に充分な配慮が必要な時期である。**体液量の割合が高く、成人の60％に比較して80％と多い**。

心拍数
心臓から血液を送り出す1分間の拍出回数のこと。成人期は60～80回／分である。小児期は成人期に比べて多く、高齢期はやや少ない傾向にある。

心房細動
心房の拍数が全く不規則でかつ高頻度になるもので毎分400回以上とされる。僧帽弁狭窄症、甲状腺機能亢進症に伴ってみられることが多く、高血圧、先天性心疾患などが原因である。**心房細動による血栓が心筋梗塞、脳梗塞の原因にもなる**。

膵臓
胃の後方に位置し、十二指腸へ消化液である膵液を注ぐ。また、**ランゲルハンス島のβ細胞から血糖降下ホルモンのインスリンを分泌**している。

錐体外路
以前は錐体路の対立語として使われ、錐体路以外で、体性運動系の伝導路のすべてを指していたが、今は対立語の意味は薄く、**錐体路以外の命令形として錐体路の運動を調節している**。　⇨延髄

ステント
血管、気管、食道などの管状の部分の内部を広げるもので、狭心症、気管や食道・腸の狭窄、脳梗塞などの治療に用いる医療機器である。

ストーマ
〔stoma〕
便・尿の排泄口を腹部へ人工的に造設した排泄口のこと。消化器系ストーマと泌尿器系ストーマに大別される。永久造設のストーマは身体障害（内部障害）認定の対象となる。　⇨人工肛門

生活習慣病
食習慣、運動習慣、休養、喫煙、飲酒などの生活習慣が、その発症・進行に関与する症候群である。インスリン非依存型糖尿病（2型糖尿病）、肥満、歯周病、高血圧症などが含まれる。

成長ホルモン
脳下垂体前葉から分泌される蛋白合成、軟骨形成、成長促進するホルモン。小児期の身長の伸びに関与している。

脊椎管狭窄症
脊椎に神経を囲っている脊椎管があり、この管が狭窄する疾患。特定疾病を定めた介護保険法施行令における「脊柱管狭窄症」と同義である。歩行中に足の痛みで歩行ができなくなるが休むと回復する間欠性跛行が特徴的な症状である。　⇨間欠性跛行、特定疾病

赤血球
血液成分の1つで血色素（ヘモグロビン）を含むために赤色にみえる。

摂食障害
食行動の異常を主な症状とする障害のこと。神経性無食欲症、神経性大食症、その他の摂食障害に大別される。神経性無食欲症と神経性大食症は正反対の症状だが、両方を繰り返したり移行しやすい。

染色体異常
染色体は、ヒトで46本ある。その突然変異、組み換えの異常、欠損による種々の異常のこと。ダウン症候群（21-トリソミー）、エドワード症候群（18-トリソミー）、ターナー症候群などがある。

全身性エリテマトーデス
〔SLE: systemic lupus erythematosus〕
膠原病の一種。原因不明で自己抗体が産生され、抗原抗体反応などが慢性的に経過する疾患。発熱、貧血、関節炎、腎臓、中枢神経などの主要臓器が障害される。主な治療はステロイドの内服継続である。

先天性異常
出生前から何かしらの心身の異常を伴っていること。染色体異常、先天性奇形、先天性代謝異常などである。

蠕動運動
消化管の収縮運動の協調によって起こる連続運動をいう。大腸の蠕動運動緩慢は、便秘の原因である。

潜伏期間
感染症の原因である病原菌などが身体に侵入していながらも発症していない期間をいう。この期間は、疾患の感染予防・治療に結びつかないため注意が必要である。感染症によって、その期間が数時間から十数年におよぶものがある。

喘鳴
気管支喘息発作時などに気管支内が狭窄してみられる特徴的な呼吸音で、ヒューヒュー、ピューピューと聞こえる。

せん妄
意識混濁に加えて幻覚や錯覚が見られるような状態。大手術の後の患者、認知症、脳卒中、アルコール依存症、代謝障害などの患者に見られる。認知症に伴うせん妄は夜間に多い。

前立腺肥大症
前立腺は、男性の膀胱頸部から後部尿道にかけて尿道を輪状に囲む臓器で、栗の実のような形をしている。この前立腺が加齢などの原因で肥大する疾患で、高齢者の80～90％にみられる。残尿感などを初発症状とし、進行すると尿閉などの症状へ進み、排尿障害を生じる。

躁病
持続的に感情状態が高揚し、開放的または**易怒的**になる。多弁、多動、誇大的な言動、興奮などの精神状態を生じる。うつ病の交代して現れる病相。患者には、刺激を避け、よき聴き手としてかかわることが大切である。

僧帽弁
心臓の**左心房と左心室の間の弁**（二枚の弁）である。　⇨三尖弁

大うつ病
DSM-5には、大うつエピソードとして示された症状のうち5つまたはそれ以上が同じ2週間の間に存在し、病前の機能からの変化を起こしているとされる。これらの症状のうち少なくとも1つは①**抑うつ気分**、または②**興味または喜びの喪失**である、とある。　⇨うつ病

大泉門
新生児期には9つからなる頭蓋骨の骨間にある縫合や泉門が皮膚上から容易に触れることができる。前額部側の泉門がそれにあたり、**1〜1歳6ヵ月で閉鎖**する。　⇨新生児

大腿骨頸部骨折
骨盤と下肢の股関節を形成する関節部の下肢側の骨が大腿骨である。この大腿骨の頸部が特に高齢者の転倒時に骨折しやすい。ときに高齢者の寝たきりの原因になる。

大腸がん
大腸（盲腸、結腸、直腸）に発生するがんである。**治療には放射線療法や化学療法、外科的療法があり、病変が肛門に近い場合は人工肛門（ストーマ）が形成される。**　⇨ストーマ

脱水症
体内の水分量が正常より下回った状態。体内水分割合の多い小児や体内水分割合が少ない高齢者が起こりやすく、高齢者は自覚症状がないことも多い。**症状としては、皮膚の乾燥、血圧低下、頻脈、尿量減少**などがある。

ターナー症候群
性染色体異常の一種で、性染色体のXの1つが欠損して生じる症候群。性腺形成不全、低身長などを伴うが染色体の異常だけで全く普通の人と同様な場合もある。

多発性脳梗塞
脳に脳血管閉塞性の病変が多数みられる。認知症の代表的な原因疾患であり、パーキンソニズムの原因にもなる。症状をアルツマイマー病と比較すると発病時期がある程度明確でまだら認知症がみられ、比較的人格は保たれる特徴がある。**後遺症として嚥下障害、失語症**などがある。

単純ヘルペスウイルス
口唇や歯肉口腔内へ感染するⅠ型と性器へ感染するⅡ型があり、感染すると小水疱疹、疼痛などの症状が現れる。**単純ヘルペス脳炎を合併すると、記憶障害や認知症を引き起こすことがある。**脳炎は主にⅠ型により引き起こされる。

胆石症
胆道にみられる結石を胆石といい、胆管内や胆嚢内に発症する。コレステロール、ビリルビン色素が主成分である。

チアノーゼ
〔cyanosis〕
血管内の還元ヘモグロビンが増加し、皮膚上からその酸素欠乏状態が、多くは青白くみてとれる状態のこと。心疾患、呼吸器疾患の症状として現れる。

地域連携クリティカルパス
「医療制度改革」による法改正後、**急性期病院から回復期病院を経て、早期に在宅生活へ戻るまでの治療計画。関係医療機関で共有することにより、効率的で質の高い医療が提供され、患者の安心につながる。**

腸炎ビブリオ
食中毒菌の一種。潜伏期間は8〜20時間で、腹

痛、下痢、発熱を主症状とする。夏期に発症し、海産物とその加工品が多くの原因である。

腸チフス
経口での腸チフス菌の感染症で、感染症法第3類感染症の1つ。潜伏期間は10〜14日で倦怠感、胸腹部の発疹（バラ疹）、発熱などの症状を呈する。

腸閉塞
種々の原因によって腸内容の通過が障害され、これが停滞したために排便の停止や腹部膨満、腹痛などの病的な症状を呈する状態の総称。この疾患を腸閉塞症（イレウス）という。腹部の外科手術を繰り返すことや、加齢などが原因になる。

椎骨圧迫骨折
脊柱を構成する骨である椎骨の、圧迫による骨折。脊椎圧迫骨折と同義。脊椎は、頸椎（7）、胸椎（12）、腰椎（5）、仙椎（5）、尾椎（3〜5）の32〜34個からなる。骨粗鬆症などが原因で多くは胸椎、腰椎の圧迫骨折を起こす。　⇨骨粗鬆症

痛風
高尿酸血症を基礎として発症する疾患のこと。その発症は特徴的で、急性発作で始まり、関節の疼痛、激痛、発赤、腫脹、熱感を生じる。

転移
体内で病巣がひろがる1つの形式で、病原体ないし腫瘍細胞が原発巣と離れた部位に同一病変を発生させること。形式は血行性転移、リンパ性転移などがある。悪性新生物（がん）の転移がよく知られていて、その病状や経過などの1つの指標になる。

てんかん
特有なてんかん発作を繰り返し、脳波に特異的な変化がみられる慢性の脳疾患である。一般的に対症療法として、**発作の予防に薬物療法が行われている**。

転換性障害
一般的な**身体（器質的）疾患が認められない**にもかかわらず、声が出なくなる、視力低下、腕や足が動かなくなるといった**身体機能不全の症状が出現する**こと。心理的なストレスが関与しているといわれる。以前は、この症状はヒステリーに含まれていた。

動悸
心悸亢進ともいい、自己の心拍動を自覚する状態のこと。健康な状態でも運動時、興奮時などに自覚する。心疾患の代表的な症状でもある。

洞機能不全症候群
洞結節やその周辺の障害によって徐脈を生じ、アダムス・ストーク発作、心不全、易疲労の症状などが慢性的に出現し、脳の虚血が起こって失神発作などを生じる。原因の多くは不明だが虚血性心疾患、サルコイドーシスなどがある。**治療として、人工ペースメーカーが適応となる。**　⇨人工ペースメーカー

統合失調症
2002（平成14）年より以前は、精神分裂病と呼ばれていた。今のところ原因不明で内因性の精神疾患の1つであり、**思路障害、意欲障害、感情障害、被害妄想や関係妄想などの妄想、幻覚（幻視以外）解体した会話などを症状とする**疾患。大きく、破瓜型、緊張型、妄想型に分類される。**低年齢での発症は予後不良で、病識の欠如から服薬の継続が難しいという特徴がある**。陰性症状の意欲低下、無関心などのほうが幻覚、妄想などの陽性症状より優勢である。DSM-5では、期間として「障害の持続的な徴候が少なくとも6ヵ月間存在する」とある。

橈骨遠位端骨折
転倒時に手をついて倒れた際に起こる骨折で、橈骨手根関節よりに骨折が生じる。

疼痛
痛みのこと。

糖尿病
血糖を低下させる**インスリンの分泌不足、または分泌不全による糖代謝異常を来たす疾患**で、**1型糖尿病（インスリン依存型）と2型糖尿病（非依存型）に分類される**。2型は、いわゆる**生活習慣病に属し、多くは2型である**。自覚症状が少なく、慢性に経過し、動脈硬化や脳卒中などの合併症を起こす

ことが多い。三大合併症と呼ばれる**糖尿病性腎症、糖尿病性神経症、糖尿病性網膜症**は、特定疾病に指定されている。糖尿病性網膜症は、**眼底所見**にて診断される。血糖値・HbAlc（ヘモグロビン Alc）の数値で診断される。肥満が発病の誘因と言われるが**高血糖が続くと体重は減少する**。　⇨特定疾病、生活習慣病

動脈血酸素分圧（PaO₂）

動脈血を採取し、動脈血に含まれる酸素量を表したもの。心疾患や呼吸器疾患などで測定を行う。換気障害、循環障害、肺胞障害などで値が変動し、参考値は 80 ～ 100 Torr である。**数値は在宅酸素療法導入の目安になる。**　⇨在宅酸素療法

動脈硬化

動脈壁が肥厚し、内腔が狭くなり、弾性が低下した状態。原因や要因は、**老化、高血圧、肥満、糖尿病**などがある。

特定健康診査

厚生労働省の「医療制度改革」による法改正後に導入された、メタボリックシンドローム（内臓脂肪症候群）に着目した健診。基本的な項目（質問票、身体計測、血圧測定、理学的検査、検尿、血液検査）と詳細な健診の項目（心電図、眼底検査、貧血検査）を実施する。40 歳から 74 歳には、**医療保険者が加入者に実施する。**

特定疾患

2014（平成 26）年に難病の患者に関する法律（難病法）が成立し、特定疾患から指定難病へ移行。脊椎小脳変性症、重症筋無力症、**筋萎縮性側索硬化症**、パーキンソン病、クローン病、ベーチェット病などが含まれている。

特定疾病

介護保険における第 2 号被保険者が、要介護・要支援の認定を受けられるのは、その状態となった原因が政令で定める **16 の特定疾病による場合に限られる**。がん、関節リウマチ、筋萎縮性側索硬化症などが含まれる。

特定保健指導

厚生労働省の「医療制度改革」による法改正後に導入された、特定健康診査の結果から、生活習慣病の発症リスクが高く、生活習慣の改善によって生活習慣病の予防効果が期待できる人に対して行われる指導。リスクの程度に応じて、動機付け支援と積極的支援がある。**実施の主体は、医療保険者である。**
⇨特定健康診査

吐血

主に上部消化器系からの出血を口より吐き出すこと。胃潰瘍や胃がんなどの症状である。

トリアージ

〔triage〕

災害時等に 1 人でも多くの人命を助け、治療に結びつけるために傷病者の重症度、緊急度に応じて治療の優先順位を分類すること。

内部障害

身体障害の一種で、内部障害は身体障害者福祉法施行規則別表 5 において「心臓、じん臓または呼吸器の機能の障害その他政令で定める障害で、永続し、かつ、日常生活が著しい制限を受ける程度であると認められるもの」とされている。①心臓機能障害、②じん臓機能障害、③呼吸機能障害、④ぼうこうまたは直腸機能障害、⑤小腸機能障害、⑥**ヒト免疫不全ウイルスによる免疫機能障害**、⑦肝臓機能障害（2010〔平成 22〕年 4 月より対象へ）の 7 種がある。

難聴　➡　老人性難聴

ニトログリセリン

〔nitroglycerin〕

心筋を養っている冠状動脈の血管拡張薬として使用される。服用時は、舌下剤のことが多い。**狭心症の発作時に有効とされ、心筋梗塞の発作時には無効**である。また、爆発性の強大な亜硝酸化合物である。
⇨狭心症

尿失禁
自分の意志とは関係なく尿がもれてしまう状態を尿失禁という。原因別に腹圧性尿失禁、切迫性尿失禁、溢流性尿失禁、機能性尿失禁などに分類される。**腹圧性尿失禁は咳やくしゃみ時に起こる尿失禁で、多産などの骨盤底筋群の弛緩によるもので女性に多い。**

尿閉
腎臓で尿の生成は行われているが膀胱に溜まった尿が排尿できない状態。全く排尿ができない完全尿閉と少量の排尿が可能な不完全尿閉がある。**前立腺肥大症が進行すると現れる症状の1つ。** ⇨前立腺肥大症

認知症
一度正常に達した認知機能が後天的な脳の障害によって持続的に低下し、日常生活や社会生活に支障をきたす状態を認知症という。原因疾患にはアルツハイマー病、レビー小体症、ピック病、パーキンソン病、**正常圧水頭症、多発性脳梗塞による脳血管性認知症**などがある。他にもプリオン蛋白、梅毒スピロヘータ、単純ヘルペスウイルス、ヒト免疫不全ウイルス（HIV）などでも起きる。

寝たきり
2013（平成25）年の調査で要介護5の原因は**脳血管疾患（脳卒中）が34.5％で最も多く**、続いて認知症が23.7％と続く。

ネフローゼ症候群
〔nephrotic syndrome〕
尿中に大量の蛋白を喪失することから生じる高度の蛋白尿（低蛋白血症）と高脂血症と浮腫の症状を呈した腎疾患。食事療法は、高カロリー、低蛋白、減塩が基本になる。

脳幹
上部から中脳・延髄・橋に並ぶ部分と間脳（視床脳・視床下部）を呼ぶ。

脳梗塞
脳卒中に含まれ、脳細胞を養っている動脈管系が狭窄または閉塞し、脳実質が壊死した状態をいう。原因は脳血栓、脳塞栓、モヤモヤ病（ウィリス動脈輪閉塞症）などである。後遺症に片麻痺や言語障害、嚥下障害などがある。**危険因子に高血圧、心房細動、喫煙などがある。** ⇨多発性脳梗塞

脳出血
脳卒中に含まれ、出血が脳の実質内に生じたものをいう。原因は高血圧性脳内出血、脳動脈瘤、脳動脈奇形などがある。後遺症に片麻痺、言語障害、嚥下障害などがある。**危険因子に高血圧、喫煙などがある。**

脳腫瘍
頭蓋内腫瘍のこと。頭蓋内にできる新生物（腫瘍）の総称。悪性腫瘍（がん）も含まれる。

脳性麻痺
脳の発達過程で運動障害が非可逆的な脳障害により生じた総称。通常は非進行性で半永久的であり、原因は遺伝、低酸素脳症、頭蓋内出血、低血糖症、頭部外傷、核黄疸などである。

肺
左右の肺葉からなり、心臓の影響により、**左葉が2つで右葉が3つに分かれている。**

肺炎
肺に起こる炎症のこと。原因は微生物、化学的物質、物理的要因などがある。高齢者は免疫機能が低下していることもあり、死亡に繋がりやすい。また、嚥下障害による誤嚥性肺炎も生じやすい。

肺活量
息を最大限吸ってからゆっくりと最大に吐き出す努力をしたときの呼気量をいう。成人では3500～4000 ml である。

肺気腫
呼吸細気管支から末梢の肺胞腔が拡張または破壊さ

れることにより、内腔が異常に拡大している状態の疾患。**発症は喫煙と関係している**。息切れ、咳嗽、喀痰、呼吸困難などが症状である。**進行し、呼吸器不全に至ると在宅酸素療法適応となる。** ⇨在宅酸素療法、慢性閉塞性肺疾患

梅毒

梅毒トレポネーマを病原体とする性行為感染症。さまざまな症状を呈しながら進行し、Ⅰ〜Ⅳ期に分けられる。感染から3ヵ月後より湿疹等が発症し、Ⅱ期以降から全身の諸器官を侵す。**認知症を引き起こすことがある。**

廃用症候群

長期臥床や安静によって全身の諸器官・臓器が二次的に機能低下を起こす。この二次的な機能低下、症状の総称。**筋力低下、関節の拘縮、変形性関節症、褥瘡、起立性低血圧症、認知症、骨粗鬆症、便秘、尿失禁、食欲の低下、誤嚥性肺炎**などを生じる。気づかないうちに微量の誤嚥を繰り返す**不顕性誤嚥の危険性も高くなる。その予防には口腔ケアが有効である。** ⇨褥瘡（褥創）

パーキンソン病

神経変性疾患の1つで、**主な原因はドーパミン分泌細胞の変性**である。**振戦（振るえ）、無動もしくは寡動、筋固縮（力を抜いている状態の関節を他動させると抵抗がみられること）を三主徴としている。**これらの**運動障害により、転倒することもある。**
⇨特定疾患

白内障

眼球にある水晶体が混濁する疾患。老人性の白内障が最も多く、見るものが黄色味をおびて見える。

発達障害

発達障害者支援法（2016〔平成28〕年改正）で、発達障害者を「発達障害がある者であって発達障害及び社会的障壁により日常生活又は社会生活に制限を受けるもの」と定義された。**自閉症、アスペルガー症候群その他の広汎性発達障害（PDD）、学習障害（LD）、注意欠陥多動性障害（AD/HD）**などが含まれる。**要因は先天的もしくは乳幼児期に疾患や**外傷の後遺症である。治療は教育・療育的支援や**薬物療法**が行われている。

発熱

体温は一定の範囲で調整し、保たれているが何らかの原因でその範囲を超えて高くなること。一般には、成人の正常体温値は36.0〜37.0℃未満といわれ、37.0℃以上を発熱ということが多い。

パニック障害

突然生じるパニック発作（動悸、めまい、吐気、手足のしびれ）などの強い不安感を主症状とする精神疾患の1つ。この不安感はその対象が明確とは限らず、漠然とした不安感であることが多い。

半側空間無視

空間失認の一種。一般には視空間の半側にある対象が無視された状態を指す。左半側空間無視がほとんどである。配膳された食事の左側を残したり、歩行時に左側の障害物にぶつかるなどの行為がみられる。**右利きの人の多くは、右大脳半球の病変で左側空間失認が出現する。**

ハンチントン病

〔Huntington Disease〕
ハンチントン舞踏病として知られる。主に成人に発症し、**大脳にある神経細胞が変性・脱落することによる舞踏運動（進行性の不随意運動）、認識力の低下、情動障害を主症状とする遺伝性変性疾患である。** ⇨特定疾患

B細胞

リンパ球の一種で、胸腺で発生・分化している。抗体を産生するB細胞は、**免疫系の中では間接攻撃の役割を担っている。** ⇨幹細胞、細胞性免疫

ピック病

認知症の1つで、脳の前頭葉と側頭葉の血流低下・萎縮が起き、**人格の変化・感情の荒廃・浪費・過食・万引きなどの反社会的行動を含む異常行動がみられる。**アルツハイマー病や統合失調症と区別がつきにくい場合がある。

貧血
血液中の赤血球またはヘモグロビン量が減少した状態のこと。顔色不良、めまい、息切れなどの症状がある。

頻尿
排尿回数が増加した状態。一般に排尿回数が1日に10回以上をいう。正常な排尿回数は1日に5～8回である。

風疹
三日はしかともいう。風疹ウイルスによる小児の急性感染症の1つ。発熱、発疹、リンパ節腫脹を三大主徴とする。潜伏期間は14～21日で飛沫感染にてひろがる。ワクチンによる予防が重要で、妊娠初期に母体が感染すると高率で先天性風疹症候群（胎児が難聴や白内障を生じる）を発症する。

フェニルケトン尿症
体内で蛋白質が分解されてフェニルケトン→チロシンになる代謝過程が生まれつき低く、フェニルケトンが蓄積する代謝疾患。

不感蒸泄
皮膚表面及び呼吸気道からの水分の拡散をいう。発汗によるものは含まない。**通常の成人では1日に約700～1200 mlである。**狭義には呼吸気道の水分拡散を含まない。水分出納では、飲水＋食事に含まれる水分＋代謝水（体内代謝によって作られる水）がINで、尿＋便に含まれる水分＋不感蒸泄がOUTとして算出できる。

副腎皮質ホルモン
副腎皮質ステロイドと同義語。副腎皮質で分泌され、微量ながら主に血液を介して他の組織の機能を特異的に変化させる物質。アルドステロン、コルチゾールなどである。

浮腫
むくみのこと。細胞外液量が増加した状態。顔面の腫れ感、皮膚上からの圧迫跡、体重増加などで確認できる。心疾患、腎疾患、代謝性疾患などの症状としてみられる。

不正出血
不正性器出血を指すことが多い。不正性器出血とは月経と無関係に不規則な性器出血をいう。多くは病的なものである。

不整脈
心臓は洞結節による刺激で、ある一定のリズムを保ち、収縮を繰り返している。広くはこれに反したものを不整脈という。健康上問題のないものもあるが重篤なものは死を招く。**重篤な不整脈の治療に人工ペースメーカー植え込み術が行われる。** ⇨人工ペースメーカー

プライマリ・ヘルス・ケア
理念は、すべての人にとって健康を基本的な人権として認め、その達成の過程において住民の主体的な参加や自己決定権を保証することである。

プリオン蛋白
「感染性をもつ蛋白質因子」を示す英語から作られた言葉。もともと体内に存在した蛋白質であるが正常プリオンが異常へと変化することがある。異常プリオン蛋白はクロイツフェルト・ヤコブ病、牛海綿状脳症などをもたらし、認知症を引き起こすことがある。

プロゲステロン
〔progesterone〕
黄体ホルモンのこと。妊娠の成立や女性の性周期の維持に重要な役割をするホルモン。主に黄体より分泌される。

ヘリコバクター・ピロリ
〔helicobacter pylori〕
ピロリ菌ともいわれ、ヒトなどの胃に生息する細菌。この細菌感染が胃潰瘍や十二指腸潰瘍、慢性胃炎、胃がんの原因とされる。

変形性膝関節症
膝関節に慢性の増殖性変化、退行性変化が生じて関節が変化する疾患。加齢によるものが知られてい

る。変形性関節症の中で最も多い疾患である。

変形性脊椎症
脊椎症のことで、脊椎が変形する疾患。腰椎、頸椎、胸椎に多く、腰痛、下肢の知覚異常、間欠性跛行などの症状がある。

包括的地域生活支援プログラム（ACT）
重度の精神障害者が病院外で質の高い生活を送れるように種々の専門職がチームを組んで支援するプログラムである。種々の生活上のニーズに関する多彩な支援を24時間、365日、出向いて継続して実施する。

膀胱炎
泌尿器系に属する尿を溜める役割の臓器である膀胱の炎症。原因は細菌感染によることが多い。

膀胱留置カテーテル
排尿障害などがある場合に尿道から膀胱内にカテーテルを留置し、常時、尿を膀胱から誘導して排尿する方法。

乏尿
1日の排尿量が400 mlに満たない状態をいう。

ボツリヌス菌
主に保存食料（缶詰、ソーセージ）に繁殖し、食中毒のボツリヌス中毒を発症する原因菌。煮沸で容易に死滅する。ボツリヌス中毒は、通常、10〜24時間が潜伏期間で吐気、下痢、多様な眼症状、嚥下障害、構音障害などを主症状とする。

ポリオ
ポリオウイルスの感染による疾患で急性灰白髄炎のこと。経口感染し、潜伏期7〜10日で病変は中枢神経まで達する。後遺症として四肢、特に下肢の非対称麻痺が残る。現在、ポリオウイルスは日本において絶滅宣言がされており、世界的にも絶滅が期待されている。

まだら認知症
認知症の原因疾患である脳血管性認知症（多発性脳梗塞）の特徴的な症状で、脳梗塞で障害された機能は低下しているが侵されていない機能もあり、そのまだらな状態を指す。 ⇨多発性脳梗塞

麻痺
多くは運動性麻痺を指し、四肢などの機能が失われたもの、感覚がない、あるいは鈍いものをいう。脳梗塞や脊髄損傷などで運動神経が障害され、四肢などの自動運動が不可能になる完全麻痺と、鈍くも知覚が残る不完全麻痺がある。**脊髄損傷では対麻痺（両下肢のみの麻痺）**が起こり、脳梗塞では片麻痺が起こるなど特徴的な麻痺がある。

慢性関節リウマチ
慢性関節炎を特徴とする原因不明の疾患。多くは進行性で関節の痛みと変形を主症状とする。1：4の割合で女性に多く、好発年齢は30〜50歳代である。

慢性腎不全
腎臓機能が低下する状態。原因疾患としては、慢性糸球体腎炎や糖尿病性腎性、腎硬化症などがある。**治療には、薬物療法、安静療法、腎臓移植、人工透析（血液透析、腹膜透析）がある。** ⇨人工透析

慢性閉塞性肺疾患
〔COPD; chronic obstructive pulmonary disease〕
種々の原因で持続性の気道閉塞を特徴とする疾患で、慢性気管支炎、**肺気腫**などを含む。気道閉塞から生じる呼吸困難を主症状とする。**男性、高齢者の患者が多くなっている。**特定疾病に指定されている。 ⇨特定疾病

未熟児
「身体の発育が未熟のまま出生した乳児であって、正常児が出生時に有する諸機能を得るに至るまでのものをいう」と母子保健法に定められ、出生時体重が2500g未満の低出生体重児を含んで呼ぶこともある。免疫機能未熟による抵抗力の弱さや成長に問題を生じることも多く、経過観察が重要である。出生時体重が1500 g未満を超未熟児という。

水俣病
1953（昭和28）～1960（昭和35）年にかけて熊本県の水俣湾周辺の住民が工場排水に混入したメチル水銀による中毒症を発症した。このメチル水銀中毒疾患をいう。四肢末端や口周囲のしびれ感から始まり、運動失調、舞踏病様運動、言語障害などへ進行する。

メタボリックシンドローム（内臓脂肪症候群）
造語で、心筋梗塞や脳梗塞などの発症を高めるリスクを整理し、概念を統一したもの。その診断基準（日本肥満学会）はウエスト周囲径男性85 cm、女性90 cm以上に加え、血清脂質異常、血圧高値、高血糖のうち2項目以上が当てはまるものとされている。　⇨特定健康診査

妄想
事実でない事柄を現実として確信して疑わないことで訂正が不可能なものをいう。精神疾患の症状であり、誇大妄想、被害妄想、微小妄想、関係妄想などがある。陽性症状の1つ。

薬物療法
疾患の治療方法の1つ。薬剤を使用して治療することをいう。

夜尿症
夜間、睡眠中に排尿してしまう、いわゆるおねしょのこと。

ヤールの重症度分類
パーキンソン病の重症度分類で、治療方針を立てるときや公費負担請求時に重要となる。日常生活への影響が軽度なⅠ度から、ほぼ寝たきりの状態のⅤ度までに分類されている。　⇨パーキンソン病

有機水銀中毒
有機水銀中毒として水俣病が知られている。　⇨水俣病

有機溶剤中毒
有機溶剤とは、塗料の材料などの非水溶性物質を溶かす液化化合物のことでベンジン、ガソリン、灯油、シンナーがこれに含まれる。ベンゼンは造血器障害が起こる。シンナー中毒は、ひどく酒に酔ったような状態になり、幻覚におそわれる。

有機リン中毒
有機リン剤は体内で毒性の強い代謝物に変わる。初期は頭痛、倦怠感が生じ、その後、吐気、下痢、頻脈、言語障害、意識障害などと進み死亡する。これにサリンが含まれ、縮瞳（瞳孔の縮小）が起こる。

腰椎椎間板ヘルニア
腰部椎間板の椎間板繊維輪の変性や亀裂などで神経を圧迫し、腰痛、下肢痛などの症状が現れる。

4疾患5事業
厚生労働省の「医療制度改革」による法改正後、地域が医療計画を策定し、医療提供体制を地域住民へ公開するにあたり中心となるもの。4疾患とは、がん、脳卒中、心筋梗塞、糖尿病。5事業とは、救急医療、災害医療、へき地医療、小児医療、周産期医療のこと。2012（平成24）年に4疾患に精神疾患および居宅等における医療が加わり、「5疾患5事業並び在宅医療」となる。

卵巣ホルモン
いわゆる女性ホルモンのことで、エストロゲンがそれである。主な作用は月経周期の成立の関与、子宮内膜の増殖、子宮筋の発育などである。

流動性知能
経験の影響を受けることが少なく、生まれ持った能力に左右されやすい、新しいものを学習し、覚えるような知能で高齢期に急速に低下する。一方、結晶性知能は判断力や理解力などで過去の習得した知識や経験をもって状況に対応する能力で、高齢期にも能力が維持されやすい。

緑内障
眼内圧の上昇によって眼の機能が障害される疾患。「あおそこひ」ともいう。先天性のものもあり、どの年代でも発症するが、特に中年期以降の発病は生活習慣病と関連し、失明率が高い。

リンパ球

白血球の一種であり、生体防御で重要な役割を果たしている。また、リンパ液は、ほぼリンパ球が占めている。

レジオネラ菌

好気性グラム陽性の桿菌で**重症の呼吸器疾患を発症する原因菌**。1976（昭和51）年にフィラデルフィアで在郷軍人大会が開かれたときに流行した「在郷軍人病」として知られている。

レビー小体型認知症

〔DLB; dementia with lewy bodies〕

初期より幻視が表れ、記憶の再生障害が目立つ。症状の特徴として豊富で具体的な幻視・錯視とパーキンソン病のような運動障害がある。気分や態度の変動、夜間せん妄が出現しやすい。また、**注意障害が強い。脳画像所見においては萎縮が少ない。**アルツハイマー型認知症の次に多い認知症で、男性は女性の2倍ほど多い。介護保険では「レビー小体病」という名称が使用されている。

老人性難聴

一般には加齢による聴力低下をいう。難聴には感音性難聴、伝音性難聴、その混合した混合性難聴があり、老人性難聴は感音性難聴か混合性難聴のことが多く、必ずしも補聴器が有効でない。**高齢者の難聴は高音領域から始まり、低い大きい声でゆっくり、はっきり発音した声が聞き取りやすい。**

ロコモティブシンドローム

〔locomotive syndrome〕

運動器症候群のことで運動器の障害により要介護になるリスクの高い状態になることを表し、日本整形外科学会が2007（平成19）年に新たに提唱したもの。健康づくりのための運動指針2013の予防対象として含まれた。　⇨健康づくりのための運動指針2006

ワクチン

〔vaccine〕

感染症を予防するために生体内へ弱毒化した抗原を含む製剤を与える。この製剤をワクチンという。

社会福祉士シリーズ 1　人体の構造と機能及び疾病［第4版］

索引

（太字で表示した頁には用語解説があります）

あ〜お

ICIDH（国際障害分類）	140
ICD（国際疾病分類）	140
ICD分類第10版（ICD-10）	94
アイスマッサージ	153
アイバンク	4
悪性腫瘍	74
悪性新生物	**207**
ACT（包括的地域生活支援プログラム）	225
汗	**207**
アディポサイトカイン	74
アディポネクチン	74
アテローム形成	68
アドレナリン	**207**
アミノ酸代謝異常症	86
アルツハイマー型認知症	50, 119, 180, **207**
アルツハイマー病	102
アルブミン	**207**
アレル	57
安静時狭心症	60
安定狭心症	60
胃	34
胃液	**207**
胃潰瘍	**207**
eGFR	**207**
意識混濁	**207**
維持期リハビリテーション	163
萎縮	**207**
移植コーディネーター	4
依存性パーソナリティ障害	179
Ⅰ型アレルギー	30
1型糖尿病	70
一次性高脂血症	72
一次性痛風	73
一次予防	59
一次予防／二次予防	**207**
一過性脳虚血発作（TIA）	119, **207**
一酸化炭素中毒	**208**
遺伝子	56
遺伝子異常	11
遺伝子疾患	57
EBM（根拠に基づく医療）	7, **208**
EAP（従業員支援プログラム）	186
医療観察法	187
医療圏	6
胃瘻	**208**
インスリン抵抗性	70
陰性症状	172
咽頭	32
イントロン	57
院内感染	**208**
インフルエンザ	**208**
ウィリアムズ体操	153
ウィリス動脈輪	67
WEST症候群	88
ウェルナー症候群（早老症）	104
ウェルニッケ失語（感覚性失語）	67
うつ状態	93
宇都宮病院事件	187
うつ病	121, 172, **208**
運動障害	88
運動神経	19
運動性失語（ブローカ失語）	67
運動負荷心電図	60
運動療法	152
エアウェイ	**208**
エイズ（AIDS）	81, **208**
ALS（筋萎縮性側索硬化症）	99, **211**
AD/HD（注意欠如・多動性障害）	137, 181
ADL（日常生活動作）	131, 150
腋窩体温	**208**
エクソン	57
壊死	**208**
STD	**208**
X染色体	56
X連鎖（劣性）遺伝	58
HIV（ヒト免疫不全ウイルス）	134
NBM（対話に基づく医療）	8
FIM	144

228

MRSA	208	
MSW	156	
MJD（マシャド・ジョセフ病）	99	
演技性パーソナリティ障害	179	
嚥下管理	152	
嚥下障害	124, 209	
炎症	209	
延髄	209	
O-157	209	
黄疸	209	
嘔吐	209	
応用動作能力	155	
オキシトシン	209	
オージオメーター	132	
悪心	209	
オリーブ橋小脳萎縮症（OPCA）	99, 102	
音声言語機能障害	132	
温熱療法	153	

か〜こ

介護保険法	100
介護予防	150, 163
外傷後ストレス障害（PTSD）	176, 209
疥癬	209
海馬	209
外皮系	16
回避性パーソナリティ障害	179
回復期リハビリテーション	162
潰瘍性大腸炎	209
解離性健忘	176
解離性同一性障害（多重人格）	176
替え玉妄想（カプグラ症候群）	92
かかりつけ医	6, 8
覚醒剤	209
確定拠出年金	9
過重労働による健康障害防止のための総合対策	184

ガス交換	28
仮性肥大	90
家族指導	152
家族療法	177
喀血	210
活動	141
合併症	210
カプグラ症候群（替え玉妄想）	92
仮面高血圧	63
顆粒球	30
カルシウム拮抗剤	210
加齢	112
がん	74
がん ⇒ 悪性新生物	210
肝炎	210
感覚神経	19
感覚性失語（ウェルニッケ失語）	67
環境因子	141, 143, 210
環境要因	57
間欠性跛行	104, 210
肝硬変	210
幹細胞	210
カンジタ症	210
冠状動脈（冠動脈）	210
感情鈍麻	172
肝性脳症	134
関節可動域訓練（ROM訓練）	152
関節拘縮	161
関節水腫	106
関節リウマチ	107
感染症	210
感染症法	85
感染予防	84, 210
肝臓	35, 36
鑑定医	188
観念失行	210
観念奔逸	174
がんの一次予防	76
がんの二次予防	77

顔面蒼白	211
がん予防のための12カ条	76
寒冷療法	153
緩和ケア	8
器官	15
気管	32
気管カニューレ	211
気管支炎	211
気管支喘息	103, 211
起居動作訓練	153
起坐呼吸	62
義肢装具士	156
季節性うつ病	173
キノホルム中毒	86
気分安定薬	175
気分変調症（持続性抑うつ障害）	174
基本動作能力	155
虐待の世代間伝達（連鎖）	109
逆流性食道炎	211
急性灰白髄炎	108
急性期リハビリテーション	160
急性散在性脳脊髄炎	86
急性心筋梗塞	60
急性ストレス反応	177
QOL（生活の質）	7, 131
教育的リハビリテーション	163
境界性パーソナリティ障害	179
狂牛病	82
狭心症	60, 211
協調性訓練	153
強迫観念	176
強迫行為	176
強迫性障害	176, 211
強迫性パーソナリティ障害	179
胸部	14
虚血性心疾患	60, 211
ギラン・バレー症候群	88
起立性低血圧症候群	211
筋萎縮性側索硬化症（ALS）	99, 211

筋系……………………………17	健康寿命……………2, 114, **212**	後天性免疫不全症候群…………81
筋強直性（筋緊張性）	健康状態……………………142	行動療法……………………176
ジストロフィー………………90	健康増進法……………………2	高尿酸血症……………………73
筋肉……………………………17	健康づくりのための運動指針 2006	硬膜外出血……………………65
筋力増強訓練………………152	……………………2, **212**	硬膜下出血……………………65
空気感染……………………84	健康づくりのための身体活動基準	高齢者………………………112
クモ膜下出血………67, 117, **211**	2013…………………………2	高齢者疾患の特徴……………116
クリッピング………………68, **211**	健康日本 21（21 世紀における国民	高齢者総合機能評価（CGA）…117
クレアチニンクリアランス……**211**	健康づくり運動）………3, **213**	高齢出産……………………**214**
クレチン症……………………**211**	健康の概念……………………2	誤嚥……………………………52
クロイツフェルト・ヤコブ病	健康の定義………………2, **213**	呼吸……………………………30
………………………103, **212**	言語聴覚士…………………155	呼吸器機能障害……………133
クロロキン中毒………………86	県支援センター……………165	呼吸器系……………………30
経管栄養法…………………**212**	原始反射………………46, **213**	呼吸困難……………………**214**
痙性麻痺……………………104	嫌酒薬………………………178	国際疾病分類（ICD）………140
形態異常………………………57	倦怠感………………………**213**	国際障害分類（ICIDH）……140
経皮的冠動脈インターベンション	幻聴…………………………171	国際生活機能分類…………**214**
………………………………60	原発性高脂血症………………72	個人因子…………………141, 143
頸部……………………………14	健忘……………………………91	コタール症候群（不死妄想）……92
痙攣…………………………**212**	健忘症候群……………………93	骨格系…………………………16
下血…………………………**212**	降圧剤………………………**213**	骨髄…………………………**214**
下剤…………………………**212**	抗うつ薬………………174, **213**	骨髄移植………………………5
血圧……………………29, **212**	交感神経………………………19	骨折…………………………**214**
血液……………………………29	高気圧酸素療法………………69	骨粗鬆症………………49, **214**
血液透析………………………71	合計特殊出生率……………**213**	コッドマン体操……………153
結核…………………………**212**	高血圧……………………63, **213**	コピー数バリアント…………56
血管…………………14, 17, 27	高血圧合併症…………………64	コーピング・ストラテジー……143
血管性認知症………102, 122, 181	高血圧性脳内出血……………65	コールドパック……………153
血管内手術……………………68	高脂血症（脂質異常症）………72	ゴールドマン視野計…………132
月経……………………………40	高脂血症 ⇒ 脂質異常症……**213**	コレステロール……………**214**
月経前不快気分障害………174	抗 CCP 抗体…………………107	根拠に基づく医療（EBM）…7, **208**
血色素………………………**212**	高次脳機能障害…………139, 150	昏睡…………………………**214**
結晶性知能………………50, 114	後縦靱帯骨化症……………104	
血小板………………………**212**	拘縮…………………………**213**	**さ～そ**
欠神発作………………………87	甲状腺…………………………25	催奇形因子……………………58
血栓…………………………**212**	甲状腺機能亢進症…………**213**	猜疑性パーソナリティ障害……178
血糖値………………………**212**	甲状腺ホルモン……………**213**	細菌の貪食……………………30
血友病………………………**212**	高照度光療法………………174	再生不良性貧血……………**214**
牽引療法……………………154	抗精神病薬……………172, **213**	臍帯血移植……………………5
幻覚…………………………**212**	酵素……………………………59	在宅酸素療法………………**214**
限局性学習障害……………182	抗体（免疫グロブリン）………30	細胞…………………………48

細胞質内小器官 49	シゾイドパーソナリティ障害 179	消化管 34
細胞性免疫 **214**	持続性抑うつ障害（気分変調症）	消化器 17
サイロキシン（チロキシン） **214**	174	消化器系 33
サーカディアン・リズム	肢体不自由 132	症候性てんかん 87
（日内変動） 23, **173**	失語症 119, **215**	常染色体優性遺伝 57
作業療法士 155	失認 69	常染色体劣性遺伝 58
作為体験（させられ体験） 92, 172	疾病 134	小腸 35
錯乱状態 93	指定伝染病 85	小腸機能障害 134
坐骨神経痛 89, **214**	児童虐待 109	小腸瘻 **216**
SARS **214**	死の四重奏 73	情緒不安定性パーソナリティ障害
させられ体験（作為体験） 92, 172	ジフテリア **215**	179
サリドマイド児 **215**	自閉 172	消毒 **216**
サルコイドーシス **215**	自閉症スペクトラム障害 181	小児麻痺 108
サルコペニア 116	脂肪肝 **215**	小脳 19, **216**
猿手 99	死亡率 **215**	静脈瘤 **216**
サルモネラ菌 **215**	シャイ・ドレーガー症候群	上腕骨頸部骨折 **216**
参加 141	102, 104	職業的リハビリテーション 163
3歳児健診 **215**	社会生活技能訓練（SST） 172	食事療法 **216**
三叉神経痛 89	社会的リハビリテーション 163	褥瘡（褥創） 125, **216**
三次予防 59	社交不安障害（社交恐怖） 175	褥瘡予防 150
三尖弁 **215**	視野障害 132	食中毒 **216**
残尿 52	シャルコー・マリエ・トゥース病	食道 14, 34
死因 **215**	88	食道裂孔 14
自家移植 6	ジャルゴン失語 67	女性生殖器 40
紫外線療法 154	シャント **215**	自律神経 19, **216**
視覚障害 132	従業員支援プログラム（EAP）	自律神経系 86
色盲 **215**	186	自律神経失調症 20
持久力増強訓練 152	周産期死亡 **216**	自律神経障害 89
時系列対策 84	重症心身障害児 **216**	視力障害 132
自己愛性パーソナリティ障害 179	集団認知行動療法 178	新オレンジプラン 188
思考吹入 171	十二指腸 35, 36	心筋梗塞 **216**
思考奪取 171	手根管症候群 88	神経系 17
思考伝播 172	授産施設 163	神経軸索 88
自己免疫疾患 107	受精 40	神経疾患 86
自殺総合対策大綱 189	手段的日常生活動作 162	神経性過食症（神経性大食症）
自殺念慮 151	出産 44	177
CGA（高齢者総合機能評価） 117	出生前遺伝子検査 11	神経性やせ症（神経性無食欲症）
脂質異常症 72, **215**	腫瘍 74	177
脂質代謝異常症 86	腫瘍マーカー **216**	神経生理学的アプローチ 152
視床下部 23	循環器系 26	神経痛 89
姿勢反射 152	障害受容 151	人工肛門 **217**

人工膝関節置換術	106	
進行性核上性麻痺	103	
進行性筋ジストロフィー症	89, **217**	
人工透析	**217**	
人工尿路	**217**	
人工ペースメーカー	**217**	
心疾患	**217**	
心身機能	141	
腎性高血圧	63	
新生児	**217**	
心臓	26	
腎臓	37	
心臓機能障害	133	
腎臓機能障害	133	
身体構造	141	
身体症状症	176	
深達性温熱	153	
心的外傷後ストレス障害（PTSD）	176, **209**	
人的な環境	143	
シンドロームX	73	
心拍数	**217**	
深部腱反射	88	
心房細動	**217**	
随意筋	17	
膵臓	25, 37, **217**	
錐体外路	**217**	
錐体外路障害	99	
錐体路障害	99	
健やか親子21	182	
ステント	**217**	
ストーマ	133, **218**	
生活機能	143	
生活習慣病	59, 150, **218**	
生活の質（QOL）	7, 131	
精子	40	
正常圧水頭症	123	
生殖器系	39	
精神衛生法	187	
精神障害	139	
精神遅滞	105	

精神病院法	187	
精神病者監護法	187	
精神保健参与員	188	
精神保健審判員	188	
精神保健福祉士	157	
精神保健福祉センター	187, 189	
精神保健福祉法	187	
性腺	26	
成長	44	
成長ホルモン	**218**	
制度的な環境	143	
生物学的製剤	107	
性別違和（性同一性障害）	178	
生理的もの忘れ	121	
生理的老化	113	
世界保健機関（WHO）	2, 140, 184	
脊髄	19	
脊髄小脳変性症	98	
脊髄神経	20	
脊髄損傷	106	
脊柱管狭窄症	104	
脊椎管狭窄症	**218**	
赤血球	**218**	
摂食困難	52	
摂食障害	**218**	
腺	22	
繊維束性れん縮	99	
線条体黒質変性症	102	
染色体	56	
染色体異常	58, **218**	
染色体転座	58	
全身性エリテマトーデス	**218**	
全数把握	85	
選択的セロトニン再取り込み阻害薬	174, 175, 176	
先天異常	56	
先天奇形	58	
先天奇形症候群	58	
先天性異常	**218**	
先天性疾患	56	
先天代謝異常	59	

蠕動運動	**218**	
前頭側頭型認知症	123, 181	
全般発作	87	
潜伏期間	**218**	
喘鳴	**218**	
せん妄	91, 121, **218**	
前立腺肥大症	52, **218**	
臓器斡旋機関	4	
臓器移植	3	
臓器提供意思表示カード	4	
双極性障害（躁うつ病）	174	
躁病	**219**	
僧帽弁	**219**	
早老症（ウェルナー症候群）	104	
阻害因子	143	
促進因子	143	
続発性高脂血症	72	
咀嚼機能障害	132	

た～と

大うつ病	**219**	
胎芽	43	
体幹	14	
体腔	14	
体肢	14	
大静脈孔	14	
対人関係療法	174	
大泉門	**219**	
大腿骨頚部骨折	**219**	
大腸	35	
大腸がん	**219**	
大動脈裂孔	14	
第2次性徴	44	
大脳	17	
大脳皮質基底核変性症	103	
胎盤	44	
大発作	87	
対話に基づく医療（NBM）	8	
多因子遺伝	56	
ダウン症候群	58	

多重人格（解離性同一性障害） ……………………… 176	痛風発作………………………73	特定疾病………………… 221
脱水…………………… 114	TIA（一過性脳虚血発作） ……………………… 119, 207	特定保健指導………… 221
脱水症………………… 219		吐血……………………… 221
ターナー症候群……… 219	DSM分類 第5版（DSM-5）…95	特発性てんかん………… 87
多発性神経障害………… 88	DMARD ………………… 107	届出伝染病……………… 85
多発性単神経障害……… 88	デイケア………………… 172	ドナーカード…………… 4
多発性脳梗塞………… 219	定点把握………………… 85	トリアージ……………… 221
WHO（世界保健機関）… 2, 140, 184	デオキシリボ核酸……… 56	トリソミー……………… 58
ターミナルケア………… 7	適応障害………………… 177	
単一遺伝子……………… 56	テクノエイド…………… 163	**な～の**
単球（マクロファージ）…30	デュシェンヌ型筋ジストロフィー ………………………… 90	内臓脂肪症候群（メタボリック シンドローム）………73, **226**
胆汁……………………… 36		
単純ヘルペスウイルス… 219	転移……………………… **220**	内臓肥満………………… 73
単神経障害……………… 88	てんかん………………87, **220**	内部障害…………… 133, **221**
男性生殖器……………… 39	転換性障害……………… **220**	内分泌系………………… 21
胆石症………………… **219**	転換性障害／変換症…… 176	内分泌腺………………… 21
胆道系…………………… 36	電気けいれん療法……… 174	生ワクチン……………… 108
胆囊……………………… 36	電気刺激法……………… 154	難聴…………………51, 126
チアノーゼ…………… **219**	伝染病予防法…………… 85	難聴 ⇒ 老人性難聴…… **221**
地域完結型医療………… 7	点頭発作………………… 87	難病……………………… 97
地域リハビリテーション… 164	電波体験………………… 172	2型糖尿病……………… 70
地域連携クリティカルパス… **219**	動悸……………………… **220**	二次性高血圧…………… 63
知覚障害………………… 88	洞機能不全症候群……… **220**	二次性高脂血症………… 72
知的能力障害…………… 182	統合失調型パーソナリティ障害 ………………………… 179	二次性痛風……………… 73
知的発達障害…………… 182		21世紀における国民健康づくり 運動（健康日本21）……… 3, **212**
チームアプローチ……… 148	統合失調症…………… 171, **220**	
着床前診断………………11	橈骨遠位端骨折………… **220**	二次予防………………… 59
注意欠如・多動性障害（AD/HD） ……………………… 137, 181	銅代謝異常症…………… 86	日常生活動作（ADL）…… 131, 150
	疼痛……………………… **220**	日内変動（サーカディアン・ リズム）………………23, 173
中枢神経………………… 17	疼痛緩和………………… 153	
腸炎ビブリオ………… **219**	糖尿病………………70, **220**	ニトログリセリン……… **221**
聴覚障害………………… 132	糖尿病性神経障害……72, 103	日本国憲法……………… 2
腸チフス……………… **220**	糖尿病性腎症…………71, 103	尿………………………… 37
重複障害認定の原則…… 132	糖尿病性網膜症………71, 103	尿管……………………… 38
腸閉塞………………… **220**	登攀性起立……………… 90	尿失禁…………………… **222**
治療体操………………… 153	頭部……………………… 14	尿道……………………… 39
チロキシン（サイロキシン）… 214	動脈血酸素分圧（PaO$_2$）… **221**	尿閉……………………… **222**
椎骨圧迫骨折…………… **220**	動脈硬化………………… **221**	認知行動療法…… 172, 174, 175, 177
痛風…………………… **220**	動揺歩行………………… 90	認知症………………119, 139, **222**
痛風腎……………………73	特定健康診査…………… **221**	認知症カフェ…………… 188
	特定疾患………………… **221**	認知症ケアパス………… 189

認知症の行動・心理症状 ……… 121	発熱 ……………………… 223	不安定狭心症 …………………60
寝たきり ……………… 222	鼻 ……………………42	風疹 ………………… 224
ネフローゼ症候群 ………… 72, 222	パニック障害 …………… 175, 223	フェニルケトン尿症 …………… 224
ネフロン ……………………37	パニック発作 ……………… 175	不活化ワクチン ……………… 108
粘膜 ………………………34	パラフィン浴 ……………… 153	不感蒸泄 …………………… 224
脳下垂体 ……………………25	範囲対策 ……………………84	不均衡型転座 …………………58
脳幹 ……………………18, 222	万国式視力表 ……………… 132	副交感神経 ……………………19
脳血管疾患 ……………………65	反社会性パーソナリティ障害 … 179	福祉工場 …………………… 163
脳血管障害 ………………… 117	半側空間無視 ……………… 223	副腎 …………………………25
脳血栓 ………………………68	ハンチントン病 …………… 223	副腎皮質ホルモン ……………… 224
脳梗塞 ………………… 103, 222	汎ミオクロニー発作 ……………87	腹水 ………………………… 134
脳死 ……………………………3	ヒアルロン酸ナトリウム …… 106	腹部 …………………………14
脳出血 ………… 65, 103, 117, 222	PaO₂(動脈血酸素分圧) ……… 221	不死妄想（コタール症候群）……92
脳腫瘍 ……………………… 222	非確定検査 ……………………11	浮腫 ………………………… 224
脳神経 …………………… 19, 20	ひきこもり ………………… 191	不随意筋 ……………………17
脳性麻痺 ……………… 105, 222	鼻腔 …………………………32	不正出血 …………………… 224
脳塞栓 ………………………69	微細な欠失 ……………………58	不整脈 ……………………… 224
脳卒中 ………………………65	B細胞 ……………………… 223	物質使用障害 ……………… 177
脳卒中後うつ病 ………………69	皮質性小脳萎縮症 ……………99	物的な環境 ………………… 143
脳動脈瘤 ……………………67	微小妄想 …………………… 173	物理療法 …………………… 153
	ピック病 ……………… 101, 223	部分発作 ……………………87
は～ほ	PTSD（外傷後ストレス障害）	プライマリ・ケア ………………6
肺 ………………… 30, 32, 222	……………………… 176, 209	プライマリ・ヘルス・ケア … 2, 224
肺炎 ………………………… 222	ヒト免疫不全ウイルス（HIV）	プリオン ………………………82
バイオリズム …………………23	……………………… 134	プリオン蛋白 ……………… 224
肺活量 ……………………… 222	泌尿器系 ……………………37	フリードライヒ型失調症 ………99
肺気腫 ………………… 103, 222	肥満細胞（マスト細胞）………30	フレイル …………………… 116
排泄管理 …………………… 151	びまん性汎細気管支炎 …… 103, 104	ブローカ失語（運動性失語）…67
梅毒 ………………………… 223	病院完結型医療 …………………7	プロゲステロン …………… 224
背部 …………………………14	病気不安症 ………………… 176	閉経 …………………………52
廃用症候群 ……………… 114, 223	表在感覚 ………………………88	平衡機能障害 ……………… 132
廃用症候群の予防 …………… 161	表在性温熱 ………………… 153	ペプシノゲン法 ………………77
廃用性筋萎縮 ……………… 161	病識 ……………… 171, 173, 175, 181	ヘリコバクター・ピロリ …… 224
パーキンソン病 ……… 103, 123, 223	標準予防策 ……………………84	変換症／転換性障害 ……… 176
白衣高血圧 ……………………63	病診連携 ………………………7	変形性膝関節症 ………… 106, 224
白内障 ………………… 125, 223	病的老化 …………………… 113	変形性脊椎症 ……………… 225
Barthel Index …………… 144	病棟訓練 …………………… 151	扁桃腺 ………………………32
バージャー・アレン体操 …… 153	日和見感染症 ……………… 134	便秘 …………………………51
発生動向調査 …………………85	広場恐怖 …………………… 175	包括的地域生活支援プログラム
発達 …………………………44	貧血 ………………………… 224	（ACT） ………………… 225
発達障害 …………………… 223	頻尿 …………………… 52, 224	包括的リハビリテーション …… 130

膀胱	38	
膀胱炎	**225**	
膀胱・直腸機能障害	133	
膀胱留置カテーテル	**225**	
法定伝染病	85	
乏尿	**225**	
歩行訓練	153	
保護雇用	163	
ホスピス	8	
母体保護法	11	
ホットパック	153	
ボツリヌス菌	**225**	
ホームドクター	6	
ホメオスタシス	15	
ポリオ	108, **225**	
ホルター心電計	60	
ホルモン	22, 59	

ま〜も

マクロファージ（単球）	30
マシャド・ジョセフ病（MJD）	99
マスト細胞（肥満細胞）	30
まだら認知症	181, **225**
末梢神経	19
末梢神経系	86
末梢神経障害	88
麻痺	**225**
慢性関節リウマチ	**225**
慢性気管支炎	103
慢性硬膜下血腫	123
慢性腎不全	**225**
慢性閉塞性肺疾患	**225**
マンモグラフィー	77
未熟児	**225**
水療法	154
ミトコンドリア	49
水俣病	**226**
耳	42
無為	172

ムコ多糖類代謝異常症	86
無侵襲的出生前診断検査（NIPT）	11
無痛性心筋梗塞	61
目	41
メタボリックシンドローム（内臓脂肪症候群）	73, **226**
メチル化	58
滅裂思考	92
メトトレキセート	107
免疫	29
免疫機能障害	134
免疫グロブリン（抗体）	30
妄想	171, **226**
妄想気分	92
妄想性パーソナリティ障害	178
妄想知覚	92
妄想着想	92
朦朧状態	91
モノソミー	58

や〜よ

夜間せん妄	181
薬物療法	**226**
夜尿症	**226**
ヤールの重症度分類	**226**
有機水銀中毒	**226**
有機溶剤中毒	**226**
有機リン中毒	**226**
羊水検査	11
陽性症状	172
腰椎椎間板ヘルニア	**226**
予期不安	175
欲動	93
4疾患5事業	**226**

ら〜ろ

ラクナ梗塞	69
卵巣	40

卵巣ホルモン	**226**
理学療法士	152
離人感・現実感消失障害	176
リソゾーム	49
リハビリテーション	130
リハビリテーション看護師	150
リハビリテーション専門医	149
流動性知能	50, 114, **226**
緑内障	**226**
臨床工学技士	156
臨床心理士	156
リンパ器官	30
リンパ球	29, **227**
リンパ系	29
リンパ節	29
レジオネラ菌	**227**
レジオネラ症	84
レビー小体型認知症	122, 181, **227**
レビー小体病	102
レプチン	74
攣縮	68
老化	47, 112
労作性狭心症	60
老人性難聴	**227**
老年症候群	52, 114
ロコモティブシンドローム	116, **227**
ROM訓練（関節可動域訓練）	152
ロンベルグ徴候	99

わ

Y染色体	56
ワクチン	**227**
ワーク・ライフバランス	9
鷲手	99

福祉臨床シリーズ編集委員会

小林光俊	（こばやし　みつとし）	学校法人　敬心学園　理事長、全国専修学校各種学校総連合会　顧問
坂野憲司	（さかの　けんじ）	日本福祉教育専門学校精神保健福祉研究科　スーパーバイザー
原　葉子	（はら　ようこ）	日本福祉教育専門学校社会福祉士養成科　専任講師
東　康祐	（ひがし　やすひろ）	日本福祉教育専門学校社会福祉士養成学科　専任講師
福田幸夫	（ふくだ　さちお）	静岡福祉大学社会福祉学部　教授
増田康弘	（ますだ　やすひろ）	帝京平成大学現代ライフ学部　専任講師
柳澤孝主	（やなぎさわ　たかしゅ）	東京保健医療専門職大学リハビリテーション学部　教授

責任編集　　　　　　　　　　　　　　　　　　　　　　　　　　　　　執筆分担

朝元美利　　（あさもと　めり）　　あさもとクリニック　院長
　　　　　　　　　　　　　　　　………………………………… 第1章、第3章、国家試験過去問題のエッセンス

執筆者（五十音順）　　　　　　　　　　　　　　　　　　　　　　　　　執筆分担

小山内智美　（おさない　ともみ）　元 東京南看護専門学校　専任講師 ………………… 国家試験対策用語集
川口美香　　（かわぐち　みか）　　壮心会わかばクリニック　院長 …………………………………… 第3章
櫻井博文　　（さくらい　ひろふみ）東京医科大学高齢総合医学分野　兼任教授 ……………………… 第4章
沼部博直　　（ぬまべ　ひろなお）　東京医科大学病院遺伝子診療センター　教授
　　　　　　　　　　　　　　　　………………………………………………… 第1章コラム、第3章1節
羽生春夫　　（はにゅう　はるお）　東京医科大学高齢総合医学分野　特任教授 ……………………… 第4章
平島奈津子　（ひらしま　なつこ）　国際医療福祉大学心理・医療福祉マネジメント学部心理学科　教授
　　　　　　　　　　　　　　　　／国際医療福祉大学三田病院精神科
　　　　　　　　　　　　　　　　………………………………… 第3章5節B［3］・コラム1、第6章
町田英明　　（まちだ　ひであき）　医療法人社団 英和会 町田整形外科　理事長 ………… 第3章コラム2
湯淺律子　　（ゆあさ　りつこ）　　医療法人社団 四谷・長島クリニック　理事長
　　　　　　　　　　　　　　　　…………………………………………………………… 第2章、第5章

人体の構造と機能及び疾病［第4版］—医学知識
【社会福祉士シリーズ1】

2008（平成20）年12月15日	初　版1刷発行
2010（平成22）年12月30日	第2版1刷発行
2015（平成27）年3月10日	第3版1刷発行
2018（平成30）年2月28日	第4版1刷発行
2022（令和4）年3月15日	同　3刷発行

編　者　朝元美利

発行者　鯉渕友南

発行所　株式会社　弘文堂　　101-0062　東京都千代田区神田駿河台1の7
　　　　　　　　　　　　　　TEL 03(3294)4801　　振替 00120-6-53909
　　　　　　　　　　　　　　https://www.koubundou.co.jp

装　丁　水木喜美男
印　刷　三美印刷
製　本　井上製本所

© 2018 Meri Asamoto. Printed in Japan

JCOPY 〈（社）出版者著作権管理機構　委託出版物〉
本書の無断複写は著作権法上での例外を除き禁じられています。複写される場合は、そのつど事前に、（社）出版者著作権管理機構（電話 03-5244-5088、FAX 03-5244-5089、e-mail: info@jcopy.or.jp）の許諾を得てください。
また本書を代行業者等の第三者に依頼してスキャンやデジタル化することは、たとえ個人や家庭内の利用であっても一切認められておりません。

ISBN978-4-335-61184-1

平成21年度からスタートした新たな教育カリキュラムに対応。

社会福祉士シリーズ

全22巻好評発売中!

20年ぶりの社会福祉士養成のカリキュラム見直しが、真に時代の要請に応えるものになるよう、編集しています!

福祉臨床シリーズ編集委員会編

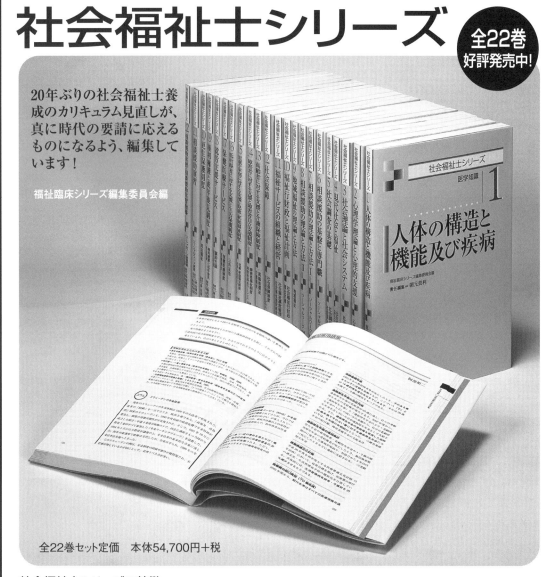

全22巻セット定価　本体54,700円+税

社会福祉士シリーズの特徴

今日の社会は、大きな変動に見舞われています。人々が生活している社会環境および自然環境は、世界全体の社会経済的な動きと連動しながら激変しつつあります。それらの一端は、少子高齢化の進行、地域社会の崩壊と家庭の変質などの現象として現れています。これらの変動にともなって、人々の生活上の問題は噴出し、社会福祉の担う使命は、拡大しつつあるといえます。

本シリーズの目標は、第一に、たえず変動し拡大する社会福祉の臨床現場の視点から、対人援助のあり方、地域福祉や社会福祉制度・政策までをトータルに把握し、それらの相互関連を描き出すことです。そのことによって、社会福祉を学ぶ者が、社会福祉問題の全体関連性を理解できるようになることを意図しています。

第二に、社会福祉士の新カリキュラムに合致した科目編成により、社会福祉問題の拡大に対応できるマンパワーの養成に貢献することを目標としています。20年ぶりの社会福祉士養成のカリキュラム見直しが、真に時代の要請に応えるものになるため、本シリーズは社会福祉の臨床現場の視点に焦点を合わせ続け、教育現場と臨床現場との乖離を埋めることを意図しました。

本シリーズが、臨床現場の矛盾や葛藤・魅力を伝えることができ、社会福祉士の専門性の向上に寄与できれば幸いです。

編集者一同

国家試験科目全巻に「国家試験対策用語集」を収録。

福祉臨床シリーズ編集委員会編

1. **人体の構造と機能及び疾病**［第4版］… 朝元美利 編　252頁　定価（本体2500円＋税）
   ― 医学知識 ―
   ISBN978-4-335-61184-1

2. **心理学理論と心理的支援**［第3版］… 岡田　斉 編　288頁　定価（本体2500円＋税）
   ― 心理学 ―
   ISBN978-4-335-61185-8

3. **社会理論と社会システム**［第3版］… 久門道利・杉座秀親 編　296頁　定価（本体2500円＋税）
   ― 社会学 ―
   ISBN978-4-335-61190-2

4. **現代社会と福祉**［第5版］… 福田幸夫・長岩嘉文 編　264頁　定価（本体2500円＋税）
   ― 社会福祉・福祉政策 ―
   ISBN978-4-335-61192-6

5. **社会調査の基礎**［第4版］… 宮本和彦・梶原隆之・山村　豊 編　244頁　定価（本体2500円＋税）
   ― 社会調査・社会福祉調査 ―
   ISBN978-4-335-61193-3

6. **相談援助の基盤と専門職**［第4版］… 柳澤孝主・坂野憲司 編　264頁　定価（本体2500円＋税）
   ― ソーシャルワーク ―
   ISBN978-4-335-61199-5

7. **相談援助の理論と方法 Ⅰ**［第3版］… 柳澤孝主・坂野憲司 編　208頁　定価（本体2400円＋税）
   ― ソーシャルワーク ―
   ISBN978-4-335-61200-8

8. **相談援助の理論と方法 Ⅱ**［第3版］… 柳澤孝主・坂野憲司 編　288頁　定価（本体2500円＋税）
   ― ソーシャルワーク ―
   ISBN978-4-335-61201-5

9. **地域福祉の理論と方法**［第3版］… 山本美香 編　288頁　定価（本体2500円＋税）
   ― 地域福祉 ―
   ISBN978-4-335-61177-3

10. **福祉行財政と福祉計画**［第4版］… 池村正道 編　240頁　定価（本体2500円＋税）
    ― 社会福祉行財政・福祉計画 ―
    ISBN978-4-335-61205-3

11. **福祉サービスの組織と経営**［第3版］… 三田寺裕治・西岡　修 編　288頁　定価（本体2500円＋税）
    ― 社会福祉運営管理・社会福祉施設経営 ―
    ISBN978-4-335-61194-0

12. **社会保障**［第6版］… 阿部裕二編　288頁　定価（本体2500円＋税）
    ― 社会保障制度・社会保障サービス ―
    ISBN978-4-335-61195-7

13. **高齢者に対する支援と介護保険制度**［第5版］… 東　康祐・原　葉子 編　296頁　定価（本体2500円＋税）
    ― 高齢者福祉・介護福祉 ―
    ISBN978-4-335-61196-4

14. **障害者に対する支援と障害者自立支援制度**［第4版］… 峰島　厚・木全和巳・冨永健太郎 編　300頁 定価（本体2500円＋税）
    ― 障害者福祉制度・障害者福祉サービス ―
    ISBN978-4-335-61187-2

15. **児童や家庭に対する支援と児童・家庭福祉制度**［第4版］… 八重樫牧子・原 葉子 編　244頁　定価（本体2500円＋税）
    ― 児童・家庭福祉制度・児童・家庭福祉サービス ―
    ISBN978-4-335-61202-2

16. **低所得者に対する支援と生活保護制度**［第5版］… 伊藤秀一 編　264頁　定価（本体2500円＋税）
    ― 公的扶助 ―
    ISBN978-4-335-61197-1

17. **保健医療サービス**［第4版］… 佐久間淳・幡山久美子 編　272頁　定価（本体2500円＋税）
    ― 保健医療制度・医療福祉 ―
    ISBN978-4-335-61198-8

18. **就労支援サービス**［第4版］… 桐原宏行 編　208頁　定価（本体2400円＋税）
    ― 雇用支援・雇用政策 ―
    ISBN978-4-335-61203-9

19. **権利擁護と成年後見制度**［第4版］… 福田幸夫・森　長秀 編　296頁　定価（本体2500円＋税）
    ― 権利擁護と成年後見・民法総論 ―
    ISBN978-4-335-61188-9

20. **更生保護制度**［第3版］… 森　長秀 編　216頁　定価（本体2400円＋税）
    ― 司法福祉 ―
    ISBN978-4-335-61183-4

21. **相談援助演習**［第4版］… 谷川和昭・柳澤孝主 編　280頁　定価（本体2500円＋税）
    ― ソーシャルワーク演習 ―
    ISBN978-4-335-61204-6

22. **相談援助実習・相談援助実習指導**［第3版］… 早坂聡久・増田公香 編　258頁　定価（本体2500円＋税）
    ― ソーシャルワーク現場実習・ソーシャルワーク実習指導 ―
    ISBN978-4-335-61189-6

平成24年度からスタートした新たな教育カリキュラムに対応。

精神保健福祉士シリーズ

全22巻

福祉臨床シリーズ編集委員会編

精神保健福祉士シリーズの特徴

I 新カリキュラムに準拠しながら、ソーシャルワークの観点が貫かれていること

本シリーズは、新しい精神保健福祉士の養成カリキュラムに準拠し、できるだけ精神保健福祉士の養成機関で使いやすい編集を行っています。

また、それだけではなく、精神科ソーシャルワークの視点から、臨床現場の仕事のおもしろさや大変さ、今後の課題などを盛り込み、現場の精神保健福祉士や関連職種の方、当事者や家族の方にも役に立つシリーズになるよう工夫しています。

II 各学問領域の背景を明確化すること

新しい精神保健福祉士の養成カリキュラムは、旧カリキュラムが精神医学や精神保健学など、主に学問体系の分類に基づいて科目が構成されていたのに対して、精神科リハビリテーション学が相談援助の展開に位置づけられるなど、主に知識や技術の体系によって分類されています。

精神科ソーシャルワークの領域は多くの学問分野が相互に乗り入れる領域のため、複数の学問領域から実践技術を取り入れています。

しかし、それぞれの学問分野には、独自の価値や理念が存在しています。

精神科ソーシャルワーカーは、一方でソーシャルワーク独自の技術と他分野から取り入れた技術とを峻別しながら、一方で他分野の技術をソーシャルワークの価値と理念のもとに統合していく必要があります。

したがって、本シリーズでは種々の理論や援助技術の学問背景をできるだけ明確にしながら紹介していきます。

編集者一同

好評発売中！ 国家試験科目全巻に「キーワード集」を収録。

福祉臨床シリーズ編集委員会編

専門科目 全11巻　11巻 揃価(28,500円+税)

1. **精神疾患とその治療**［第2版］… 寺田善弘 編　B5判　256頁　定価(本体2700円+税)
   — 精神医学 —　　ISBN978-4-335-61118-6

2. **精神保健の課題と支援**［第2版］… 松久保章・坂野憲司・舟木敏子 編　B5判　264頁　定価(本体2700円+税)
   — 精神保健学 —　　ISBN978-4-335-61114-8

3. **精神保健福祉相談援助の基盤(基礎)** … 柳澤孝主 編　B5判　186頁　定価(本体2400円+税)
   — 精神保健福祉援助技術総論　ソーシャルワークの価値・理念 —　　ISBN978-4-335-61103-2

4. **精神保健福祉相談援助の基盤(専門)**［第2版］… 柳澤孝主 編　B5判　192頁　定価(本体2400円+税)
   — 精神保健福祉援助技術総論　ソーシャルワークの理論・実践 —　　ISBN978-4-335-61119-3

5. **精神保健福祉の理論と相談援助の展開Ⅰ**［第2版］… 古屋龍太 編　B5判　288頁　定価(本体2700円+税)
   — 精神保健福祉援助技術各論　精神科リハビリテーション —　　ISBN978-4-335-61115-5

6. **精神保健福祉の理論と相談援助の展開Ⅱ**［第2版］… 坂野憲司 編　B5判　240頁　定価(本体2400円+税)
   — 精神保健福祉援助技術各論　ソーシャルワークの展開 —　　ISBN978-4-335-61116-2

7. **精神保健福祉に関する制度とサービス**［第3版］… 古屋龍太 編　B5判　264頁　定価(本体2700円+税)
   — 精神保健福祉論　サービスシステム論 —　　ISBN978-4-335-61120-9

8. **精神障害者の生活支援システム**［第3版］… 上野容子・宮﨑まさ江 編　B5判　276頁　定価(本体2700円+税)
   — 精神保健福祉論　支援システム論 —　　ISBN978-4-335-61122-3

9. **精神保健福祉援助演習(基礎)**［第2版］… 坂野憲司・福冨　律・森山拓也 編　B5判　184頁　定価(本体2400円+税)
   — 精神保健福祉援助演習　理論編 —　　ISBN978-4-335-61121-6

10. **精神保健福祉援助演習(専門)**［第3版］… 坂野憲司・福冨　律 編　B5判　260頁　定価(本体2700円+税)
    — 精神保健福祉援助演習　事例編 —　　ISBN978-4-335-61124-7

11. **精神保健福祉援助実習**［第2版］… 河合美子 編　B5判　248頁　定価(本体2700円+税)
    — 精神保健福祉援助実習指導　精神保健福祉援助実習 —　　ISBN978-4-335-61123-0

共通科目 全11巻　11巻 揃価(27,500円+税)

社会福祉士シリーズとの共通科目となります。

1. **人体の構造と機能及び疾病**［第4版］… 朝元美利 編　252頁　定価(本体2500円+税)
   — 医学知識 —　　ISBN978-4-335-61184-1

2. **心理学理論と心理的支援**［第3版］… 岡田　斉 編　288頁　定価(本体2500円+税)
   — 心理学 —　　ISBN978-4-335-61185-8

3. **社会理論と社会システム**［第3版］… 久門道利・杉座秀親 編　296頁　定価(本体2500円+税)
   — 社会学 —　　ISBN978-4-335-61190-2

4. **現代社会と福祉**［第5版］… 福田幸夫・長岩嘉文 編　260頁　定価(本体2500円+税)
   — 社会福祉・福祉政策 —　　ISBN978-4-335-61192-6

9. **地域福祉の理論と方法**［第3版］… 山本美香 編　272頁　定価(本体2500円+税)
   — 地域福祉 —　　ISBN978-4-335-61177-3

10. **福祉行財政と福祉計画**［第4版］… 池村正道 編　244頁　定価(本体2500円+税)
    — 社会福祉行財政・福祉計画 —　　ISBN978-4-335-61205-3

12. **社会保障**［第6版］… 阿部裕二編　276頁　定価(本体2500円+税)
    — 社会保障制度・社会保障サービス —　　ISBN978-4-335-61195-7

14. **障害者に対する支援と障害者自立支援制度**［第4版］… 峰島　厚・木全和巳・冨永健太郎 編　300頁　定価(本体2500円+税)
    — 障害者福祉制度・障害者福祉サービス —　　ISBN978-4-335-61187-2

16. **低所得者に対する支援と生活保護制度**［第5版］… 伊藤秀一 編　264頁　定価(本体2500円+税)
    — 公的扶助 —　　ISBN978-4-335-61197-1

17. **保健医療サービス**［第4版］… 佐久間淳・幡山久美子 編　272頁　定価(本体2500円+税)
    — 保健医療制度・医療福祉 —　　ISBN978-4-335-61198-8

19. **権利擁護と成年後見制度**［第4版］… 福田幸夫・森　長秀 編　296頁　定価(本体2500円+税)
    — 権利擁護と成年後見・民法総論 —　　ISBN978-4-335-61188-9